LE SECRET

DE

LONGUE VIE

OU

L'ART DE PROLONGER SES JOURS JUSQU'A CENT ANS

SUIVI

D'UN APPENDICE SUR LA TAILLE HUMAINE

PAR

UN OCTOGÉNAIRE,

ANCIEN FONCTIONNAIRE DE JUILLET, LAURÉAT DE L'INSTITUT,
EN VOIE D'ATTEINDRE LA CENTAINE,

Experto crede Roberto

Avec le portrait de l'auteur

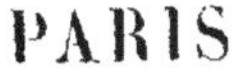

PARIS

GUILLAUMIN ET Cie, LIBRAIRES

Rue Richelieu, 14

LE SECRET

DE

LONGUE VIE

CORBEIL, typ. et stér. de CRÉTÉ FILS.

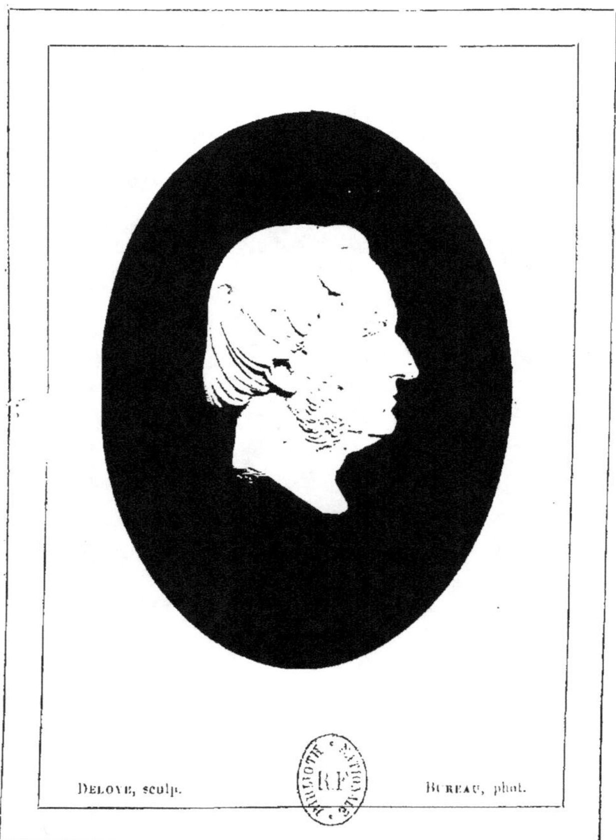

DELONE, sculp.
BUREAU, phot.

LE SECRET

DE

LONGUE VIE

OU

L'ART DE PROLONGER SES JOURS JUSQU'A CENT ANS

SUIVI

D'UN APPENDICE SUR LA TAILLE HUMAINE

PAR

UN OCTOGÉNAIRE,

ANCIEN FONCTIONNAIRE DE JUILLET, LAURÉAT DE L'INSTITUT,
EN VOIE D'ATTEINDRE LA CENTAINE.

Experto crede Roberto.

Avec le portrait de l'auteur

PARIS

GUILLAUMIN ET Cie, LIBRAIRES

Rue Richelieu, 14

1873

TABLE DES CHAPITRES

MACROBITE

La signification de ce mot, emprunté à la *Macrobiotique* d'Hufeland, et souvent employé dans ce livre, étant inconnue à un grand nombre de personnes, on croit devoir en donner ici l'étymologie.

Il est composé des deux mots grecs, μαχρὸς, grand, long, et βιὸς, vie.

Donc : *Macrobie* signifie « longue vie » ; *Macrobite*, « celui qui prolonge sa vie au delà du terme ordinaire » ; et *Macrobiotique*, « l'art de prolonger sa vie au delà de ce terme » (βιωτιχὸς, qui est relatif à la vie.) (12).

AU

PLUS ILLUSTRE MACROBITE

DE CE TEMPS

M. THIERS

HOMMAGE

d'un macrobite oublié,
son ancien subordonné,
à son souvenir resté
fidèle.

M. C.

Auteuil, 20 Mars 1873

PRÉFACE

I

Mes rapports avec M. Flourens,

LETTRE DE L'AUTEUR A M. GUSTAVE FLOURENS, EX-PROFESSEUR
SUPPLÉANT AU COLLÉGE DE FRANCE.

Auteuil, 1er mars 1868.

MONSIEUR,

Il y a une vingtaine d'années. ayant eu l'heureuse chance de me trouver en rapport avec monsieur votre père, à l'occasion d'un ouvrage de moi, couronné par l'une des classes de l'Institut, j'ai eu l'honneur de le revoir depuis et de l'entretenir d'un autre ouvrage, alors en préparation, *le Secret de longue vie*, qu'il m'engagea fort à continuer, et que je me proposais de lui dédier, — ruisseau remontant à sa source.

C'est, en effet, comme le titre vous l'indique, le pendant et le complément de sa *Longévité humaine* (16).

Malheureusement, l'illustre M. Flourens n'est plus, et les leçons qu'il m'avait permis d'en attendre ne peuvent plus m'être données par sa haute expérience et son profond savoir.

Mais le fils, non moins savant, ne pourrait-il, pour moi, suppléer le père ?

C'est ce qui m'engage à vous écrire, monsieur, dans l'espoir que l'auteur de la *Science de l'homme*, professée avec tant de retentissement, sinon avec tant de succès pour vous, dans la chaire du Collége de France, voudra bien m'assigner un rendez-vous, en vue de mon travail et de ses conseils.

Ci-joint, à cet effet, le sommaire analytique des chapitres de mon manuscrit, lequel est achevé.

Un autre motif, monsieur, me fait vivement désirer de vous voir. Dernièrement, dans le *Siècle*, M. Flammarion disait, qu'en mourant à 75 ans, M. Flourens avait lui-même réfuté sa théorie centenaire.

Oui, si sa vie n'avait pas été traversée par des *causes troublantes*. Or, ce sont *ces causes* que je voudrais connaître *toutes* de vous, pour les mentionner dans mon livre, ne pouvant le faire, pour *l'une d'elles* que je suppose vous concerner, sans votre assentiment.

Soyez donc assez bon, monsieur, pour répondre à mon désir. Je vous en serai très-reconnaissant.

RÉPONSE DE M. GUSTAVE FLOURENS.

Paris, 3 mars 1868.

MONSIEUR,

J'accepte de grand cœur tout ce qui peut honorer la mémoire de mon père.

Oui, il aurait vécu de longues années encore, et nous aurions eu le bonheur de le conserver plus longtemps, s'il ne s'était usé par un travail cérébral incessant, surhumain.

Voilà quelle fut la *cause troublante* qui empêcha sa vie d'atteindre les limites, fixées par lui d'une si ferme et positive méthode, de l'existence humaine.

Une circonstance urgente, qui m'oblige à partir instantanément pour le Midi, me prive, à mon grand regret, de l'honneur de discuter en ce moment avec vous, monsieur, ces hautes et intéressantes questions, dans lesquelles vous paraissez si profondément versé.

Mais, dès mon retour à Paris; je vous en aviserai, et je serai alors tout entier à votre disposition.

Votre

GUSTAVE FLOURENS.

OBSERVATIONS SUR LA RÉPONSE CI-DESSUS.

Comme on le voit, M. Gustave Flourens ne parle que

d'*une* seule *cause troublante* de la vie de son père, sans dire un mot de *celle* le concernant, à laquelle j'avais fait allusion dans ma lettre, et que je tenais le plus à savoir de lui (74).

De celle-ci il évite de me parler.... Peut-être avait-il remis à m'en entretenir à cœur ouvert, lors de l'entrevue promise, à son retour à Paris.

Mais ce retour, précédé d'un voyage annoncé dans le Midi, — voyage lointain, aventureux (dans l'île de Crète, sans nul doute, qui le nomma peu après président de sa députation au parlement hellénique) — ce retour, il ne me l'a point fait connaître ;

Et je l'ai seulement appris par le retentissement qu'ont eu, dans les clubs et à la police correctionnelle, ses équipées révolutionnaires, suivies, pour lui, d'arrestation, de condamnation, de bris de prison, — puis d'insurrection, — et de mort, — de la mort qu'on sait, dans l'épouvantable guerre civile de l'odieuse Commune.

Ce qui fait que j'ai dû garder jusqu'ici, sans avoir pu la communiquer au jeune savant, si malheureusement dévoyé, auquel, dans le principe, j'eusse désiré la soumettre, à défaut de son père, ma théorie longévitale que je soumets aujourd'hui au public.

II

Mon livre, par rapport aux livres sur le même sujet.

————

« On peut voir soixante générations de roses ; quel homme peut assister au développement total d'un chêne ? » a écrit le pittoresque auteur des *Soirées de Saint-Pétersbourg*.

Assister au développement total d'un chêne, dont la vie est l'une des plus longues du règne végétal, est, en effet, impossible à l'homme, dont la vie ne peut jamais s'étendre aussi loin. Mais il est d'autres arbres, à vie très-longue, — le tilleul, le marronnier, par exemple, — dont la vie normale, de 150 à 200 ans, offre une durée d'existence qui n'est pas inaccessible à l'homme. Des faits nombreux le prouvent (127).

Pourquoi, d'ailleurs — sans aller jusque-là — si l'homme peut voir « soixante générations de roses », serait-il condamné à n'en voir jamais que « soixante » ? Et pourquoi les roses ne fleuriraient-elles pas pour lui quelques vingts saisons de plus ?...

Ce qui est certain, c'est que, de tous les êtres vivants, l'homme est le mieux organisé pour fournir la carrière la plus longue, ce que suffit à prouver la comparaison de la durée de sa vie avec celle des autres animaux mammifères (18).

Cette durée, quelle est-elle ? Normalement, et en moyenne, elle est de cent ans (v. p. 117). Loin de trouver dans l'organisme humain quelque obstacle à cette longévité centenaire, on ne peut, quand on en connaît les merveilleux rouages, que s'étonner qu'elle n'aille pas plus souvent au delà.

Le plus souvent, au contraire, c'est en deçà qu'elle s'arrête. Pourquoi ? Parce que, loin de faire tout ce qu'il devrait pour prolonger sa vie jusqu'à la centaine, l'homme fait tout ce qu'il ne devrait pas pour en trancher le fil avant ce terme.

––––––––

Tous les médecins qui ont traité de la longévité humaine ont pris pour objectif de leurs prescriptions cet axiome, malheureusement trop vrai, de Flourens :
« L'homme ne meurt pas, il se tue. »

Les écrits de ces médecins ont-ils atteint, ou sont-ils de nature à atteindre le but longévital qu'ils avaient ou ont en vue ?

« Allonger le fil de la vie, éloigner la mort qui vient à pas lents, et qui a pour cause la simple dissolution et l'atrophie de la vieillesse, c'est un sujet qu'aucun médecin n'a traité d'une manière qui répondît à son importance. »

Ce jugement est de Bacon (liv. IV, ch. XI). Applicable aux médecins de son temps, il l'est également, à certains égards, aux médecins de nos jours ; car, à part Haller (4) et Hufeland (1), qui, en leur qualité de professeurs éminents, ont pu traiter de la longévité humaine, « d'une manière qui répondît à l'importance du sujet », les trois médecins de nos jours, qui s'en sont plus spécialement occupés, savoir : — les docteurs Maire, Noirot et Foissac, — n'ont pu, en leur qualité de praticiens, même de praticiens savants, dérober assez de temps à leur clientèle pour composer, à tête reposée, sur le même sujet, un ouvrage que seule peut produire complet et parfait la science libre et longuement réfléchie.

Aussi, le premier a-t-il écrit, sur la longévité, une simple brochure de quelques pages (52) ; le second, un petit in-18, insuffisant, quoique très-bien fait, dans le genre de sa *Callipédie* (51) ; et le troisième, un in-8, qui, quoique gros, est loin d'avoir en mérite pratique l'étendue de son volume (114) en ce que ses matériaux, réunis pour la plupart en 1868 et publiés tels quels en 1873, sont jetés, pour ainsi dire, au hasard et en bloc, sans autre classification que des têtes de chapitres que n'élucide aucun sommaire, que ne subdivise aucun paragraphe et que souvent même ne fractionne aucun alinéa, malgré les transitions et la diversité des points qui l'exigent ; — ce qui constitue un fouillis de phrases, de chiffres et de faits où l'on ne peut trouver qu'avec peine ce qu'on cherche. Avec cela, l'ouvrage n'a : ni introduction qui en synthétise l'objet ; ni table analytique qui puisse servir de jalon indicateur ; ni notes finales, qui expliquent ou parachèvent ce que le texte a d'obscur ou d'incomplet ; — outre que l'ouvrage est en partie consacré à des matières étrangères à la longévité humaine proprement dite, telles, par exemple, que les grossesses gémellaires, les superfétations, les soins à donner à la femme en couches, etc., etc.

Ainsi de nouveau se trouve confirmé le jugement de Bacon sur l'insuffisance des ouvrages composés par les médecins touchant la longévité humaine.

Ai-je donc la prétention d'avoir mieux fait que les médecins que je viens de nommer ; et mieux aussi que M. Rambosson, qui, pour n'être pas médecin, — pas plus que ne l'étaient Buffon et Flourens, pas plus que je ne le suis moi-même, — n'en a pas moins fait un livre, non moins utile à consulter que les leurs (27)?...

Cette prétention, pourquoi ne l'aurais-je pas? Ma raison de l'avoir est bien simple :

J'ai puisé aux mêmes sources que mes devanciers et, de plus, j'ai mis à profit tout ce qu'ils en ont tiré d'utile, ainsi que de leur propre fonds ; — ce qui fait que, en joignant le suc de l'arbre de science, que j'ai picoré dans leur jardin, au suc que j'ai exprimé, dans le mien propre, de mon vieil arbre de science à moi, j'ai dû nécessairement, de ce double butin, composer un gâteau de miel longévital plus riche en éléments de nutrition que les leurs, puisqu'on trouve dans le mien tout ce qu'il y a de bon dans les leurs, et que les leurs manquent de tout ce qu'il y a de meilleur dans le mien, — d'autant que, en même temps qu'il est plus compréhensif, il est aussi plus compréhensible, et plus méthodiquement agencé, surtout que le dernier.

Voilà ma prétention. Elle seule me porte à publier mon livre après les autres, dans l'espoir qu'on me saura gré de l'avoir fait, en raison de l'*utile dulci* qui en résultera pour ceux qui me liront, alors même que je n'aurais pas encore tout à fait répondu pour eux à l'*omne tulit punctum* d'Horace.

Mais voici qu'on m'annonce un livre anglais qui porte absolument le même titre que le mien : *The Secret of long life*.

La connaissance de ce livre m'est venue d'un article du *Journal officiel* du 7 octobre 1872, reproducteur d'un autre du *Times* de Londres de quelques jours auparavant.

Vite j'ai fait acheter l'ouvrage anglais, dans la pensée que cette similitude d'étiquette m'en ferait trouver une autre dans le fond même du sujet.

Or, le livre anglais, — imprimé avec grand luxe, 145 pages in-8, — non-seulement n'a rien de commun avec le mien, mais encore, — chose *astonishing*, — il n'a rien de commun avec l'article qui lui est consacré dans le *Journal officiel ;* article dont l'auteur, sans doute, en aura parlé, sans l'avoir sous les yeux, d'après le compte rendu antérieur du *Times* auquel il se réfère.

The Secret of long life est, en effet, une œuvre de pure fantaisie, de pur *humour* britannique, dont l'auteur anonyme s'intitule lui-même : *Porc du troupeau d'Épicure* (« *I confess myself Epicuri de grege porcus* »), et part de là pour donner carrière à ses appétits gloutons.

Savez-vous quel est, selon lui, le « Secret de longue vie » ? Tout l'opposé de celui de Cornaro, que j'ai fait connaître, p. 233, et qu'adopte comme sien l'octogénaire auteur du petit livre qui vient de paraître sous ce titre : *Mon Hygiène, ou le Secret de vivre sans vieillir* (130).

Donc, voici le « Secret de longue vie » de Mortimer Collins, l'auteur présumé du livre anglais *The Secret of long life :* — Bien boire, bien manger, bien dormir, ne rien faire que ce qui plaît, ne rien faire du tout si ça plaît mieux, se coucher à l'heure qu'on veut, se lever à l'heure qu'on préfère, vivre dans le nonchaloir et la paresse, ne s'occuper de rien qui soit de nature à fatiguer le corps et l'esprit, surtout ne s'ocuper point de politique, s'en garer comme des fèves de Pythagore, etc., etc. — Ce n'est pas moi qui lui fais dire tout cela; tout cela est écrit et développé dans son livre, tantôt en prose fleurie, tantôt en vers charmants.

En fait de vers, il y en a tout un poëme, le poëme *des Mois,* — pas celui de notre Roucher. — On y voit délicieusement décrit tout ce que janvier, février, mars, etc., nous procurent de plaisirs... de bouche, et cela comme moyen de mener non-seulement joyeuse, mais « longue » vie, au mépris de cette sentence de Salomon : *Plures occidit gula quam gladius :* « la bouche tue plus de monde que le glaive. »

A côté de cela, il est vrai, il y a un joli bouquet à Chloris où sont vantés, tour à tour, les charmes piquants de la brune et les doux attraits de la blonde ; mais c'est pour aboutir à vous dire que la *blonde,* si amoureusement chantée, c'est... le *Champagne,* et la *brune...* le *Burgundy.*

Dans quel pays du monde peut-il donc être donné à un mortel de pouvoir jouir longtemps d'une vie ainsi dégagée des nécessités de l'existence ici-bas ; car la vie, d'ordinaire, a des nécessités bien autres qu'il faut partout subir ?

Sera-ce à la ville? Sera-ce à la campagne? Nos villes et nos campagnes actuelles ne se prêtent guère aux agissements d'une longévité ainsi aménagée. Aussi, l'auteur, qui n'est ni rural ni urbain, et qui surtout déteste Londres, se tire d'embarras en inventant, pour son usage, une Commune-modèle, qui n'est ni *London* ni *country*, un Éden terrestre, un Eldorado, une ville idéale, à la Ballanche, — mais pas mystique, — au contraire, — qu'il organise à sa fantasie, en façon de pays de Cocagne. C'est là, seulement, que se peut réaliser le rêve de son « Secret de longue vie ».

Tout ceci n'est pas sérieux, comme on voit. C'est amusant par exemple ; mais ce n'est pas pour s'amuser, ou pour amuser les autres, qu'on prend pour marotte un aussi grave sujet.

———

C'est d'un tout autre point de vue, on le pense bien, que j'ai pris à tâche de traiter le « Secret de longue vie ».

Mon *Secret of long life*, à moi, est celui du long et studieux examen que j'en ai fait, dans ses éléments, dans ses formules, dans ses conséquences. C'est la pratique même de ma longue et propre expérience, en tous les points qui le constituent.

Experto crede Roberto.

PREMIÈRE PARTIE

———

ÉLÉMENTS

DU

SECRET DE LONGUE VIE

———

CHAPITRE PREMIER

§ 1ᵉʳ.

Longévité avant le déluge.

Vie dix fois séculaire.

Dans les premiers âges du monde, la vie de l'homme durait plusieurs siècles, au dire de la *Genèse*. C'est ainsi qu'Adam vécut 930 ans ; Ève, 940 ; Seth, 912 ; Caïnan, 910 ; Malaléel, 895 ; Jared, son fils, 962 ; Mathusalem, 969 ; Lamech, son fils, 777 ; Noé, fils de Lamech, 950...

Adam avait 130 ans quand il engendra Seth ; Mathusalem en avait 187 quand il engendra Lamech ; Noé en avait 500 quand il engendra Sem, Cham et Japhet.

Quand on lit dans la Bible ces histoires de longévités plusieurs fois séculaires, on ne peut ne pas les regarder pour le moins aussi fabuleuses que celles des géants. De même, en effet, qu'on avait pris pour des ossements de géants des squelettes d'éléphants et de mastodontes, de même il est probable qu'on a attribué à quelques patriarches antédiluviens une existence dix fois plus longue en réalité que la vie actuelle de l'homme.

Cette durée extraordinaire, prodigieuse, est-elle naturellement possible? Est-elle physiologiquement explicable, par rapport à la brièveté comparative de la vie des hommes d'aujourd'hui?

Voici quel est à ce sujet le système hasardé par Buffon.

Avant le déluge, la terre était moins solide et moins compacte qu'elle ne l'est aujourd'hui, « parce que la gravité n'agissait que depuis peu de temps. » La terre étant moins solide, toutes ses productions avaient moins de consistance; le corps de l'homme, en particulier, était plus ductile, plus souple, plus susceptible d'extension; il pouvait donc croître pendant plus longtemps, et, conséquemment, vivre pendant plus longtemps aussi, la durée de la vie humaine étant en raison de la durée de l'accroissement (95).

A cette époque, l'homme n'arrivait à la puberté qu'à 130 ans au lieu d'y arriver à 14, et dès lors tout se concilie; car, en multipliant ces deux nombres, 130 et 14, par le même nombre, c'est-à-dire par 7, « on voit, dit Buffon, que la vie des hommes d'aujourd'hui étant de 98 ans, celle des hommes d'alors devait être de 910 ans. »

Mais la science moderne, en établissant que la chronologie de ces temps reculés était bien différente de la nôtre, a fait justice, comme d'une erreur, de cette croyance, autorisée par Buffon, que, dans les premiers âges du monde, le globe terrestre, plus jeune et plus fécond en principes de vie, nourrissait des hommes plus

vigoureux, et que ces hommes, doués d'une taille gigantesque et d'une force prodigieuse, parvenaient à
un âge que la dégénérescence de la race humaine ne nous
permet plus d'atteindre.

Durée réelle de l'année.

L'Allemand Hensler, entre autres, s'est attaché à démontrer que les anciens ne divisaient pas le temps comme nous.
Avant Abraham, par exemple, l'année chez les Hébreux
n'était que de trois mois ; c'était l'équivalent d'une de nos
saisons. Ils avaient ainsi une année de printemps, une année d'été, une année d'automne, et une année d'hiver.
C'est de là sans doute que nous est venu le proverbe :
« Les années se suivent et ne se ressemblent pas. »

A cette époque, où chaque saison comptait pour une
année, chez les Hébreux, quand on disait d'un homme
qu'il n'avait vécu que 100 ans, cela voulait dire qu'il était
mort à la fleur de son âge ; 100 ans alors n'étant réellement que 25 de nos années (3).

Ce n'est que depuis Abraham que l'année fut de huit
mois ; et enfin de douze mois depuis Joseph.

Donc, en assignant à la vie des patriarches antédiluviens
une durée s'éloignant si absolument de la loi de croissance et de décroissance que nous présente l'ordre physiologique actuel, non-seulement dans notre espèce, mais
dans presque toute la série animale, l'auteur de la *Genèse*
n'a pu ni vouloir ni entendre mesurer le temps d'après
les années communes, c'est-à-dire en comptant chaque
année par 365 jours, comme aujourd'hui.

Toutefois, et encore bien que, dans la supputation vitale de la Bible, une année beaucoup moins longue que la nôtre ait dû nécessairement être prise pour base de calcul, il n'en doit pas moins demeurer constant, d'après le témoignage de Moïse, que la vie avant le déluge était extraordinairement plus longue qu'elle ne le fut après.

Moïse, en effet, nous apprend que lorsque Jacob arriva en Égypte et fut présenté au Pharaon, celui-ci lui demanda son âge. Jacob répond qu'il a 130 ans, ajoutant que les jours de son pèlerinage ont été peu nombreux et mauvais et qu'ils n'ont pas atteint ceux de ses pères. Or, pour que Moïse fît dire à Jacob que cet âge de 130 ans était peu avancé, en comparaison de celui auquel ses pères étaient parvenus, il fallait bien évidemment qu'il eût attribué aux vies des premiers patriarches une durée s'éloignant extraordinairement de celle de la vie humaine telle qu'elle se trouvait limitée au temps de Jacob.

§ 2.

Longévité après le déluge.

D'après l'immense perturbation qu'a dû produire le déluge sur la surface de la terre et dans l'état météorologique du globe, des modifications ont dû nécessairement s'opérer dans la durée de l'existence des plantes, des animaux et de l'homme.

Aussi voyons-nous, dans la *Genèse*, la vie des patriarches, nés depuis le déluge, présenter une moyenne normale de durée se rapprochant de celle actuelle.

Il est vrai que le saint homme Job y est dit avoir vécu cent quarante années après sa guérison, et atteint le terme de sa vie, à l'âge de 217 ans.

Mais, à côté de cette longévité extraordinaire :

Abraham meurt à 175 ans ; Isaac, son fils, à 180 ans ; Jacob, fils d'Isaac, à 147 ans ; Joseph, fils de Jacob, à 110 ans.

Quand Dieu, se révélant à Abraham centenaire, lui promet qu'il aurait un fils de Sara restée jusqu'alors stérile, le patriarche se prend à rire, en se disant au fond de son cœur : Est-ce qu'un homme de 100 ans peut engendrer un fils, surtout d'une femme stérile qui en a 90 ?

A 137 ans, Isaac, fils d'Abraham, était si vieux qu'il n'y voyait plus ; ayant pris, comme on sait, Jacob pour Esaü.

Il y a d'ailleurs, dans la *Genèse*, un texte qui semble borner à 120 ans la durée moyenne de la vie, dans les temps vraiment historiques.

« Mon esprit ne demeurera pas toujours avec l'homme, parce qu'il n'est que chair, et le temps de l'homme ne sera plus que de six vingts ans. »

Moïse, dit le *Deutéronome*, avait 120 ans, quand il fut enseveli dans la vallée du pays de Moab. « Sa vue ne baissa point, et ses dents ne furent point ébranlées, pendant tout ce temps »

Après Moïse, la vie humaine semble encore avoir diminué.

Au temps de David, le mouvement de la vie était déjà à peu près semblable à celui de l'époque actuelle. « Le nombre de nos années, dit-il dans ses psaumes, est de 70 à 80 ans, pour les plus robustes ; puis le fil de nos jours est coupé en un clin d'œil, et nous ne sommes plus !... »

Et l'*Ecclésiaste* : « Le nombre des jours de l'homme est de 100 ans au plus, et ces 100 ans ne sont que comme une goutte d'eau dans la mer, tant est peu de chose la vie de l'homme comparée à l'éternité. »

---

§ 3.

Longévité avant la venue de Jésus-Christ.

A côté des longévités *bibliques* nous en trouvons de *profanes* qui ne sont pas moins extraordinaires.

Macrobies légendaires.

Le fameux devin de Thèbes, Tiresia, qui vivait du temps d'OEdipe, vécut six siècles, au dire des poëtes tragiques, privilége dû à la pureté de ses mœurs, dit Lucien.

L'Illyrien Daudion, décédé trente-sept années avant la venue de J.-C., atteignit l'âge de 500 ans, selon Pline.

La sybille de Samos, que saint Augustin croyait contemporaine de Numa, passait aussi pour avoir eu cinq siècles d'existence.

Damasthès affirme qu'un certain Litorinus, d'Étolie, doué d'une taille extraordinaire, n'avait pas vécu moins de trois siècles, lorsqu'il mourut, l'an 400 avant notre ère.

Phlégon veut même que la sybille Erythrée ait vécu dix âges, c'est-à-dire mille ans.

Mais toutes ces longévités, et autres citées par les auteurs profanes, sont toutes hypothétiques, voire même fabuleuses.

Elles proviennent, du reste, en grande partie, des diverses manières de mesurer le temps. Certains peuples comptaient l'été pour une année et l'hiver pour une autre. Quelques-uns, comme les Arcadiens, bornaient l'année à l'une des quatre saisons. Il en est même qui la terminaient à la fin de chaque lunaison.

Macrobies réelles.

Mais, plus nous entrons dans les siècles historiques de la Grèce et de Rome, plus la réalité remplace la fable dans la supputation des années qui constituent la vie normale des hommes d'alors.

J'aurai à parler plus loin des macrobites de cette période qui l'ont illustrée par les dons du génie.

Notons ici seulement quelques-uns des centenaires qui appartiennent à cette époque, en dehors des sciences et des lettres.

En tête de ceux-ci, figure Massinissa, ce roi de Numidie, qui, s'étant allié aux Romains contre les Carthaginois, décida du gain de la fameuse bataille de Zama, où périt l'empire de la vieille cité Africaine (202 av. J.-C.). Établi souverain sur la plus grande partie du territoire conquis, il régna encore près de trois quarts de siècle et devint, par sa forte et énergique vieillesse, l'un des hommes les plus étonnants de l'histoire. Cicéron rapporte que, même au déclin de sa vie, il se livrait à des exercices auxquels eussent succombé les constitutions les plus viriles. Il mourut, l'an 149, dans « un âge très-avancé » dont le chiffre précis est resté inconnu.

Dans son chapitre des vieillesses mémorables, Valère Maxime cite, en outre de Massinissa :

Perpenna, consul l'an 130, lequel resta seul survivant de tous les sénateurs qu'il avait convoqués pendant son consulat, et compta plus de jours que l'auguste assemblée tout entière ;

A. Fabius Maximus, qui exerça, pendant-soixante deux ans, les fonctions d'augure auxquelles il n'était parvenu qu'étant déjà dans toute la force de l'âge ;

Terentia, l'épouse de Cicéron, qui mourut centenaire ;

Et Claudia, l'épouse du sénateur Aufilius, qui atteignit sa 115e année.

L'époque qui suivit la venue du Christ ne fut pas moins fertile en longévités séculaires.

---

§ 4.

Longévité après la venue de Jésus-Christ.

D'après un recensement officiel, dressé par ordre de l'empereur Vespasien et que nous a conservé Pline, la durée de la vie humaine après J.-C. fut ce qu'elle avait été avant, c'est à dire basée sur le taux séculaire qui en est la norme et le pivot aujourd'hui (1).

Du premier au cinquième siècle.

Sous l'empereur Claude, on voyait à Bologne un certain Fulonius âgé de 152 ans.

Sous Vespasien, dans la même ville, vivait Lucius Terentius qui comptait juste un siècle et demi.

Sous Trajan, fut crucifié, à l'âge de 120 ans, Simon, fils de Cléophas et de Marie, sœur de la Vierge, cousin germain de Jésus, et second évêque de Jérusalem.

Parmi les autres personnages qui, dans les quatre premiers siècles de l'ère chrétienne, ont poussé leur existence au delà des limites ordinaires, on cite notamment :

Saint Nicaise, successeur de saint Simon Cléophas sur le siége de Jérusalem, mort, en 193, à l'âge de 166 ans ;

Le médecin Asclépiade, de Bithynie, mort à l'âge de 150 ans ;

Le médecin philosophe Apollonius de Tyane, que les païens mettaient en parallèle pour les miracles avec le Christ, mort, en 96, âgé de 130 ans ;

Le célèbre Galien, mort en l'an 170, âgé de 140 ans ;

Saint Denis l'Aréopagite, martyrisé à Athènes dans sa centième année (4).

Du cinquième au quinzième siècle.

Aux cinquième et sixième siècles, on cite notamment les macrobites suivants, toujours en dehors des sciences et des lettres :

Attila, le fléau de Dieu, meurt à 124 ans, des suites d'une débauche, la nuit de ses noces, l'an 453.

Siméon Stylite meurt à 115 ans, après en avoir passé 47 sur une colonne.

Saint Arsène meurt à 121 ans, précepteur du fils de l'empereur Théodose. Quelques biographes ne lui donnent que 95 ans.

Saint Servais meurt en 384, après avoir vécu trois âges d'homme, circonstance qui lui valut la dévotion particulière de Louis XI, le roi qui ne voulait pas mourir.

Saint Remi, fameux par le sacre de Clovis, meurt en 530 âgé de 95 ans.

Dans les siècles suivants, jusqu'au quinzième, la même longévité est signalée chez un grand nombre d'autres individus. Les plus âgés d'entre eux furent :

Guy de Comborn, évêque de Limoges, mort à 140 ans ;

Jean de Balduck, chanoine de Lucerne, mort à 185 ans ;

Un médecin suédois du nom de Gervais, qui vécut 130 ans.

Vous m'objecterez peut-être que les Bollandistes, auxquels j'ai dû nécessairement recourir pour tous ces cas de longévité, sont des spécialistes passés maîtres en fait de légendes.

Mais, ce qui n'a rien de légendaire, c'est la longévité constatée des macrobites des siècles suivants, qui font l'objet du chapitre II ci-après.

CHAPITRE II

Longévités individuelles.

Il résulte des recherches curieuses qu'ont faites sur ce sujet MM. Delandine en ses *Mélanges biographiques*, article *Macrobie ;* Lottin, en son *Almanach de la Vieillesse ;* Ch. Lejoncourt, en sa *Galerie des Centenaires ;* l'*Almanach des Centenaires*, de 1752 à 1773 ; la *Gérocomie*, par une société de médecins, en 1807 ; M. Radau, dans la *Revue des Deux-Mondes ;* L. Muller, dans le *Musée des Familles*, et les collecteurs d'articles mortuaires dans les journaux ; — que la longévité patriarcale est loin d'être sans exemples dans nos temps modernes.

C'est à ces divers documents que sont empruntés les exemples qui font l'objet des deux paragraphes suivants :

---

§ 1er.

Exemples de vies plus que centenaires.

Dernièrement les journaux citaient avec une sorte de stupéfaction un vétéran de la guerre de Sept ans, un ancien soldat de Frédéric II, mort à 121 ans. Or, ce vieux brave n'avait qu'un an de plus que Moïse, et il comptait plusieurs années de moins que bon nombre d'autres vieillards macrobites, des diverses parties du monde, comme nous l'avons vu à la fin du chapitre précédent, et comme nous l'allons voir plus particulièrement dans celui-ci.

INDE. AMÉRIQUE.

« Le climat de l'Inde est sans contredit le plus favorable à la nature humaine, a écrit Voltaire. Il n'est pas rare d'y voir des vieillards de six vingts ans. Quiconque est sobre, dans ces pays, jouit d'une vie longue et saine. »

En 1761, mourut âgé de 140 ans un Péruvien nommé Calcas. Il était la tige d'une famille qui comptait 800 têtes.

Alexandre de Humboldt a vu, dans le village de Chignata, situé à quatre lieues d'Arequipa, un cultivateur nommé Hilario Pari, qui avait 143 ans. La femme de ce vieillard avait vécu 117 ans.

La négresse Louise Truxo, dans l'Amérique du Sud, morte en 1780, paraît avoir vécu 175 ans.

Moins longtemps, mais très-longtemps vécut Jacob Fournais, surnommé le vieux Pineau, natif du Canada, mort âgé de 134 ans au moins, à Kansas-City, près de la Nouvelle-Orléans, en 1872.

En 1760, mourut à Philadelphie un nommé Cottrel, à l'âge de 120 ans, laissant une veuve de 115 ans qui ne lui survécut que de trois jours. Ce couple si vivace, et d'une

union si exemplaire, avait été engagé, pendant 98 ans,
dans les liens du mariage.

En 1820, vivait aux États-Unis, à deux milles de
Withe-Hall, un vieillard nommé Henri Francesco qui, à
cette époque, était âgé de 134 ans. Il s'était marié deux
fois et avait eu 22 enfants. Il passait ses journées à éplu-
cher et à préparer la laine que filait sa femme, âgée de
90 ans. Ranch en a fait le portrait suivant dans les *Annales
européennes* :

« Francesco est mince et de moyenne taille ; ses traits
réguliers et nobles, à peine plus déformés que ceux d'un
homme de quarante à cinquante ans, sont animés par une
aimable expression de bonté et d'intelligence. Son teint
est celui de la santé. Ses yeux sont d'un beau bleu foncé.
Sa bouche est remarquablement bien conservée, et il a
encore les dents de devant à la mâchoire supérieure. Sa
vue est assez bonne pour lui permettre de faire son travail
sans lunettes. Il peut aussi lire sans lunettes de gros caractères d'imprimerie, comme le titre de la Bible. Nous ne
pûmes découvrir en lui aucune apparence de surdité, etc. »

On lit dans le *Journal officiel* de septembre 1869 :

— Il est mort tout récemment à Franca (Brésil), un
vieillard de 135 ans ; il s'appelait José Moreira, et encore
il y a huit ans, il prenait une part active à la culture de
ses champs ; il ne vivait plus, dans ces derniers temps, que
de vin, de sucre et de fromage râpé.

Dans le même pays, vient de décéder, âgée de 115 ans,
dona Sabina de Lemos, qui laisse une postérité de plus
de trois cents personnes.

TURQUIE. GRÈCE. SUISSE, ETC.

Le *Moniteur* annonce que la quatrième femme du sultan Sélim III est morte, à Constantinople, en octobre 1867, âgée de 130 ans. C'est du moins là le nombre d'années -que lui attribue la tradition du sérail, mais on a lieu de croire, avec le *Levant Hérald*, que ce chiffre est un peu exagéré, car Selim III, monté sur le trône en 1789, avait épousé cette femme alors qu'elle était encore jeune. Quoi qu'il en soit, on peut affirmer qu'elle était plus que centenaire au moment de sa mort.

Un exemple de longévité bien autrement extraordinaire nous est donné par l'*Indépendance hellénique* du même mois d'octobre 1867. Un moine, dit cette feuille grecque, vient de mourir en Arcadie, à l'âge de 155 ans. Jusqu'à son dernier moment il avait conservé ses facultés intellectuelles et une assez grande vigueur musculaire.

Tavernier rapporte qu'en 1650 il vit à Chaouquai, village sur la route de Constantinople à Ispahan, un vieillard de 130 ans qui, lorsque le sultan Amurat vint assiéger Bagdad, donna l'avoine pendant vingt-quatre heures aux chevaux du Grand-Seigneur.

En 1726, Jean d'Outrego, cultivateur à Fesignaac, en Galice, mourut à 147 ans. Il ne se nourrissait que de farine de maïs.

En 1756, Jean Mendez d'Albufera, meurt à 130 ans. Un an avant sa mort, il avait encore la vue assez sûre pour tuer un lièvre à la chasse.

En 1759, Guillaume Cartier, à Neuchâtel, meurt âgé de 108 ans. Pour unique remède, il buvait son urine.

En 1760, mort d'un savetier de Liége, nommé Grickion, qui avait épousé, à 103 ans, une jeune fille de 15 ans.

ITALIE. ESPAGNE.

En général, l'existence est de peu de durée dans les climats chauds, tels que l'Italie ou l'Espagne. Cependant on y compte aussi parfois des centenaires.

Le plus célèbre d'entre eux, outre l'Espagnol Averrhoës, est l'Italien Cornaro, né à Venise en 1467, lequel, après avoir mené, jusqu'à 40 ans, une conduite désordonnée, se voyant menacé de mort, adopta une vie toute contraire, et ne mourut qu'à 105 ans. Voulant faire profiter ses contemporains de son expérience personnelle, il composa, très-âgé, un traité sur la sobriété, divisé en quatre discours, dont le dernier, le plus remarquable, à l'âge de 95 ans (39).

A ce même âge, un Mastaï-Ferretti étonnait tout le monde par l'agilité de son corps et la vivacité de son esprit.

Tel se montre, de nos jours, à 82 ans, le Pape Pie IX qui est de cette famille. La longévité des Mastaï-Ferretti est proverbiale à Sinigaglia. On y vit communément jusqu'à 100 ans. Avec la sobriété de Cornaro, Pie IX peut aller jusque-là.

Au moment où j'écris ceci (mai 1868), il vient d'arriver, à Paris, un des vieillards des plus âgés de l'Europe, assurément, M. Calvachini, de Florence, âgé de 117 ans accomplis. Tous les jours, dit un journal, il se lève avec l'aurore et il a déjà visité plus de monuments, et fait plus de promenades à pied, que beaucoup de touristes anglais de quarante ans.

On cite un autre Italien, Mandinelli, mort en 1565, et inhumé dans l'église des Jacobins à Toulouse, sur le tombeau duquel on lit ou lisait : « Arrêtez-vous un instant, passant, et lisez ce qui suit : Ci-gît Mandinelli, qui a vécu 120 ans ; il en avait passé 70 avec sa femme, dont il avait eu 24 enfants ; continuez votre route et priez. »

Élisabeth Durieux fut d'une longévité plus extraordinaire encore. Elle était née en Savoie en 1713. Mariée deux fois, elle avait passé une partie de sa vie sous les habits d'homme, en qualité de courrier d'un prince milanais. En 1841, elle vivait encore. Elle est morte, dit-on, en 1843, âgée, dès lors, de 130 ans.

Mais plus extraordinaire encore fut la longévité d'une autre femme, enregistrée sur les actes de l'état civil de Tolosa (Espagne) le 6 février 1846, comme décédée à l'âge de 150 ans.

Quoique mort moins âgé, n'oublions pas de mentionner ce Titien, dont Charles-Quint s'honorait de ramasser le pinceau, et qui, à 99 ans, produisait encore des chefs-d'œuvre, lorsqu'il fut emporté par la peste qui désola Venise en 1576. Par ce grand âge, dit Voltaire, Dieu lui a donné un à-compte sur l'immortalité.

Notons aussi Secardi Hongo, qui, lorsqu'il s'éteignit, en 1702, à Smyrne, où il était consul pour les Vénitiens, comptait 114 ans, 10 mois, 12 jours. Sa vue, son ouïe, sa mémoire, son agilité étaient surprenantes ; il faisait encore à pied jusqu'à cinq ou six lieues par jour.

RUSSIE. POLOGNE. NORWÉGE. ALLEMAGNE.

Malgré ces exemples de longévité d'outre-mer, d'outre-monts, c'est en Europe, dans les régions du Nord, telles que la Grande-Bretagne, l'Allemagne, la Russie, etc., que se trouve la patrie, en quelque sorte normale, des centenaires.

Gaspard Raycourt, Français d'origine, habitant du village de Ciwoulsin, en Russie, et mort au même âge que les précédents, avait épousé à 105 ans une veuve de 94 ans, qui en était à son troisième mari. Ils eurent deux fils et une fille. (Sarah n'avait que 90 ans lorsqu'elle accoucha d'Isaac.)

En 1839, le doyen de l'Allemagne était un nommé Hertz. Il habitait Hildgausen en Silésie, et avait 142 ans.

Chrétien Mentzellius, médecin de l'électeur de Brandebourg, raconte qu'accompagnant l'électeur à Clèves, dans un voyage que celui-ci fit en 1666, il y rencontra un vieillard âgé de 120 ans qui se faisait voir pour de l'argent.

« La force de sa voix marquait celle de sa poitrine ; car ayant parcouru tous les tons de la gamme chromatique il fut entendu à plus de cent pas. Ayant ensuite ouvert la bouche, il nous fit voir deux rangées de dents trèsblanches. Il nous raconta, à ce propos, qu'étant allé à La Haye deux ans auparavant, il y avait rencontré un vieillard anglais, âgé de 120 ans, et que, s'étant plaint à lui d'un mal de tête et de grandes douleurs aux mâchoires qu'il ressentait, l'Anglais le rassura, disant qu'il savait par expérience que ces douleurs étaient l'indice de l'apparition de nouvelles dents.» Prévision qui s'était réalisée.

En 1640, Jean Bovin, Polonais, mourut à l'âge de 175 ans.

En 1782, sur les terres de M. Saluski, en Pologne, un paysan mourut âgé de 156 ans, après avoir passé 113 ans dans les liens de mariage.

Joseph Sarrington mourut en 1795, dans un petit bourg, près de Bergeul (Norwége), à l'âge de 160 ans.

Deux Hongrois, Charles Czartin et Pierre Rogwin. moururent, le premier à 172, et le dernier à 185 ans. La femme de Czartin mourut à 164 ans.

Georges Domberger, mort en juillet 1838, à l'âge de 130 ans, était né à Zieritz en Moravie. Il avait servi sous le prince Eugène de Savoie, s'était marié dans sa 100e année et avait travaillé jusqu'à 121 ans. Le gouvernement autrichien lui accorda, en 1829, une pension qui lui permit enfin de se reposer.

Drahakemberg (Christian-Jacques), connu sous le nom de *Vieux homme du Nord*, naquit en 1624 à Aarhuns, en Jutland, et y mourut en 1770, à l'âge de 146 ans. Pris dans sa jeunesse par des corsaires barbaresques, il supporta pendant quinze années les souffrances de la plus dure captivité. Il exerça ensuite pendant 91 ans la profession de matelot. Célibataire jusqu'à l'âge de 113 ans, il épousa alors une femme de 60 ans. Il n'est pas de centenaire qui ait plus occupé ses contemporains. Les journaux du temps, la *Gazette de France*, celle de *Presbourg*, celle d'*Utrecht* donnaient régulièrement de ses nouvelles d'année en année. « Drahakemberg a célébré le 6 novembre l'anniversaire de sa 142e année, disait, en 1767, la *Gazette de Presbourg*. Il s'est rendu ce jour-là au château de Rosenholm sans éprouver de fatigue, quoiqu'il y ait quatre lieues de distance. Il jouit d'une santé parfaite et de l'usage de tous ses sens, à la vue près, qui est un peu affaiblie ; encore peut-on attribuer cet affaiblissement à la longueur de ses sourcils qui lui tombent sur les yeux, lesquels sont très-petits. »

La *Gazette de Saint-Pétersbourg* annonce la mort, en 1869, du nommé Abraham Pétrof, de Louga, décédé à l'âge de 133 ans. Jusqu'à sa mort, ce vieillard a conservé toutes ses facultés intellectuelles. L'un de ses fils a 73 ans.

Mais voici une famille allemande du 18e siècle, plus remarquable encore par la longévité de plusieurs de ses membres.

En 1725, Charles VI, empereur d'Allemagne, fit faire le portrait de Sara Dessen, femme de Jean Rowir. Cette femme avait alors 149 ans, comme le prouve l'abrégé de sa vie placé dans la bibliothèque du prince Charles. Elle ne mourut qu'en 1740, âgée de 164 ans. Son mari, Jean Rowir, avait alors 172 ans ; les deux époux étaient dans la 147e année de leur mariage et s'apprêtaient à célébrer, pour la troisième fois, la cinquantaine. L'aîné de leurs enfants comptait 115 ans (5).

Un journal allemand, d'octobre 1871, cite un cas de longévité non moins rare, de nos jours.

Un propriétaire campagnard est mort dernièrement dans la Prusse orientale à l'âge de cent trente ans. Le défunt, qui avait été jadis au service de Frédéric le Grand en qualité de chasseur, était un homme de haute stature (il mesurait six pieds un pouce) et a joui jusqu'à sa dernière heure d'une santé des plus robustes. Son fils, qui exploite les biens de son père, a aujourd'hui cent neuf ans. Il fait chaque jour de longues promenades, lit sans lunettes, et son humeur joviale le fait rechercher par toutes les sociétés. Le neveu de ce vieillard, qui a communiqué cette intéressante Notice au journal en question, est lui-même employé au chemin de fer de l'Est, et est âgé de soixante-douze ans, ce qui ne l'empêche pas de remplir ses fonctions avec la plus grande ponctualité. Il est marié, et sa femme l'a rendu père de vingt et un enfants, seize garçons et cinq filles. Tous les trois sont redevables de cette longévité exceptionnelle à une sobriété exemplaire et à un genre de vie réglée et pure de tout excès.

Eh bien ! tout ceci est encore peu devant ce soldat Russe qui avait fait la guerre de Trente ans, et qui est mort, en 1801, âgé de 200 ans (51).

GRANDE-BRETAGNE.

Patrice O'Nell, mort en Irlande, en décembre 1764,

à l'âge de 120 ans, avait fait toutes les campagnes de Guillaume III et de Marlboroug. Il resta au service jusqu'à 96 ans et se maria sept fois. La dernière fois (il avait alors 116 ans), il épousa une fille de la famille des O'Connor. Tous les dimanches, il allait entendre la messe, entouré de ses fils, petits-fils et arrière-petit-fils.

John Martin, qui avait combattu aux côtés de Mac-Leod de Berneira à la bataille de Culloden, vivait encore en 1841. Il avait alors 121 ans. « La parole, la vue et l'ouïe sont restés intacts chez lui, disait le *Glascow Chronicle*, dans l'année précitée, et il est encore si bien portant et tellement ingambe que, par un beau temps, il gravit facilement les sommets les plus élevés de l'île (l'île de Harris).

Brown, cultivateur irlandais, mort en 1600, dans le comté de Cornouailles, est célèbre par cette facétieuse épitaphe : « Sous cette pierre gît Brown, qui, par la seule vertu de la bière forte, sut vivre cent vingt hivers. Il était toujours ivre, et si redoutable dans cet état, que la mort même le craignait. Un jour que, malgré lui, il se trouvait à jeun, la mort, devenue plus hardie, l'attaqua et triompha de cet ivrogne sans pareil. »

Jacques Donald, autre vieillard de six vingts ans, mort aux environs de Cork, à la fin du siècle dernier, et qui avait sept pieds deux pouces de haut, mangeait à chaque repas quatre livres d'aliments solides, et buvait des liqueurs fermentées à proportion sans que sa raison en fût altérée.

Georges Kirton, du comté d'York, grand chasseur au

renard, se livrait encore à 100 ans à sa passion favorite. Il mourut à 125 ans.

Jeanne Serimphan, Anglaise, épousa, en 1711, à l'âge de 127 ans, Édouard Kokains ; elle s'éteignit l'année suivante « comme une lampe par défaut d'huile, » dit M. Lottin.

Jean King, du comté d'Oxford, atteignit jusqu'à 130 ans. A cet âge, il marchait encore, appuyé sur deux bâtons ; car, par une coquetterie de vieillard, il ne voulait pas se servir de béquilles.

Milady Forester, du comté de Cumberland, est morte, en 1771, à l'âge de 136 ans. Elle avait vu décapiter Charles Ier.

John Effingham, du comté de Cornouailles, est mort, en 1757, âgé de 144 ans.

Dans le même temps, une comtesse de Salisbury est morte à 150 ans, ses dents lui avaient repoussé trois fois.

Henri Jenkins, en 1570, mourut à l'âge de 160 ans, dans le comté d'York. Il s'était trouvé à l'âge de 12 ans à la bataille de Hoddenfield ; il avait prêté serment deux fois devant les tribunaux, à 40 ans d'intervalle. J'en reparlerai dans le Chap. III.

On lit dans l'*Indépendance Belge* du 2 avril 1872 : Il existe maintenant à Hudderfield, ville d'Angleterre, un marchand colporteur du nom de Jean Roseberry, qui est né en avril 1769 et qui va, par conséquent, atteindre cent trois ans. Il a eu vingt-deux enfants, qui sont tous enterrés à Leeds. Le dernier est mort à quatre-vingt-un ans. Le centenaire est né à Witby. On dit que tous les habitants de la localité qui portent le nom de Roseberry sont ses descendants directs. Il est de courte stature, mais robuste et bien portant pour son âge. Il était devenu aveugle il y a quelques années. Maintenant, il peut lire avec des lunettes. Il ne demande pas la charité et pourvoit à ses besoins en vendant du papier à lettres. Sa dernière patente de colporteur lui a été délivrée sans frais à payer.

Mais le plus célèbre des macrobites est Thomas Parr, paysan de la paroisse d'Alberburry, dans le comté de Shropshire, qui a fourni à Dickens le sujet d'une de ses plus charmantes nouvelles (26), et qui mourut à Londres, le 16 décembre 1635, à l'âge de 152 ans et 9 mois, d'après l'opinion la plus répandue; à 164 ans, d'après Ranch; à 168 ans, d'après un auteur contemporain, de Longeville-d'Harcourt.

Il avait vu dix rois se succéder sur le trône : Edouard IV, Edouard V, Richard III, Henri VII, Henri VIII qui commença le schisme, Edouard VI, Marie qui rétablit la religion orthodoxe, Elisabeth qui la renversa, Jacques Ier et Charles Ier.

A 101 ans, on lui imposa une pénitence publique, à la porte d'une église, pour avoir séduit une jeune fille dont il eut un enfant.

« Il avait épousé une veuve à 120 ans, disent les *Transactions philosophiques*, et il ne cessa d'user du mariage jusqu'à l'âge de 140 ans. »

Quelques années avant sa mort, il jouissait encore de

l'ouïe, et son esprit n'était point affaibli ni sa force, car il fut capable, jusqu'à la 130e année de sa vie, de se livrer à tous les travaux du laboureur, même de battre le blé.

Il n'avait vécu que de pain, de vieux fromage, de lait, de petit lait et de bière.

Devenu fameux par son grand âge, Charles Ier désira le voir. En 1635, on le fit venir à la cour ; et là, pour lui faire fête, on le fit trop manger. Il mourut d'indigestion.

L'autopsie fut faite par l'illustre Harvey. « Son corps, disent les *Transactions philosophiques*, fut trouvé sain dans toutes ses parties, à l'exception de la cervelle, qui était ferme et résistait au toucher, parce que les canaux qui la traversent s'étaient durcis et desséchés à la longue. »

Parr est inhumé dans l'abbaye de Westminster, à côté des rois et des illustrations de la Grande-Bretagne.

FRANCE.

La France, située à l'est, tient le milieu, en fait de macrobie, entre le nord et le midi de l'Europe.

En 1654, le maréchal d'Estrées, frère de la trop « charmante Gabrielle », fut opéré de la pierre à 82 ans, et l'opération réussit si bien qu'elle lui donna plus de vingt années d'heureuse existence en sus.

En 1666, mourut à Seyssel, âgé de 111 ans, le père Jean Cômes, docteur de la faculté de Paris, et confesseur du saint évêque de Genève, François de Sales.

En 1680, Léonor Le Boucher, doyen des conseillers au bailliage de Caen, mourut à 108 ans, ayant possédé sa charge pendant soixante-douze ans et laissant un fils, Henri Le Boucher, qui vécut jusqu'à 116 ans.

En 1695, Laurent Leclerc, orfévre et dessinateur du pays messin, qui fut père de Sébastien Leclerc, l'honneur du burin français, étonnait encore, à 105 ans, ses concitoyens par sa vigueur, sa bonne santé et la gaieté de son caractère.

Jean Constant, né à Colmar, mourut à Paris en 1763, à l'âge de 114 ans. Il n'avait jamais fait d'excès et mangeait beaucoup de fruits.

Jean Lafite, mort à 136 ans, en 1766, à Rouillac, près d'Agen, attribuait son étonnante longévité à l'habitude contractée, dès sa plus tendre jeunesse, de se baigner une ou deux fois par semaine dans l'eau froide.

Le 23 octobre 1789, on annonça à l'Assemblée nationale qu'un vieillard du Jura, âgé de 120 ans, désirait être admis à la barre. Le vieillard est introduit ; tous les fronts se découvrent et l'Assemblée entière se lève. Charles-Jacques, dit Jacob, c'est le nom du centenaire, s'avance, soutenu par ses enfants et petits-enfants. On le fait placer dans un fauteuil et il remet son extrait baptistaire. Il est né à Saint-Sorbier, le 10 octobre 1669. L'Assemblée nationale vota au centenaire du Jura une contribution patriotique. Jacob s'éteignit dans ses montagnes, âgé de 125 ans.

Tout le monde connaît l'anecdote suivante : En 1554, le cardinal d'Armagnac aperçut, sur la porte d'une pauvre maison, un vieillard qui pleurait. Il lui demanda la cause de ses larmes. « C'est, dit celui-ci, que mon père m'a battu pour être passé devant mon grand-père sans le saluer. » Le père avait 103 ans, le grand-père 123 ; quant à ce *jeune homme*, coupable d'irrévérence, il n'avait que 81 ans.

Le voyageur, qui traverse les riches contrées du centre de la France, a pu voir, sur les bords de la Loire et du Loir, ces singulières habitations creusées dans le tuf et superposées par étages. Dans une de ces cavernes, vivait, en 1760, un homme âgé de 124 ans, Denis Guignard, paysan de Luché, près de La Flèche. La duchesse de Brancas lui faisait une petite pension d'une livre de pain et d'une bouteille de vin par jour. A 118 ans, il sciait encore toute la paille de son blé.

Plus près de nous, en mars 1840, la commune de Saint-Cernin (Cantal) a vu mourir, à l'âge de 110 ans, un cultivateur du nom de Delpuech, qui avait servi sous les ordres du maréchal de Saxe.

Un autre cultivateur, nommé Dando, était mort, au même âge, à Lubiac (Gers) en 1833.

Les exemples de longévité plus que centenaire ne sont pas rares non plus chez les femmes.

Marie Nausenne mourut, le 12 mars 1756, âgée de 125 ans, à l'hôpital de Dinan (Côtes-du-Nord). Comme on lui demandait ce qu'elle avait fait pour pousser si loin sa carrière : « Beaucoup de sobriété, dit-elle ; nulle inquié-

tude ; les sens et l'esprit également calmes ; voilà ma recette. »

Anne Leroux, morte à Paris dans sa cent vingtième
année, le 16 octobre 1754, se souvenait parfaitement d'un
incendie qui, 108 ans auparavant, avait détruit le hameau
de Donnont, diocèse d'Evreux, où elle était née.

Moins âgée de huit ans mourut, en 1763, à Vitry-le-
Français, la fille Cadet. Mais, à 80 ans, étant montée sur
une échelle, elle s'élança en bas avec agilité, en disant : « J'ai voulu faire sauter mes 80 ans. »

Quelques années auparavant, en 1737, la veuve de Paul
le Bel, seigneur de Bussy, était morte à Poitiers, à l'âge
de 111 ans, des suites d'une chute par imprudence.

Elisabeth Cores, morte en octobre 1760, avait eu
trois maris, le dernier à l'âge de cent ans. Six ans avant
son décès, elle était sur le point d'en épouser un quatrième, lorsqu'il mourut lui-même, apparemment de la
frayeur que lui causa une telle union. Sa mémoire était
excellente, son jugement très-sain, et elle eut jusqu'à la
fin un fort bon appétit.

A une époque plus rapprochée de nous, en 1801,
s'éteint à Habas, dans les Landes, Catherine Bernet, âgée
de 105 ans. Son mari était mort à 96 ans.

Plus près de nous encore, en 1845, une autre femme
Marie Mallet, mourut à Thénezay (Deux-Sèvres), âgée de
115 ans. Elle avait exercé jusqu'à 110 ans l'état de cou-
turière, sans s'être jamais servie de lunettes.

En 1838, à Sainte-Colombe (Haute-Garonne), une fille,
du nom de Marie Priou, était morte âgée de 158 ans.

C'est le cas de vieillesse le plus extrême observé en France, depuis des siècles.

En 1867, un journal américain annonçait en ces termes la mort d'une danseuse française, connue autrefois sous le nom de Greluchette :

Mort d'une danseuse de 111 ans. — On annonce la mort, à Tolédo (Etats-Unis), d'une danseuse française qui eut une grande réputation sous Marie-Antoinette. Ce vénérable débris de l'art de Vestris était âgé de cent onze ans. Mlle Greluchette (c'était son nom) débuta à l'Académie royale en 1776, à l'âge de vingt ans, sous le nom de Paméla. D'abord maîtresse du marquis de Lafayette, elle passa avec lui en Amérique, et devint la femme d'un officier de Washington nommé Simpson. Veuve de ce brave, en 1783, elle épousa l'année suivante un avocat de la Virginie, Rodolphe Stuart, qui mourut en 1811, laissant à sa veuve une fortune modeste et onze enfants. Mme Stuart alla s'établir alors à Tolédo, qui n'était qu'un village à peine habité. Elle vient de s'y éteindre au milieu de plus de cent petits-enfants et arrière-petits-enfants accourus pour recueillir son dernier soupir. Mme Stuart n'avait pas oublié sa nationalité, et faisait autant de bien que possible aux Français. Elle a conservé jusqu'au dernier moment l'usage de ses facultés.

Rien d'étonnant, d'après cela, de lire dans Brantôme : « J'ai vu Mme de Morevil, mère de la marquise de Mazières, et grand'mère de la princesse dauphine, en l'âge de 100 ans, aussi fraîche, aussi belle, aussi dispose et saine qu'en l'âge de 50 ans. »

Rien d'étonnant encore que Voltaire envoyât de Ferney, le 9 janvier 1759, à une dame de ses amies, Mme Lullin, de Genève, qui, la veille, avait eu 100 ans, ce quatrain encadré d'une guirlande de fleurs :

> Nos grands pères vous virent belle ;
> Par votre esprit vous plaisez à cent ans ;
> Vous méritiez d'épouser Fontenelle,
> Et d'être sa veuve longtemps.

C'était l'âge qu'avait, en juillet 1859, Mme la vicomtesse de Marigny, sœur de Chateaubriand, morte à Dinan quelques années plus tard.

Et l'âge aussi qu'avait Mme Champanach, morte à Yssingeaux, il y a quelques années, veuve du capitaine d'artillerie qui commandait l'une des batteries établies par le chef d'escadron Bonaparte, dont le feu terrible reprit, en 1793, Toulon aux Anglais.

D'un rang moins élevé, mais d'une vitalité encore plus énergique, était cette paysanne de Saint-Rambert sur Loire, qui, en 1845, âgée de 108 ans, allait, venait, travaillait encore dans la ferme, cousant sans lunettes, et qui ne mourut que par suite du coup moral qui lui fut porté, un jour où l'on vint lui apprendre que son fils aîné, plus que nonagénaire, venait de perdre la vue : « Pauvre cher petit, s'écria-t-elle désespérée, il ne verra donc plus rien ! » Après quoi, elle s'alita, et ne se releva plus.

Moins âgées de quelques années seulement étaient :

La veuve Laroche, décédée à l'Hotel-Dieu de Saumur en octobre 1867, à l'âge de 104 ans ;

Et la nommée Bernard Jacquette, décédée à Lorient,

en novembre 1871, à l'âge de 106 ans, ayant vu ainsi, depuis 1765, les règnes de cinq rois, de deux empereurs et de trois républiques.

En 1869 était morte à la Salpêtrière, âgée de 104 ans, une ancienne vivandière des armées du premier empire, ayant joui jusqu'au dernier moment de la plénitude de ses facultés. Entre autres campagnes, elle avait été en Russie et s'était trouvée à la bataille de Waterloo. Depuis de longues années elle n'avait jamais manqué de fumer chaque matin sa pipe.

Revenons aux centenaires mâles.

J'ai puisé dans le *Moniteur* l'histoire du centenaire Jacob, admis au sein de l'Assemblée nationale en 1789.

J'abriterai de la même autorité les faits de longévité suivants :

En messidor an IX (1801), on constate l'existence à Ebréon près de Ruffec d'un vieillard âgé de 108 ans. C'est un vigneron qui se tient encore aussi droit qu'un jeune homme. Il a conservé toutes ses dents. Ses cheveux sont restés noirs.

En pluviôse an X (1802), on constate également l'existence à Secondigny, dans les Deux-Sèvres, d'un vieillard de 106 ans qui, pendant la guerre civile, menacé de mort par les Vendéens, les arrêta en s'écriant : « Ne respecterez vous pas mes cent ans ! » Il lit sans lunettes, et n'a perdu ni cheveux ni dents.

Dans la même année, meurt à Pontoux, dans le Jura,

Claude Jahan, âgé de 118 ans, toujours robuste, intrépide chasseur.

Même année, la commune de Guerres, dans la Seine-Inférieure, possède un vieillard de 104 ans, parfaitement bien portant et qui a encore dansé à la dernière fête patronale du pays.

En 1807, mourait à Tours, âgé de 103 ans, Jean Thurel, natif de la Côte-d'Or, qui avait fait toutes les guerres d'Allemagne, et que Napoléon décora comme doyen de l'armée, comptant plus de 92 ans de service non interrompu.

De notre temps, le docteur Dufournel, mort à Paris en 1810, à 120 ans, avait épousé, deux ans auparavant, une demoiselle de 26 ans, dont il eut des enfants. Pendant la Terreur, ayant déjà dépassé la centaine, il avait été obligé de fuir, de se cacher dans les bois, et, s'étant cassé la jambe, il avait réduit lui-même la fracture, laquelle s'était consolidée parfaitement.

Un autre médecin du siècle dernier, François Le Beaupin, demeurant à Chateaubriand, mourut âgé de 117 ans ; et ce qui est surtout remarquable, c'est que, marié deux fois, il avait convolé en seconces noces à 80 ans révolus, et que sa deuxième femme, ne voulant pas être en reste avec la première, lui donna aussi seize enfants. Il était dans sa cent sixième année quand la bonne dame accoucha de deux garçons jumeaux, qui moururent le même jour, cent deux ans plus tard.

Dans le même temps, un officier du nom de Bultrade, enterré à Saint-Germain, mort à 115 ans, laissa dix-sept garçons, dont l'aîné avait quatre-vingt dix-ans et le plus jeune douze.

En décembre 1757, est décédé à Bar, près de Tulle, le nommé Antoine Nouthac, fermier, âgé de 126 ans, qui n'avait eu, dans le cours de sa longue carrière, d'autre maladie que celle qui l'emporta. Il s'était marié trois fois, la seconde fois à quatre-vingt-douze ans, et la troisième à cent deux ans. Ce centenaire fut le plus malheureux de tous, car il survécut à ses trois femmes, à ses vingt-huit enfants et à ses quarante trois petits-enfants.

Dix ans auparavant, en janvier 1747, mourut, à Lourdes, M. Nazon de Vigé, âgé de 128 ans. Ancien capitaine des gardes, il menait joyeusement la vie de garçon. « Il faut que jeunesse se passe, » disait-il gaiement. Et, pour justifier ce dicton, il attendit, pour se marier, qu'il eût ses cent ans sonnés.

Moins attermoyant, en fait d'épousailles, avait été Jean Mazard, décédé en 1710, près de Dun-le-Roi, en Berry, âgé de 119 ans. Car il avait épousé dix femmes !... En dernières noces il s'était uni, à l'âge de 99 ans, à une jeune personne qui n'en avait que 18, et qui, deux ans après, le rendit père.

Un autre paysan, Jacques Thévenot, mourut à Château-Vilain, en 1712, âgé de 124 ans, par suite d'un refroidissement gagné en fauchant ses prés. Très-prolifique, aussi lui, il avait eu trois femmes et trente-neuf enfants.

Moins favorisé naturellement, sous ce rapport, mourut, dans la même année, un curé de Lisieux, nommé Desroches, à l'âge de 123 ans, dont quatre-vingt-onze s'étaient passés sur la même paroisse. Privé des douceurs de la paternité, il s'en dédommagea par les ardeurs d'une virtualité peu commune. A l'âge de 97 ans, il sauva d'un incendie une mère et ses deux enfants. A 102 ans, il se jeta à l'eau, au secours d'un batelier qui se noyait.

Ce qui n'est pas moins remarquable que le grand âge de ces patriarches, c'est, chez la plupart d'entre eux, la conservation des facultés physiques et morales.

A ce titre, on peut citer surtout M. Adrien Leroy, dont M. Édouard Magnin, son petit-neveu, disait, en 1841 : « Ce n'est pas pour la longévité de ses 102 ans que je l'admire, mais pour l'intégrité de son moi physique et moral, pour cette possession aussi complète que possible des deux biens les plus désirables, des deux meilleurs dons du ciel à l'homme : *mens sana in corpore sano.* Là se montre la merveille : on ne se figure pas l'aisance avec laquelle il porte ses 102 ans ; il n'a seulement pas l'air d'y penser, et si j'avais à désigner poétiquement l'âge de son esprit, je dirais qu'il compte 102 printemps.»

Au même titre de « une intelligence saine dans un corps sain, » on peut citer encore les macrobites suivants :

Saint Jean de Réom, fondateur et premier abbé de la célèbre abbaye de Moustier-Saint-Jean, lequel mourut à 128 ans, sain de corps et d'esprit ;

Durand Estival, travailleur de terre, du village de Carbonnières en Quercy, lequel, doublement sain de même, mourut aussi à 128 ans. Huit années auparavant, il avait été appelé devant le juge de Leyme, pour déposer d'un fait qui était à sa connaissance depuis 92 ans.

Bartholin, dans ses *Acta medica*, parle d'un homme, mort à 127 ans, qui, à l'âge de 100 ans, tint sur les fonts de baptême une fille qu'il épousa ensuite et dont il eut trois enfants.

Jean Maulny, dit Cavalier, décédé dans sa cent-vingtième année, le 21 décembre 1757, à Sainte-Innocence, diocèse de Sarlat, et qui mourut sans se plaindre d'aucun mal, faisait encore, peu de temps avant sa mort, des courses de deux lieues à cheval. Sa mémoire était intacte, la vue et l'ouïe excellentes; il avait conservé presque toutes ses dents, et tous les trois ans il vendait, pour la somme de 15 livres, ses cheveux, qui étaient devenus très-blancs.

Jean Causeur, cultivateur, mort en 1775, à Saint-Mathieu, près Brest, âgé de 137 ans, s'était rasé lui-même jusqu'à l'âge de 120 ans. Dans les dernières années de sa vie, sa barbe avait été remplacée par un poil follet.

Mais, qu'est-ce que tout cela, auprès du chirurgien Politiman, né en 1685, et mort en 1825! La veille de sa mort, à Vaudemont, en Lorraine, il avait pratiqué avec dextérité une opération difficile, à 140 ans.

On sait que Goldsmith est mort en France, en 1776, âgé aussi de 140 ans.

Le 24 août 1822, lors de l'inauguration de la statue de Louis XIV sur la place des Victoires, on nomma gardien du monument un vieux soldat qui avait vu les traits du souverain, dont l'image était encore gravée dans sa mémoire. Il avait nom Pierre Huet et était âgé de 115 ans. Il reçut ce jour-là la croix d'honneur des mains de M. de Chabrol, préfet de la Seine, avec une pension.

En 1857, M. Flourens racontait qu'il avait reçu d'un de ses auditeurs la lettre suivante, relative à un autre vieux soldat : « Vous avez sans doute connaissance du bel exemple de longévité que nous a donné un de nos compatriotes, le nommé Delpeuch, mort il y a quelques années au village de Maze, près Saint-Cernin (Cantal). C'était le doyen de l'armée française. Il avait assisté à Fontenoy, et faisait partie de ces fanfarons militaires qui engagèrent les Anglais à tirer les premiers. A l'âge de 120 ans, Delpeuch, qui avait conservé sa fanfaronnade, se présenta pour tirer au sort, au grand étonnement du délégué de la préfecture qui ne s'attendait pas à voir paraître une telle recrue. »

C'est le même dont j'ai parlé page 28.

En présence de ces longévités, on ne peut plus citer, que comme des enfants morts avant terme, les macrobites dont il me reste à parler.

En février 1872, est mort à Paris, âgé de 102 ans, le baron de Posant, l'un des plus vieux gentilshommes de France. M. de Posant avait été dans sa jeunesse page du roi Louis XVI.

En septembre 1872, est mort au Petit-Bicêtre, près Paris, âgé aussi de 102 ans, un célibataire nommé Odiot, ancien marin, ancien soldat, etc., dont la vie fut un roman, et qui, sans parents, laissa sa fortune aux hospices, 100,000 francs.

Jean Delâge est aujourd'hui (octobre 1872) de trois ans plus âgé que ne l'était le baron de Posant. Mais il espère bien pousser plus loin sa carrière. Né à Chirac, dans la Charente, en 1767, il porte très-gaillardement ses 105 ans. Sa belle tête blanche et touffue, sa longue barbe, ses traits réguliers, rappellent le Siméon de Luis Cigoli, avec cette différence que le peintre, par une distraction étrange, a mis sur le nez de son sujet des lunettes qui n'étaient pas encore inventées, tandis que notre centenaire s'en passe malgré l'invention.

On sait que les vieux soldats de l'Empire résidant à Paris viennent, chaque année, déposer une couronne d'immortelles au pied de la colonne Vendôme, le 5 mai, jour anniversaire de la mort de Napoléon le Grand. Le 5 mai 1870, un vétéran de la vieille, descendu à pied des hauteurs de Montmartre, était venu remplir ce pieux devoir, âgé de 104 ans. — « A l'an prochain, » lui dit le gardien du glorieux monument, âgé de 85 ans. — « Je l'espère bien, blanc-bec, » répondit en riant le vieux brave. Hélas ! il ne se doutait pas que « l'an prochain » était celui précisément où la colonne devait tomber sous le marteau sacrilége de l'affreuse Commune.

Un an auparavant, était mort centenaire, à Ville-d'Avray, le tailleur fameux, Leger ou Legeay, à qui l'on doit la légendaire redingote grise que Napoléon porta, pour la première fois, en visitant ses avant-postes, la nuit qui précéda la bataille d'Austerlitz.

De toutes ces longévités celle que j'envie le plus est celle de l'ancien ami de Danton, le peintre comte de Waldeck, qui, âgé de 103 ans, a fait recevoir, au salon de 1870, un tableau dans lequel il n'y a pas moins de 255 personnages. Avec une telle vitalité de pinceau, la mort ne peut qu'être, pour longtemps encore, exclue de son atelier.

§ 2.

Résumé des pays où l'on compte le plus de centenaires.

HORS DE FRANCE.

Les contrées qui ont produit les hommes les plus avancés en âge, dans ces derniers temps, sont la Suède, la Norwége, le Danemark et l'Angleterre. Les individus de 130, 140 et 150 ans, même plus, leur appartiennent.

Il est mort, dans le courant du siècle dernier, en Angleterre, 49 personnes âgées de 130 à 175 ans. De ces individus, sept atteignirent 134 ans, quatre en avaient 138, deux en comptaient 146, quatre allèrent à 155, un arriva à 153, un parvint jusqu'à 160, un mourut à 168, un autre à 169 et le dernier à 175.

L'Irlande partage avec l'Angleterre et l'Écosse la réputation d'être favorable à la durée de la vie. On a compté 80 personnes plus qu'octogénaires dans un seul petit village de ce pays appelé Dumsford. Bacon raconte que, dans le comté d'Hereford, il y avait, aux jeux floraux, un quadrille de huit vieillards dont les âges pris ensemble formaient 800 ans; ce que les uns avaient de trop pour faire 100 ans suppléait à ce qui manquait aux autres (1).

Chez les Monténégrins, les centenaires sont très-communs. Le colonel Vialla, qui a été gouverneur de la province de Cattaro, de 1807 à 1813, rapporte avoir assisté à une fête de famille où se trouvaient réunies six générations. Le sixième aïeul avait 117 ans, son fils en avait 100, le petit-fils touchait à la fin de sa 82ᵉ année, l'arrière petit-fils en avait 60 accomplis, le descendant de celui-ci en comptait déjà 43, le suivant 21, et enfin le dernier avait deux ans (27).

Les recensements officiels de la Russie au siècle dernier ont donné un total de 1,333 centenaires de 120 ans.

On cite quelques cantons de la Hongrie pour l'âge avancé auquel y parviennent les hommes.

L'Allemagne renferme beaucoup de vieillards, mais peu qui soient d'un âge extraordinaire. (V. toutefois p. 19 et s.)

On en trouve aussi en Hollande, mais en petit nombre. Dans ce pays, il est rare de parvenir à l'âge de 100 ans.

Le climat aussi sain qu'agréable de la Grèce passe encore aujourd'hui, comme jadis, pour y être très-favorable à la longévité.

On trouve des exemples de longévité en Égypte et aux Indes orientales, principalement dans la caste des brahmes, et parmi les anachorètes et les ermites, qui ne sont pas, comme le reste des habitants, adonnés à la paresse et aux débauches de toute espèce.

Les exemples de longévité sont plus rares en Italie, et surtout en Espagne (1).

EN FRANCE.

Les exemples de longévité, même plus que centenaire, ne sont pas rares en France, comme nous l'avons vu.

Statistique comparative par départements.

J'ajouterai ici qu'un Journal historique, que possède en manuscrit la bibliothèque de l'Arsenal, contient une liste nominative de plus de soixante centenaires de 100 à 130 ans, pour la France seulement et pour la seule année 1700 (28).

Il a été fait, pour 1860 et les années précédentes, un curieux travail sur la longévité comparée dans chacun des départements.

Le nombre moyen annuel des décès à l'âge de cent ans et au-dessus, en France, est de cent quarante-huit.

Voici, par ordre décroissant, les quinze départements qui en comptent le plus :

Basses-Pyrénées, Dordogne, Calvados, Gers, Puy-de-Dôme, Ariége, Aveyron, Gironde, Landes, Lot, Ardèche, Cantal, Doubs, Seine, Tarn-et-Garonne.

On voit que les pays de montagnes se rencontrent en grand nombre dans cette série. On est étonné d'y voir figurer la Seine.

Cependant ces départements ne conservent pas le même rang quant à la durée de la vie moyenne, ce qui semblerait prouver que quelques cas d'une extrême longévité ne suffisent pas pour préjuger les conditions de vitalité d'une contrée.

Voici, en effet, leurs numéros d'ordre :

Basses-Pyrénées, 7 ; Dordogne, 42 ; Calvados, 2 ; Gers, 9 ; Puy-de-Dôme, 30 ; Ariége, 48 ; Aveyron, 34 ; Gironde, 18 ; Landes, 52 ; Lot, 33 ; Ardèche, 43 ; Cantal, 23 ; Doubs, 25 ; Seine, 54 ; Tarn-et-Garonne, 13.

Les quinze départements où la vie ordinaire est plus considérable, sont :

Orne, Calvados, Eure-et-Loir, Sarthe, Eure, Lot-et-Garonne, Deux-Sèvres, Indre-et-Loire, Basses-Pyrénées, Maine-et-Loire, Ardennes, Gers, Aube, Hautes-Pyrénées et Haute-Garonne.

Comme on le voit, il n'est pas nécessaire que les lieux soient très-éloignés les uns des autres pour différer d'influence sur la durée de la vie.

----

§ 3.

Particularités longévitales.

Puberté sénile.

Une remarque physiologique curieuse à faire, c'est que, chez certains vieillards macrobites, se manifeste une lenteur excessive dans l'évolution de leurs divers âges ; le mouvement vital semble vouloir retarder les phases décisives de l'existence. C'est ainsi que le sieur de La Haye, qui, après avoir parcouru à pied les Indes, la Chine, la Perse et l'Égypte, mourut âgé de 120 ans, n'était devenu pubère qu'à 50 ans, et que, marié à 70, il avait eu cinq enfants (6).

Bernstein parle d'une femme chez qui les règles se supprimèrent à 60 ans seulement, à la suite d'un accouchement, puis reparurent à 75 ans, et persistèrent jusqu'à 99 ans, époque de sa mort (51).

Rajeunissement partiel.

Une autre particularité à noter, c'est que la nature, chez certains macrobites, s'amuse parfois à insuffler un rajeunissement partiel que l'art vainement chercherait à produire.

Par exemple, on cite un habitant du Palatinat qui, à 98 ans, se remit à faire des dents. Le renouvellement fut tel que, dans l'espace de quatre années, il lui en perça 30. Il mourut à 102 ans.

On cite encore un centenaire allemand chez qui, à l'âge de 105 ans, il poussa des dents nouvelles et une forêt de cheveux noirs.

Pareillement, une femme de 99 ans vit sa tête blanchie s'ombrager de cheveux bruns, lesquels redevinrent blancs, cinq ans plus tard, quelques mois avant sa mort.

Chez une autre femme, nommée Boor, décédée dans le Périgord, à l'âge de 108 ans, les cheveux blancs avaient aussi été remplacés, à l'âge de 90 ans, par des cheveux noirs, pour redevenir blancs à 100 ans, et de nouveau noirs finalement peu de temps avant sa mort.

Un nommé Hongo, mort à Smyrne, à 115 ans, s'était vu pousser deux molaires à 110 ans, et des cheveux noirs, avec sourcils et barbe de même teinte, à 112.

Longévités diététiques.

J'appelle ainsi les vies centenaires dues à une sobriété excessive.

Thomas Parr, l'étonnant Anglais, avait vécu 150 ans de pain, de fromage, de lait et de bière, quand il vint à Londres, et mourut pour avoir changé d'air et amélioré sa nourriture.

Huppazzoli, mort à Smyrne en 1702, âgé de 114 ans, ne vivait que d'un peu de pain, de potage, de fruits, peu de viande, et, pour boisson, de l'eau de scorsonère.

John Sinclair cite un vieillard qui, n'ayant jamais pris d'autre boisson que de l'eau, avait vécu 120 ans, sans perdre ni ses dents ni ses forces.

Le fameux jurisconsulte Tiraqueau ne buvait pareillement que de l'eau, et pourtant, pendant 30 ans de suite, il publia, dit-on, un livre et mit au monde un enfant.

On peut également citer le chirurgien Theden qui, à l'âge de 80 ans, assurait devoir à l'usage de l'eau la prolongation de sa vie.

Jean Maulny, mort à 120 ans, ne fit pareillement usage que de cette boisson.

Voir d'autres exemples II° part., chap. III.

Longévités ambulatoires.

J'ai déjà cité plus haut comme telle la vie plus que centenaire du voyageur pédestre de La Haye.

Jean Bayles, mort à 130 ans, était un pauvre diable de colporteur, qui passa sa vie à circuler de bourg en ville pour vendre des boutons.

Le Danois Draakenberg, surnommé le *Vieil homme du Nord*, et qui est mort, en 1770, à l'âge de 146 ans, avait été, la plus grande partie de sa vie, voyageur et soldat.

Mittelstadt, qui vécut 112 ans, avait été soldat à 18 ans, et fait toutes les guerres de Prusse depuis la fondation de la monarchie.

Jean Chiossich, mort en 1820, âgé de 117 ans, dans la maison des invalides de Murano, près Venise, comptait 87 ans de service militaire effectif.

On a calculé qu'un facteur rural, mort, en 1861, à l'âge de 100 ans, dans le Puy-de-Dôme, avait, dans sa longue carrière, parcouru des distances équivalant à vingt-cinq fois le tour du monde.

Longévités endémiques.

De même, comme nous le verrons, qu'il y a des longévités héréditaires, c'est-à-dire qui se confinent dans certaines familles, de même il y a des longévités endémiques, c'est-à-dire qui se cantonnent dans certains lieux.

C'est ainsi que :

A Paris, en 1769, on trouve environ trente centenaires, dont six hommes et quatre femmes, agés de 100 à 105 ans, sur la seule paroisse de Saint-Sulpice ;

En 1776, au diocèse d'Avranches, une femme Mattani étant morte à 102 ans, il se trouva, pour la porter en terre, cinq femmes du même pays qu'elle, dont l'âge total formait plus de 525 ans ;

En 1777, à Sivray-en-Limousin, après la mort d'une Françoise Gautier, il fut reconnu que, depuis six ans, c'était la cinquième centenaire que voyait mourir ce village ;

En 1758, dans le village de Couche, diocèse de Mende, mourut, âgée de 118 ans, une nommée Florette Roux, dont le mari, du même pays, avait alors 113 ans. Au même lieu, vivaient Jean Faye âgé de 107 ans, sa sœur qui en avait 105, et, dans un hameau voisin, Marguerite Tourtoulon qui en avait 113.

Dans un autre diocèse, en 1727, dans le cours de l'année, le curé avait administré les sacrements à treize personnes de la même paroisse, savoir : trois de 110 ans; une de 112; une de 113; deux de 115; deux de 116; une de 117; une de 118; une de 120; et enfin une de 127.

D'autres nombreux exemples sont encore donnés de longévités centenaires ainsi groupées (25), lesquels prouvent que ces longévités ne sont pas seulement éparpillées individuellement sur la terre, mais réunies collectivement et comme endémiquement sur certains points.

Longévités hypothétiques ou fabuleuses.

Depuis le *Juif-errant*, dont la curieuse légende a traversé le moyen âge, comme lui-même est censé traverser les empires, jusqu'au comte de Saint-Germain, qui se disait contemporain de François 1er, bien qu'il vécût encore sous Louis XVI, il y a eu, outre celles mentionnées ci-dessus (p. 8), beaucoup d'histoires de longévité, beaucoup de biographies macrobites, propagées par l'imposture, et acceptées comme vraies par le peuple, toujours ami du merveilleux.

Telle est l'histoire de ce Jean-des-Temps, soldat de Charlemagne, qu'on assurait n'être mort qu'en 1136, à l'âge de 360 ans.

Tel est encore ce contemporain du vieux Roger Bacon,

qui vivait depuis 900 ans, par l'effet d'un préservatif dont lui seul avait le secret.

Tel est encore cet Artisius, philosophe connu du même Bacon, qui se vantait d'avoir déjà vécu 1,029 ans.

L'*Histoire générale des Voyages* parle d'un Indien, nommé Pung, mort en 1500, qui vivait depuis huit siècles et qui avait épousé 72 femmes.

Faria raconte que, parmi les pensionnaires du gouvernement espagnol, il se présenta un Maure du Bengale qui prouva être âgé de 300 ans, et à qui on n'en aurait pas donné plus de 60.

En 1687, vivait, à Venise, un homme qui se disait âgé de 400 ans et qui prétendait le prouver par lettres authentiques.

On peut lire, dans un livre curieux de Rampalle intitulé : *Le monde ne va pas de mal en pis* (Paris, Courbé, 1645, in-8) une foule d'autres histoires de longévités non moins fabuleuses.

Bien qu'apocryphes ces histoires ont un côté intéressant et instructif. Le fond du conte est ordinairement vrai ; il n'y a de faux que les détails accessoires, phénoménalement exagérés.

Au demeurant, dans ce livre, comme dans les élucubrations longévitales de Bérose, Cardan, Olaus Magnus, Vivès, Alvarès et autres, on trouve toujours quelques perles à recueillir, comme en trouvait Virgile dans le fumier d'Ennius.

A côté de ces longévités fabuleuses, il en est qui le sont d'une autre façon, c'est-à-dire qui se donnent, dans un intérêt de lucre, une durée plus grande qu'elle n'est réellement. Telle est celle du vieux matelot anglais, admis comme centenaire à l'hôpital de Greenwich, où il est mort dernièrement (juillet 1872), comblé des bontés de la reine.

Voici ce qu'un journal raconte à son sujet :

« On se rappelle que la reine Victoria avaitpris sous sa protection ce vieux brave qu'elle avait autrefois visité avec le prince Albert. Elle lui envoyait des primeurs, lui faisait une pension, et bien des médecins sont venus voir cet homme exceptionnel, sur lequel les années semblaient avoir passé sans le toucher. Sa mémoire était incroyable, et il racontait à qui voulait l'entendre les derniers moments du comte de Struensée, qu'il avait vu exécuter à Copenhague en 1772. Il avait alors dix ans. Venu à Paris, il avait vu passer Voltaire dans son carrosse bleu à étoiles d'argent ; c'était aux Français surtout qu'il parlait de ce souvenir, et tous nos compatriotes émus lui glissaient en partant quelques pièces d'argent. Mais, hélas ! quelle gloire n'est pas aujourd'hui un peu escroquée ; dès que le centenaire fut mort, on visita ses papiers pour s'assurer de son état civil, et on s'aperçut que ce hardi vieillard était décédé à soixante et onze ans seulement ! Jugeant la carrière de centenaire lucrative, il l'avait embrassée dès l'âge de cinquante ans, et s'en était fait un revenu relativement considérable, en se faisant passer pour son père. »

Nouveau genre de vol : vol à la longévité.

CHAPITRE III

L'arbre et l'homme.

L'arbre, provenant d'une bonne espèce, planté dans un bon sol, exposé à un bon soleil, et poussant à l'abri des intempéries de la *malaria*, vivra certainement plus longtemps qu'un arbre de même essence, mais de famille à séve moins vigoureuse, planté dans un sol aride, exposé à l'ombre, et végétant sous le souffle des mauvais vents.

Ainsi de l'homme. Sa vitalité propre est favorisée ou détériorée par les influences circonstancielles sous l'action desquelles elle se développe.

Ces influences se rapportent principalement à celles qui lui viennent des circonstances énumérées dans les six paragraphes du présent chapitre.

---

§ 1.

Influences héréditaires.

De même que plusieurs maladies sont héréditaires, la longueur de la vie l'est aussi dans diverses races.

4

Familles à vie longue.

D'après une masse imposante de faits, on ne peut douter qu'il n'y ait des familles chez lesquelles la longévité ne soit presque générale pour les membres qui les composent, telles, par exemple, que cette famille de Monténégrins dont j'ai parlé page 39, et les familles françaises et autres des pages 24, 28, 33.

A ces familles il faut ajouter la femme Pigeaud, morte en juillet 1872 à Concruniers (Indre), âgée de 103 ans, laissant cinq orphelins, dont l'aîné a 77 ans, et le cadet 60.

On peut citer, en outre, celle du fameux Thomas Parr, dont nous avons parlé ci-dessus p. 25, lequel comptait quatre générations, marquées par des vies de 112 à 124 années. Son fils lui-même est mort à 127 ans.

On peut citer encore un soldat autrichien, Jean Chiossich, mort en 1809, à 117 ans, dans la maison des Invalides, près Venise, après 87 années de service effectif, dont le père avait atteint 105 ans, et son oncle paternel 107.

On peut citer aussi le pêcheur écossais Henri Jenkins qui vécut six ans de moins que l'Écriture n'en donne à Abraham, et qui, appelé en témoignage pour un fait passé depuis 140 ans, comparut devant la justice, assisté de ses deux fils, dont l'un avait 100 ans et l'autre 102.

La mère de Jean Thurel, dont j'ai parlé page 33, mort à 108 ans, avait vécu 118 ans, et un de ses oncles 130.

Le Norwégien Joseph Sarrington dont j'ai parlé page 20,

qui mourut à 160 ans, laissa plusieurs enfants dont l'aîné avait 105 ans.

Le paysan Polonais, dont j'ai parlé aussi page 20, qui mourut à 156 ans, était fils d'un père qui avait vécu 150 ans.

L'autre Polonais, Bovin, mort à 175 ans, laissa plusieurs enfants plus que centenaires.

On voit ainsi des familles, qui, issues d'une grande et forte race, semblent être jetées dans un moule de longévité à part.

Telle fut, entre autres, chez nous, la famille des Arnaud de Port-Royal. L'aïeul du grand Arnaud vécut 105 ans, son frère d'Andilly 85, l'évêque d'Angers 95, et lui-même poussa sa carrière jusqu'à 83 ans.

Il y avait, en 1846, à Condrieux, deux sœurs, les demoiselles Chantal, dont l'une était âgée de 104, et l'autre de 106 ans.

En avril 1868, deux autres sœurs, d'une illustre famille de Bretagne, madame de la Roûre et madame de Bellevue, moururent à Loudeac, à quelques heures d'intervalle, la première à 101 ans, la seconde à près de 100 ans.

Familles à vie courte.

Par contre, il est certaines familles sur lesquelles semble planer ce terrible arrêt de l'Écriture : *Non erit senex in domo tuâ !..*

Telle fut la famille Turgot, dans laquelle la vie mesurée à ses membres ne dépassa guère 50 ans. L'homme qui en a fait la célébrité, voyant approcher cette époque fatale, se hâta d'achever un travail commencé et de mettre ordre à ses affaires, malgré son apparente bonne santé, parce que, disait-il, l'âge de durée de la vie dans sa famille était près de finir. Il mourut, en effet, à 53 ans.

Familles à période vitale ordinaire.

L'action de l'hérédité n'est pas moins énergique sur la durée de la vie à période ordinaire ; l'expectative la mieux fondée d'une longue vie est celle qui repose sur la descendance d'une famille dans laquelle on est parvenu à un âge avancé.

Burdach dit n'avoir pas connu d'octogénaire dans la famille duquel il n'y eût des exemples fréquents de longévité.

-----

§ 2.

Influence de la richesse et de la pauvreté.

Statistique comparative.

Puisque la misère, suivant l'expression de Montesquieu, est une maladie continuelle, la classe qui lutte avec les privations de la vie doit être celle qui paye à la mort le plus large tribut.

« La misère, dit le docteur Turck, est, sous toutes ses formes, comme le froid, une cause si grave de destruction pour l'homme, qu'à nombre égal il meurt deux pauvres pour un riche. Ainsi, mille pauvres et mille riches du même âge étant donnés, quand le dernier pauvre sera

couché sur son grabat de mort, cinq cents riches seront
encore debout (20). »

La statistique démontre, en effet, que, si la pauvreté a
quelques-uns des avantages que lui attribuait Sénèque,
elle n'a pas celui de la longévité ; et que, si la vie du riche
est longue et bonne, celle du pauvre est courte et mauvaise.

Dans la ville de Dijon, le docteur Noirot a constaté que
la vie moyenne est de 57 ans dans la classe riche, et de
37 ans dans la classe pauvre.

Faisant le même calcul comparatif, pour les départements
de la France en masse, mon tant regrettable ami Villermé
a reconnu que la mort n'enlève annuellement qu'un individu sur 46 dans les départements riches, tandis qu'elle
en prend 1 sur 33 dans les départements pauvres (33).

D'après un autre calcul, les hommes de 40 à 45 ans
meurent, s'ils sont riches ou aisés, dans la proportion
de 0,85 sur 100, et, s'ils sont pauvres ou besogneux, dans la
proportion de 1,85 sur 100, c'est-à-dire qu'il meurt le double et un quart de pauvres.

A Paris, dans une période donnée de vingt ans, il est
mort 1 habitant sur 15 dans l'ancien 12e arrondissement,
peuplé en grande partie de gens pauvres, et 1 habitant
sur 65 dans le 2e.

Il est donc prudent de rechercher la richesse, ne fût-ce
que pour vivre longtemps. C'est une nouvelle séduction
dont la fortune n'avait pas besoin pour être courtisée.

Les nobles et les gueux.

Un économiste distingué de Berlin, le professeur Casper, a essayé de réduire en chiffres l'influence de la richesse et de la pauvreté sur la durée moyenne de la vie. Pour cela, il a pris pour terme de comparaison les deux extrêmes de l'échelle sociale : — d'un côté, mille personnes appartenant à des familles de princes et de ducs inscrites dans l'almanach de Gotha, — et de l'autre, mille pauvres de la ville de Berlin, inscrits parmi ceux qui vivent d'aumônes.

Or, du tableau par âge, de 5 à 90 ans, dressé par le savant professeur, résulte ce triple fait que : — à l'âge de 70 ans, il reste, des deux chiffres primitifs égaux, deux fois plus de riches que de pauvres ; — qu'il en reste trois fois plus à 85 ans ; — et presque quatre fois plus à 90 ans.

D'où cette conséquence : que les chances de vie et de longévité sont au moins deux fois plus considérables pour le riche que pour le pauvre.

M. Chadwick a constaté les mêmes résultats en Angleterre. Cet habile statisticien porte la durée moyenne de la vie, dans la population riche de Londres, à 44 ans, et, dans la population pauvre, à 22.

Lord Ebrington l'estimait, pour la classe noble et celle du haut commerce, à 45-40 ; et, pour les ouvriers, à 20-19 seulement.

Enfin, selon G. Kolb, l'âge moyen de la vie correspond, chez les riches, à 50 ans, et à 32 chez les pauvres.

. Et « cet écart, dit-il, serait encore plus prononcé, si les riches, par des excès de jouissance, ne contribuaient pas à abréger eux-mêmes souvent la durée de leur vie » (29).

Cause de ténacité vitale.

Mais, pour se rendre un compte exact de la longévité moyenne comparée des riches et des pauvres, était-ce sur des extrêmes qu'il fallait procéder? Il n'y avait pas besoin de chiffres pour établir que les classes opulentes, qui ont tout à souhait, doivent vivre plus longtemps que les classes nécessiteuses qui n'ont rien.

Toutefois, la ténacité vitale ne tient pas qu'à la vie somptueuse; témoin les anciens brasiliens, les brahmes, les moines du Liban, les anachorètes de tous les temps, les pythagoriciens et tant de religieux voués volontairement à la vie pauvre; lesquels presque tous ont atteint les limites de la plus longue vie.

Mais ceci ne prouve que mieux que les classes moyennes doivent surtout entrer en ligne de compte avec les classes riches, dans les statistiques comparées de la longévité; car c'est à la classe moyenne, à la classe des travailleurs, qu'appartiennent surtout les Nestors dont les vies sont consignées dans les registres de la science.

Aisance unie au travail.

A cet égard, les beaux travaux statistiques de M. Villermé ont prouvé que les différences de mortalité, dans les différents quartiers de Paris, dépendaient peut-être moins de l'air, de l'eau, du sol et de l'habitation, que de l'aisance unie au travail; et qu'il y a plus de mortalité, dans les villes peuplées par les riches sans occupation, que dans celles où règne une industrie qui amène le bien-être à sa suite (32).

N'avons-nous pas vu déjà, dans Thomas Parr, l'exemple d'une vie pleine de fatigues et de labeurs? (Voir p. 25.)

Tous les autres centenaires dont j'ai parlé dans le chapitre II en offrent une preuve non moins frappante; car le travail fut l'étoffe dont leur longue vie fut faite.

Il y a travail et travail.

C'est donc un préjugé sans fondement que de supposer des chances pour une longue carrière, dans un régime de vie exempt de soins et de labeurs. C'est le travail, au contraire, qui entretient le jeu des forces vitales.

Mais il y a travail et travail, comme fagots et fagots. C'est ce que nous allons voir.

---

§ 3.

Influence des professions.

Professions salubres.

En général, les paysans, les fermiers, les laboureurs, les jardiniers, qui cultivent un terrain facile et profitable, de même que les marins et les pêcheurs, de même que les menuisiers, les charpentiers, les charrons et autres ouvriers dont le travail s'exerce sur des matières propres, qui ne font pas de poussière et qui exigent un exercice modéré, sont ceux qui vivent le plus longtemps.

Professions insalubres.

D'autres professions moins salubres fournissent aussi leur contingent à la macrobiotique. Mais ce sont des exceptions qui ne font pas règle. C'est le plus ou le moins de vitalité fournie par un grand nombre, dans chaque profession, qu'il faut rechercher. Et celles-ci ne sont point de celles qui favorisent la durée de la vie. Bien loin de là !

Les ouvriers de fabrique.

Les ouvriers de fabrique, par exemple, profitent peu ou point de l'accroissement de vitalité qui se remarque dans la population aisée des autres classes travailleuses.

Ainsi, à Mulhouse, d'après les curieuses recherches de M. Achille Penot, les probabilités de la vie qui sont, pour les enfants de négociants et de gens aisés, de 29 ans environ, ne sont que de 2 ans pour les enfants de l'industrie cotonnière. La moyenne de la vie a considérablement diminué, dans cette ville, de 1812 où elle était de 25 ans 9 mois, à 1827 où elle était descendue à 21 ans 9 mois (6).

En certaines villes d'Angleterre, c'est bien pis encore.

Pour l'ouvrier de Liverpool, la chance de mort est comme 1 à 29 ; pour le tisserand de Manchester, comme 1 à 17 ; pour le coutelier de Sheffield, comme 1 à 14.

Ceci a fait dire, avec une juste et triste raison, que le soldat, qui combat sur la tranchée d'une ville assiégée ou au plus fort d'une mêlée, est moins exposé à la mort que l'habitant de ces villes manufacturières ; car la chance de mort n'était que : — au siége d'Anvers, comme 1 à 68 ; — au siége de Badajox, comme 1 à 54 ; à la bataille de Waterloo comme 1 à 30.

Statistique comparative professionnelle.

On a cherché à évaluer les rapports de longévité avec les diverses professions, et les données obtenues ne sont point sans intérêt, quoique encore peu nombreuses.

Tel est le tableau suivant, dressé par M. Casper, qui donne, d'après les professions, le nombre des personnes, sur 100, ayant atteint leur 70e année (29).

PROFESSIONS	NOMBRES proportionnels :
Théologiens, Ecclésiastiques	42
Agriculteurs	40
Commerçants ou manufacturiers	35
Soldats	32
Commis	32
Avocats	29
Artistes, Acteurs	28
Professeurs	27
Médecins	24

Théologiens. Papes.

Ce qu'il y a d'étrange, dans ce tableau, c'est qu'il attribue la plus grande somme de vie aux théologiens, qui, pour le plus grand nombre, sont célibataires, alors qu'il est démontré, comme nous allons le voir plus bas, que la mortalité sévit bien plus sur les célibataires que sur les gens mariés. Cette contradiction ne peut s'expliquer que par la plus grande régularité de vie et de mœurs de cette classe religieuse de célibataires, et surtout par cette considération que la classe d'ecclésiastiques dont il s'agit contient, dans sa composition, probablement bon nombre de prêtres mariés, le docteur Casper étant professeur à Berlin, et ayant vraisemblablement emprunté ses chiffres à la vitalité théologique protestante, comme nous avons vu, page 53, qu'il l'a fait pour les riches et pour les pauvres.

A l'appui de cette observation, on peut rappeler que, sur 300 papes, cinq seulement ont atteint ou dépassé 80 ans ; ce qui prouve, d'ailleurs, combien la longévité est difficile à atteindre avec les sollicitudes du pouvoir suprême ; — surtout quand sa couronne est double.

Médecins.

Une autre singularité du tableau de Casper, c'est qu'il nous montre, comme mourant le plus tôt, ceux-là même qui ont mission de conserver le plus longtemps possible la vie aux autres.

Serait-ce une critique du métier de médecin ?

C'est bien plutôt la preuve de son danger, les médecins, précisément par la nature de leur profession, étant le plus exposés à avancer, pour eux-mêmes, l'heure de la mort, qu'ils retardent d'autant pour les malades auxquels ils prodiguent leur vie avec leurs soins.

Toutefois, d'après les calculs de la statistique, le danger diminue après les dix premières années d'exercice.

Le médecin, qui a franchi ce temps d'épreuves et acquis une certaine fermeté d'âme, a presque autant de chance qu'un autre de devenir vieux.

Témoin, dans l'antiquité, Hippocrate, le père de la médecine, qui ne mourut qu'à 109 ans, et Galien qui mourut, dit-on, à 140 ans.

Témoin, dans les temps modernes, les deux médecins français Le Beaupin et Dufournel, morts tous deux, le premier à 117 ans, le second à 120 (voir ci-dessus p. 33).

Témoin, de nos jours, mon illustre ami, le docteur Lordat, doyen de la faculté de médecine de Montpellier mort, en avril 1870, à l'âge de 98 ans, sain de corps et d'esprit (97).

Avocats. Artistes. Professeurs.

Quelles carrières sont plus agitées que celles-ci ! Là, le nombre des vieillards diminue, en proportion qu'augmentent les passions, et que la dévorante ambition est l'âme, le stimulus de tous les efforts.

« Nous vivons au dehors avec excès, a dit Bichat, nous abusons de la vie animale ; elle est circonscrite, par la nature, dans des limites que nous avons trop agrandies pour sa durée : aussi n'est-il pas étonnant qu'elle finisse promptement. Tout est usé dans cette vie sous l'influence sociale : la vue, par les lumières artificielles ; l'ouïe, par des sons trop répétés ; l'odorat, par des odeurs dépravées ; le goût, par des saveurs qui ne sont point dans la nature ; le cerveau, par la réflexion, etc. ; tout le système nerveux, par mille affections que donne seule la société. »

Toutefois, en ce qui touche le théâtre, un acteur anglais, M. Howard, vient de publier une brochure, dans laquelle il soutient que la profession d'acteur n'abrége pas la vie humaine ; au contraire, malgré l'heure tardive à laquelle

on se couche, les émotions naturelles, les cosmétiques
de toutes sortes qu'on emploie, et notamment la purpu-
rine, le rouge et le bismuth.

A l'appui de sa thèse, il cite : M. Mathews, qui, à soixante
ans, voltige en scène comme un papillon ; M. Webs-
ter, qui compte soixante-dix printemps ; madame Céleste, qui joue encore les jeunes premières depuis 1830 ;
Mario, le ténor éternel, et l'immortelle Déjazet ; — sans
compter Arnal, Ravel, Laferrière, Bouffé, Lafont, etc. (98).

C'est qu'il y a de la poésie dans tout cela, et que les artistes, comme les poëtes, dont la vie entière n'est qu'un
beau rêve, sont généralement remarquables par leur
longévité, quand ils vivent dans les conditions hygiéniques voulues.

Agriculteurs.

Après les ecclésiastiques, les agriculteurs sont ceux qui
vivent le plus longtemps. Ils le doivent à l'air pur et vivifiant qu'ils respirent, à leur sobriété et au calme que fait
naître dans leur cœur l'aspect varié et incessant de la nature.

> *O fortunatos nimium sua si bona norint*
> *Agricolas!*

Commerçants.

La vie des commerçants et des industriels est moins
longue que celle des agriculteurs, et cela se conçoit. Cette
classe de citoyens traverse souvent de rudes épreuves. Aujourd'hui dans l'opulence, ils peuvent être demain dans
la misère. Rien n'use plus les ressorts de la vie que les
soucis des affaires. Les médecins ont remarqué que les

revers de fortune sont une des causes les plus fréquentes des affections cérébrales en général, et en particulier du ramollissement du cerveau.

Commis.

Quant aux commis, le défaut d'exercice, les faibles salaires qu'ils reçoivent et les privations de toutes sortes qu'ils sont obligés de s'imposer, rendent compte de la brièveté de leurs jours, plus grande que celle des industriels et des commerçants, leurs patrons.

Militaires.

Non moins courte est la vie des militaires. Les maladies épidémiques, telles que typhus, dyssenteries, etc., etc., font souvent d'épouvantables ravages dans les rangs de l'armée. Ajoutons-y les fatigues de la guerre, les blessures reçues, la nostalgie qui attaque un certain nombre de jeunes soldats ; et nous serons étonnés que leur vie ne soit pas plus courte.

§ 4.

Influence des lieux.

Climats.

L'observation démontre que les diverses fonctions de l'organisme humain ont la propriété de s'accommoder aux milieux dans lesquels elles s'exercent.

Aucun climat n'est donc incompatible avec la longévité. J'en ai fourni des preuves nombreuses pages 14 et suiv. Seulement, il en est qui la favorisent plus ou moins.

C'est ainsi qu'il existe, en cette année, à Mollis, en Suisse, une famille de quatre frères et sœurs comptant ensemble 400 ans, longévité centenaire attribuée à la salubrité du climat.

Les climats chauds sont moins favorables à la longévité que les climats froids.

Dans les pays chauds, les mouvements vitaux se précipitent, la croissance est plus rapide, la puberté plus précoce, et par conséquent la vie plus courte.

Le froid retarde au contraire les diverses périodes de l'évolution organique. Il diminue l'ardeur qui consume l'existence ; il empêche la dissipation des forces à l'extérieur, ou plutôt il les concentre en dedans.

On a pu voir que les exemples les plus remarquables et les plus fréquents de longévité extrême sont fournis par les régions septentrionales de l'Europe.

Toutefois, il faut que le froid soit modéré. Excessif, il est aussi contraire à la santé qu'une chaleur brûlante.

On dit qu'il est très-rare de voir, en Sibérie, des vieillards de 60 ans.

Humidité.

L'humidité, surtout quand elle est réunie au froid, est de toutes les conditions atmosphériques celle qui détériore le plus la constitution et porte les plus graves atteintes à la santé.

Elle imprime à l'ensemble de la vie assimilatrice un

mode irrégulier d'exercice qui ne tarde pas à opérer une mutation profonde dans le corps vivant.

La vie est moins prolongée dans les pays exposés aux débordements des fleuves, comme la Hollande, ou soumis à des inondations périodiques, comme le Piémont, où l'on cultive le riz. La mortalité est d'un sur vingt-six à Leyde et à Harlem, tandis qu'elle n'est que d'un quarantième en Bretagne, province de France (3).

Lieux élevés.

Depuis longtemps la statistique a démontré l'influence des lieux élevés sur la prolongation de la vie.

Cette influence a été connue de toute antiquité. Sous ce rapport, le mont Athos jouissait d'une grande renommée. Pomponius Mela et Lucien prétendaient que ceux qui l'habitaient vivaient deux fois plus que les autres. Le mont Tmolus, en Lydie, ne jouissait pas d'une moindre célébrité vitale. On lit, dans Pline, qu'on vivait communément 150 ans sur son sommet.

Vallées.

Certaines vallées n'en comptent pas moins beaucoup de vieillards, même des vallées étroites ; mais là vraiment c'est le hasard qui souffle la vie. N'est-ce point, en effet, le hasard seul qui veut, par exemple, que les deux tiers des octogénaires ou centenaires de la Lorraine et du Jura, appartiennent à des vallées étroites, à des localités enfoncées, humides, telles que Véselise, ou riveraines de la Meurthe et de la Seille ?

Quoi qu'il en soit, chez nous, au siècle dernier, on vantait comme séjour favorisé, sous le rapport de la longévité, la vallée de Guildbrand, en Norwége.

« Il y a, dans cette vallée, dit sérieusement un auteur de l'époque, des personnes qui parviennent à un âge si avancé, que, par pure lassitude de la vie, elles se font transporter ailleurs, pour terminer leur ennui de vivre. »

Iles.

Ce sont surtout les petites îles qui ont été, de tout temps, considérées comme le berceau de la vieillesse, privilége qu'elles doivent à l'égalité de leur température et à la pureté vivifiante de l'air marin qui balaye leur surface.

Au Sud, les îles Bermudes, l'île de la Barbade, celle de Madère, — au Nord, les Hébrides, les Orcades et les îles Shetland, ont toujours été regardées comme des résidences extrêmement favorables à la vieillesse.

Les hommes y vivent plus longtemps que sur les continents placés à la même latitude.

Cannes et lord Brougham.

Lord Brougham est mort à Cannes, en mai 1868, âgé de 90 ans. Cette longévité de l'illustre anglais est certainement due à l'air pur de cette plage maritime, où il venait passer, depuis plus de trente ans, la mauvaise saison, dans une charmante habitation qu'il s'y était fait construire.

Il avait pressenti, disait-il, l'existence d'un pays merveilleux où ses compatriotes pourraient émigrer pendant l'hiver, saison mortelle en Angleterre pour ceux qui n'ont pas une santé à toute épreuve.

C'est ce qui détermina le noble lord à venir en Provence, en 1835.

De Fréjus, où il s'arrêta d'abord, il se rendit en Italie, visita la Péninsule, puis revint sur ses pas, comme un homme qui a laissé derrière lui un objet précieux. Nice lui parut bien jolie. Antibes ne lui déplut pas. Mais son idéal restait encore à découvrir. Enfin il s'arrêta à Cannes, et son Éden rêvé fut trouvé.

Les villes et les campagnes.

Dans les diverses parties de notre Europe, surtout dans celle qui nous intéresse le plus, en France, l'influence locale qu'il nous importe surtout d'examiner, par rapport à la ténacité de la vie, est celle des villes comparées aux campagnes.

De tous les habitants d'un pays, un quart demeure ordinairement dans les villes, et les trois autres quarts dans les campagnes.

Or, dans celles-ci, il meurt 1 habitant sur 40 ; dans les petites villes, 1 sur 32 ; dans les villes moyennes, 1 sur 28 ; dans les plus grandes villes, 1 sur 24 à 25 (34).

Mais des calculs plus récents changent, pour l'époque actuelle, les proportions de ces chiffres (95).

Air pur des campagnes.

Comparez le cultivateur qui passe sa vie au milieu des

champs , et l'ouvrier qui végète dans une chambre étroite ou dans un atelier malsain.

L'un présente tous les attributs de la vigueur et de la santé ; l'autre porte sur sa figure hâve et flétrie l'empreinte d'une constitution appauvrie et maladive.

C'est que le premier, placé à la véritable source de la santé et du bonheur, respire un air riche et pur, tandis que la poitrine de l'autre ne se dilate que pour recevoir un air insuffisant et vicié.

Un habile médecin, à qui l'on demandait le meilleur moyen de se bien porter, répondit : « c'est de vivre en plein air. »

Air insalubre des villes.

Ce qui fait que les chances de longévité sont moindres dans les grandes villes que dans les campagnes, c'est que, indépendamment des influences professionnelles, il est indubitable que l'air des grandes cités renferme certains principes nuisibles aux organes composant l'économie animale, principes que la science ne parvient pas toujours à expliquer, avec ses analyses et ses méthodes propres, mais qu'une expérience vulgaire suffit à rendre patents.

Par exemple, il est constant, en fait, que l'atmosphère des grandes villes y use le fer beaucoup plus vite que dans les campagnes, et non-seulement le fer, mais tous les matériaux qui entrent dans la construction des maisons, et cela avec une rapidité de destruction comparative énorme. Comment cette action corrosive de l'air, respiré dans les grandes cités, qui consume les matériaux inorganiques les plus durs, les plus consistants, n'altéreraitelle point la pulpe la plus délicate de nos organes ?

L'insalubrité de l'air des cités populeuses tient en outre aux matières organiques qui s'infiltrent et qui séjournent dans son sol.

A Paris, la couche épaisse de matière noire qui couvre le dessous comme le dessus de son pavé, et qui doit son origine au fer que le frottement détache des roues des voitures et des fers des pieds des chevaux, tend continuellement à dépouiller d'oxygène l'air qui pénètre dans le sol des rues, et devient un véritable obstacle à l'action salubre que ce même oxygène produirait, s'il pouvait atteindre les matières organiques et les brûler.

De là, le drainage conseillé par M. Chevreul et les autres procédés d'assainissement indiqués par le docteur Devay, pour les cités populeuses (6).

Toutes ces observations tendent à prouver que l'atmosphère des grandes villes instille un poison lent dans le sang des populations ; et que, dès lors, le séjour dans les villes populeuses, surtout manufacturières, est d'une nocuité infiniment plus grande que le séjour dans les campagnes, quant à la santé et à la longue vie de leurs habitants.

Exceptions.

Cependant, on cite, tant en France qu'en Angleterre et ailleurs, des exemples de familles et de gens qui vivent, et ont vécu, très-longtemps et très-bien portants, soit dans les quartiers les plus malsains des villes, soit dans des bourgs fétides ou près de marais infects dans les campagnes.

A ces exemples je répondrai, comme pour ceux tirés des professions, qu'ils ne constituent que l'exception, en ce qu'ils appartiennent à des individus privilégiés, qui ont apporté en naissant une puissance interne de vitalité propre, un capital exceptionnel de substance vitale énorme.

§ 5.

Influence du sexe.

Longévité plus grande des femmes.

L'influence du sexe sur la longévité est évidente, puisqu'il est démontré que, malgré les agitations d'une existence que n'épargnent ni les souffrances physiques, ni l'instabilité de la santé, ni les peines du cœur, les femmes vivent en général plus que les hommes.

Déjà à 60 ans elles sont en majorité, et alors même que 40 ans plus tôt on aurait joui d'une longue paix. Leur nombre, d'après Isidore Bourdon, est double du nôtre à 80 ans et quadruple à 90 (3).

Toutefois, l'extrême caducité et les exemples de longévité exceptionnelle ne sont point pour elles. Tous les cas de vieillesse phénoménale ont été observés généralement chez les hommes.

Raison providentielle.

Dans les cas ordinaires, la longévité féminine plus grande est destinée, par la Providence, à rétablir entre les deux sexes l'équilibre dérangé par la prédominance des naissances masculines.

Ce qui prouve, d'ailleurs, que cette prérogative vitale a sa source dans une loi primordiale, dans des causes innées, c'est que la plus-vitalité de la femme est à son maximum dans le sein de la mère, puisque, pour 100 mort-nés du sexe masculin, on n'en compte que 80 du sexe féminin.

Extrêmement prononcée dans les premiers mois de l'existence, cette plus-vitalité de la femme s'atténue insensiblement.

Enfin, elle devient presque nulle à l'âge adulte, c'est-à-dire précisément à l'époque de la vie où les causes accidentelles, dont on pourrait invoquer l'influence, commenceraient à faire sentir leur action.

Le genre de vie de la femme ne joue donc, dans sa plus-vitalité, qu'un rôle secondaire.

A cet égard, on se demande comment il se fait que les femmes vivent plus longtemps que les hommes, alors qu'elles prennent beaucoup moins d'exercice.

Tissot donne de ce fait une explication peu courtoise. « C'est, dit-il, que les femmes causent plus que les hommes. Le babil est, chez elles, une sorte d'exercice proportionné à leurs besoins, et qui suffit pour faciliter la circulation, sans fatiguer les organes. »

Ajoutons que l'exercice de leur sensibilité, plus fréquent encore que celui de leur langue, joint à l'importance qu'elles attachent à une foule de petites choses et de petits événements de société, constituent pour elles un champ d'impressions qui suffit à mettre leur âme comme leur corps en un mouvement perpétuel qui équivaut, et au delà, aux divers mouvements physiques de la vie de l'homme.

Un autre fait, non moins singulier en ce point, c'est que, si l'on trouve des hommes du monde qui vieillissent et qui se portent bien malgré leur inaction, on découvre presque toujours, chez eux, les goûts, les habitudes et la délicatesse de constitution qui sont l'apanage exclusif du sexe féminin (52).

———

§ 6.

Influence de l'état civil.

Célibat. Mariage.

Tous les statisticiens s'accordent à constater que, tandis que les hommes meurent, en général, en plus grand nombre que les femmes, la moyenne des décès est beaucoup plus élevée chez les célibataires que chez les hommes mariés.

Le célibat, dit Benoiston de Châteauneuf, compte peu d'individus qui soient parvenus à un très-grand âge, tandis que les hommes qui ont atteint l'âge le plus avancé ont presque tous été mariés.

D'après un rapport fait par le docteur Starck à la Société royale d'Édimbourg, en 1858, la moyenne de la vie du célibataire est de quarante ans, tandis que celle de l'homme marié est de soixante.

Le célibat, du reste, influe différemment sur la vie moyenne des hommes et des femmes.

D'après les calculs du docteur Noirot, les hommes mariés vivent 7 ans de plus que les garçons, et les femmes mariées, 5 ans de plus que les filles.

C'est, d'après le même médecin, de 25 à 35 ans que l'influence fâcheuse du célibat est la plus prononcée. Cette influence s'affaiblit graduellement jusqu'à 55 ans, âge auquel elle devient nulle, chez les deux sexes.

Suivant le docteur Devay, un homme gagne 11 ans de vie probable en se mariant à 30 ans, 8 en se mariant à 35 ans, 6 en se mariant à 40 ans. Il n'ajoute rien à ses chances de vie, s'il atteint la cinquantaine pour s'engager dans les liens du mariage (61).

CHAPITRE IV

Outre les conditions accidentelles ou cirscontancielles de longévité, il en est d'organiques, inhérentes à notre nature, de l'accomplissement desquelles dépend le plus ou le moins de vitalité humaine.

Constitution forte.

A cet égard, le docteur Réveillé-Parise pose comme condition essentielle de longévité d'être doué d'une bonne constitution (93).

Sans nul doute, pour me servir d'une expression vulgaire, si la machine est bonne, elle devra, dans l'ordre naturel des choses, fournir un usage meilleur et plus prolongé que si elle était mauvaise, pourvu toutefois qu'on se garde de la surmener ou de la malmener.

Mais ce serait une erreur de croire que les gens à organisation robuste sont seuls prédisposés à vivre longtemps. Ceux-ci se divisent d'eux-mêmes en deux classes : ceux qui dévorent en peu de temps le fonds avec le revenu ; ceux qui établissent un prudent équilibre entre l'actif et le passif de leur budget vital. Les premiers mourront tôt, les seconds tard.

Le docteur Réveillé-Parise dit aussi, qu'avoir le pouls naturellement lent, c'est-à-dire normal, c'est une condition encore de vitalité. Il va de soi, en effet, que l'homme épuisera plus vite son lot d'existence, s'il est livré à une sorte de fièvre continuelle, soit par une disposition native, soit par une suite de surexcitations physiques ou mentales. Et c'est ce que Jean de Médicis avait bien compris quand il donna pour armes à Pic de la Mirandole, ce savant universel que la science tua fort jeune, un flambeau brûlant par les deux bouts, avec cette devise : « Moins de lumière, plus de vie (94). »

Constitution faible.

De même qu'une constitution athlétique n'est nullement l'indice certain « d'une longue vie », comme dit Hippocrate ; de même une constitution faible n'est nullement l'indice certain d'une vie courte. « Une chose caduque conservée dure souvent plus qu'une forte qui est négligée, » a dit Galien.

On peut même dire qu'un état relativement maladif, en éveillant la vigilance hygiénique du sujet, lui donnera l'habitude et lui assurera les bénéfices d'une vie régulière, laquelle durera plus longtemps que celle que mène, je veux dire malmène, l'homme bien portant, qui profite de sa bonne santé pour la gaspiller et l'abréger.

Il y a même des infirmités qui, sans constituer un brevet de longévité en faveur de ceux qui en sont atteints, leur donnent un passe-port qui leur permet de faire, sans encombre, un voyage au long cours dans la vie.

Dans cet ordre de phénomènes, on cite : — Hobbes, qui devint plus que nonagénaire, quoique contrefait depuis sa naissance ; — l'Irlandais Owen Corollan, qui vécut 127 ans avec six doigts aux pieds et aux mains ; — la fille Nicole Marc, de Boulogne-sur-Mer, qui vécut 120 ans, avec un bras estropié en forme de crochet, et bossue par devant et par derrière, etc.

Est-ce à dire que, dans ma pensée, il n'est utile, pour vivre longtemps, ni d'être bien organisé ni de se bien porter ? Non.

Je soutiens seulement qu'on peut, exceptionnellement, vivre longtemps avec une constitution défectueuse, qu'on ménage et qu'on soigne en conséquence, — même plus longtemps qu'avec une constitution excellente, qu'on détériore et qu'on ruine, en la surmenant et en ne la ménageant pas.

Nous verrons, d'ailleurs, dans la troisième partie, les raisons qui font que le génie est souvent l'attribut des hommes que la nature a le plus maltraités dans leur organisation physique.

A cet égard, les plantes nous offrent de précieux enseignements ; car les lois qui régissent leur vie sont analogues à celles qui régissent celle des animaux et la nôtre.

Vie comparée des plantes.

Chez les végétaux, comme chez les animaux et chez l'homme, il ne faut, pour atteindre une longue vie, ni trop de rigidité dans les organes, ni trop de viscosité dans les humeurs. Les organes doivent être forts et souples,

les humeurs limpides et riches en éléments (94).

Le végétal qui atteint promptement son entier accroissement meurt promptement ; il en est de même de l'homme.

On a reconnu que l'homme et les animaux pouvaient, en général, vivre cinq fois le temps qu'ils mettent à croître (95).

Dans le règne végétal, la loi la plus constante pour la durée de la vie, c'est que plus une plante fleurit vite, moins elle dure, et réciproquement ; celles qui fleurissent la première année meurent aussi la première année, et celles qui donnent des fleurs au bout de deux ans meurent dans le cours de la seconde année.

Les arbres et les végétaux ligneux, qui ne commencent à produire que vers la sixième, la neuvième et la douzième année, sont les seuls qui vieillissent ; et même, parmi eux, les espèces qui commencent le plus tard à se reproduire sont les seules qui atteignent l'âge le plus avancé (48 et 77).

Vie comparée des animaux.

Donc, quand la vie d'une plante a trop d'intensité, quand la consommation se fait avec trop de force et de rapidité, elle vit moins longtemps que lorsque ses mouvements sont modérés.

La même règle s'applique aux animaux.

Hufeland dit : « Moins l'animal reste longtemps dans le sein de sa mère ou dans l'œuf, moins aussi il vit longtemps. L'éléphant, qui porte vingt mois, est aussi celui qui atteint l'âge le plus avancé. Le cerf, le taureau et le chien, dont les femelles ne portent que trois à six mois, ne fournissent pas à beaucoup près une carrière aussi longue. *Quod cito fit, cito perit* (18).

« Une loi bien plus constante encore, c'est que, plus l'animal atteint vite l'époque de la puberté, plus il est apte de bonne heure à la reproduction, et plus aussi son existence est courte. Cette règle s'applique à toutes les classes du règne animal sans exception » (94).

Conséquemment elle s'aplique à l'homme. Plus l'homme vit vite, passé un degré moyen, moins il prolonge ses jours.

Celui qui consomme en un jour, deux, trois, quatre fois plus de force vitale qu'il ne lui en faut pour vivre modérément, épuise aussi proportionnellement la force qui lui appartient en propre, ainsi que les organes qu'il met en action.

L'expression *vivre vite* est donc parfaitement juste; on peut vivre vite ou lentement, accélérer ou ralentir la consommation vitale, par des excès, soit dans les privations, soit dans les jouissances.

L'individu que la nature aura doué d'une somme considérable de force vitale durera moins, si sa vie a une intensité exagérée, que celui qui, ayant moins de force vitale, mène une vie moins active.

Ceci nous explique pourquoi des natures robustes ne parcourent pas toujours de très-longues années, tandis que des natures faibles et languissantes atteignent souvent un âge très-avancé (27).

Culture vitale comparée.

Il y a une culture pour les plantes qui prolonge la vie et une autre qui l'abrége.

Il est facile de comprendre que, plus la culture augmente l'intensité de la vie et la consommation intérieure, plus elle use les organes, plus elle les rend délicats et plus elle nuit à la durée de leur existence.

C'est ce que nous voyons, d'une manière bien sensible, dans nos serres, où la chaleur, les engrais et les soins de chaque instant entretiennent une activité intérieure continuelle, qui fait que les plantes produisent, de meilleure heure et plus souvent, des fruits d'une qualité supérieure à celle que leur nature comporte, mais aussi avec un plus précoce épuisement.

Ainsi en est-il de la longévité humaine.

L'homme, en effet, dont la culture, c'est-à-dire l'éducation physique et morale, augmente outre mesure l'intensité de sa vie, et le fait se développer trop promptement, arrive plus promptement à la fin de sa carrière.

L'homme, au contraire, toutes choses égales d'ailleurs, qui suit un régime parfaitement approprié à sa nature, se développe plus lentement, mais plus complétement. Il conserve toutes ses facultés dans un âge plus avancé, et peut parcourir une carrière plus étendue.

Pour cela, il faut suivre les règles d'hygiène, alimentaires et autres, qui constituent le secret de longue vie, et que nous indiquerons plus loin.

Rapport entre la taille et la longévité.

On lit dans la *Gazette de France* de 1773 : « François Trudain, demeurant à Boulogne-sur-Mer, est actuellement dans sa centième année. Son occupation est de fendre du bois. Il est droit et de bon sens ; et a au moins six pieds de haut. »

On lit aussi dans le *London Chronicle* de 1760 : Jacques Donald vient de mourir près de Cork (Irlande), âgé de 117 ans. Il mangeait à chaque repas cinq livres d'aliments environ, et buvait en proportion. Un bracelet ordinaire aurait pu lui servir d'anneau de doigt. Il avait sept pieds de haut.

Que doit-on induire de là ? Que la haute taille a le privilége de la longévité ? Non ; car Pierre Michelet, maître cordier, dans une bourgade du Nivernais, vers 1660, comptait 112 ans bien sonnés ; et pourtant il ne mesurait pas plus de quatre pieds quatre pouces de haut.

Partant, géants et nains *ex æquo*, en longévité.

Nous verrons, au § 3 de l'*Appendice*, d'autres rapports physiques et moraux tirés de l'influence de la taille.

Signes d'aptitude à la longévité.

Il est des hommes dont la constitution présente une aptitude naturelle à la longévité, plus marquée que chez d'autres.

Cette aptitude résulte, dans l'esprit de beaucoup de personnes, de certains signes physiques qui la constatent,

entre autres, deux, que je vais faire connaître, pour détruire l'idée qu'on y attache.

Pousse des ongles. — Bon nombre de gens prétendent
que l'on peut juger de la vitalité d'un individu à la rapidité avec laquelle croissent ses ongles ou ses cheveux.

Mais c'est là une croyance qui ne repose sur rien de
sérieux, et que détruisent même les longues et minu-
tieuses recherches auxquelles s'est récemment livré à ce
sujet M. Dufour, professeur de physique à Lausanne.
Les observations de M. Dufour ont duré douze ans, et il
ne paraît pas qu'il y ait de grandes différences entre l'accroissement des ongles, chez les différents individus.
Il en existe plutôt, pour chaque sujet, aux différents
âges.

Ainsi, chez l'enfant, l'accroissement de l'ongle est
moins rapide que chez l'adulte. On pourrait admettre
assez vraisemblablement qu'il y a ici un rapport entre les
ongles et l'activité organique générale du sujet. On sait
bien que l'activité de développement général coïncide avec
l'âge adulte, et subsiste jusque un peu au delà de trente
ans. Avant cet âge, comme après, on remarque seulement
ceci : que la vitesse d'accroissement de l'ongle des petits
doigts est plus faible que celle de l'ongle des autres doigts
et des pouces ; que la vitesse d'accroissement de l'ongle
du pouce est un peu plus grande que celle de l'ongle des
six grands doigts ; que la vitesse d'accroissement des ongles est en moyenne la même dans les deux mains, c'est-
à-dire de 0^{mm},991 par jour, soit à peu près de 1 milli-
mètre en dix jours. Voilà tout.

Qu'est-ce que cela fait pour la vitalité plus ou moins grande de tel ou tel individu? Rien.

Il n'en est pas de même des ongles épais et forts. C'est une opinion populaire que ceux qui ont des ongles épais et forts sont appelés à vivre longtemps, et cette opinion est partagée par M. Victor Meunier, qui l'appuie de plusieurs observations scientifiques (84).

L'épiglotte. — Un signe de longévité plus certain paraît être celui que présente l'inspection du larynx, dans le cartilage mobile appelé épiglotte.

Un chirurgien anglais, M. Gib. Duncan, a fait cette singulière remarque : que l'épiglotte, ce cartilage mobile situé dans l'arrière-gorge, occupe la position verticale chez les personnes de soixante-dix ans, et que l'affaissement de ce cartilage peut être considéré comme le signe que l'individu ne parviendra pas à un âge avancé.

L'observateur anglais assure avoir examiné cinq mille personnes bien portantes. Toutes les personnes qu'il a examinées et dont l'âge était aussi entre soixante-dix et quatre-vingt-quinze ans avaient l'épiglotte verticale. Il cite en exemple plusieurs hommes d'État bien connus, lord Palmerston, lord Lyndhurst, lord Campbell et lord Brougham.

Il cite aussi quelques vieilles dames, encore vivantes, dont l'âge est de soixante-douze et quatre-vingt-dix ans, et dont l'épiglotte est verticale. L'exemple le plus remarquable est celui d'un homme de cent deux ans, qui vit encore, chez qui ce cartilage occupe toujours la même position. Il résulte de là qu'on ne peut atteindre la longévité au delà de soixante-dix ans si on a l'épiglotte pendante.

M. Gib. Duncan résume ses idées dans les conclusions suivantes :

1° C'est une règle : — que personne ne peut dépasser soixante-dix ans, avec une épiglotte pendante; si quelques personnes y arrivent, c'est un fait exceptionnel ;

2° L'affaissement de l'épiglotte amène la fin de la vie, vers l'âge de soixante-dix ans ; c'est là la limite naturelle de la vieillesse ;

3° Au contraire, une épiglotte verticale donne les meilleures chances pour atteindre une extrême limite de longévité.

Mais, comment reconnaître soi-même qu'on a l'épiglotte verticale ou pendante, pour s'assurer de l'aptitude plus ou moins grande qu'on a à vivre longtemps ? C'est difficile, vu l'extrême mobilité précisément de l'organe. Je l'ai essayé, pour mon compte, sans y réussir. Vogue la galère !

CHAPITRE V

§ 1.

Qu'est-ce que la vie collective?

En quoi elle diffère de la vie individuelle.

La durée de la vie offre deux points de vue : le point de vue individuel, et le point de vue social ou collectif.

Sous le premier rapport, on étudie les conditions les plus propres à agrandir, pour chaque individu, la carrière de la vie ; sous le second, l'on pénètre les influences qui constituent la longévité des nations et des peuples.

Quoiqu'il y ait solidarité entre la longévité individuelle et la longévité collective, l'une et l'autre présentent, en apparence du moins, des résultats différents.

Ainsi, quoique la longévité collective soit en hausse, comme nous le verrons tout à l'heure, la longévité individuelle paraît en baisse, comparée à celle des temps antérieurs. D'où vient cela ?

C'est que, de nos jours, la vie s'est, pour ainsi dire, divisée, comme la propriété.

Si donc, il y a aujourd'hui moins d'existences privilégiées qu'autrefois, sous le rapport de la durée de la vie, la longévité, en cessant d'être l'apanage exclusif de quelques-uns, s'est répartie plus uniformément dans les masses.

On en peut dire autant des intelligences : Il y a moins d'hommes de génie qu'autrefois. Et pourtant, nous sommes tous aujourd'hui bien plus éclairés que nos pères.

Mesure de la longévité collective.

La longévité collective se mesure : — sur la vie probable, sur la vie moyenne et sur le chiffre mortuaire.

Il faut se rendre compte, avant tout, du sens de ces expressions, si souvent employées en matière de longévité.

Vie probable.

La vie probable (abréviation de la durée probable de la vie) est l'âge auquel il ne reste plus en vie que la moitié de ceux qui sont nés en même temps, ou qui sont arrivés en même temps à un âge donné ; en sorte qu'il y a alors chance égale de mourir avant cette époque ou de la dépasser. Si, par exemple, de tous les individus qui naissent dans une même année, il ne doit plus en rester que la moitié au bout de 28 ans, il en résulte que 28 ans est la vie probable de l'enfant qui vient de naître.

Combien un homme, d'un âge donné, peut-il espérer de vivre encore ? M. Babinet résout ainsi cette question : « Prenez dans une des tables qui donnent, pour chaque âge, le nombre des vivants, à l'âge de la personne qui consulte l'oracle mathématique. Admettons que le nombre de ses contemporains vivants soit de 500. Cherchez alors, dans la table, au bout de combien d'années ce nombre de 500 sera réduit à 250. Il est évident qu'il y aura alors la moitié qui survivra, et la moitié qui aura cessé de vivre. Il y aura donc autant de chances pour être dans les survivants que dans les morts ; ce qu'on exprime en disant que la vie probable est, alors, du nombre d'années qu'il a fallu s'avancer pour réduire à moitié le nombre des survivants. On trouve ces tables dans l'*Annuaire du Bureau des Longitudes* qu est entre les mains de tout le monde (40).

Le chiffre de la vie probable, intéressant pour l'individu, n'exprime qu'imparfaitement, comme fait social, le résultat des causes qui influent sur la durée de la vie. Il reste le même, en effet, quel que soit l'âge auquel parviennent ceux qui l'ont une fois dépassé. Qu'ils meurent dans l'année suivante, ou qu'ils atteignent un âge double, la vie probable n'en est pas altérée. Ce chiffre est muet sur les circonstances qui peuvent allonger ou raccourcir la vie d'une moitié de la population. De là, l'importance qu'on a mise à se procurer le chiffre de la vie moyenne.

Vie moyenne.

On conçoit facilement ce que c'est que la durée moyenne de la vie. On l'obtient en additionnant le nombre d'années vécues par chacun des décédés, pendant une période donnée, et en divisant la somme par le nombre des décédés. Le quotient est la valeur moyenne de la durée.

Si 1,000 individus, par exemple, ont vécu collectivement 38,000 ans, il en résulte que leur vie moyenne a été de 38 ans.

Il y a donc cette différence entre la vie probable et la vie moyenne, que la première a rapport à l'avenir, c'est une prédiction; tandis que la seconde a rapport au passé, c'est un récit (54).

Ce chiffre de la vie moyenne est le plus réel, le plus rigoureux, le plus fixe des résultats que l'on peut déduire des registres mortuaires.

Il indique combien une population vit d'années, toute compensation faite entre les âges divers, les époques favorables ou critiques de la vie ; c'est un résultat qui se fonde sur la durée entière de l'existence de ceux qui le fournissent ; c'est le rapport de vitalité du groupe vu comme un seul homme.

Chiffre mortuaire.

Le chiffre mortuaire est le rapport qui existe entre la somme totale d'une population et le nombre annuel des décès. Si, dans une ville de 100,000 âmes, par exemple, il meurt, année moyenne, 2,500 individus, on dit que son chiffre mortuaire est de 1 sur 40.

De la combinaison de ces divers éléments de supputation statistique il résulte ce fait, — que je vais démontrer, — que la vitalité collective s'est accrue de nos jours, et que le chiffre de la vie moyenne s'est élevé.

§ 2.

Tables de mortalité.

L'examen comparé des changements qu'a subis la loi de mortalité, en France, depuis seulement deux siècles, établit surtout le résultat de vitalité ascendante dont je viens de parler.

Malheureusement, le gouvernement français n'a publié jusqu'à ce jour aucunes tables mortuaires officielles, et nous en sommes réduits à consulter des statistiques privées, dressées heureusement par des statisticiens faisant autorité.

Mortalité comparée par âges.

Lorsqu'on compare entre elles les tables mortuaires de Duvillard, qui s'appliquent au mouvement de la population, de 1780 à 1786, et celles qu'a publiées M. Mathieu, de l'Institut, dans l'*Annuaire du bureau des longitudes*, et qui s'appliquent à ce même mouvement, de 1840 à 1849, il est impossible de n'être pas frappé des immenses progrès accomplis en France.

On en jugera par le tableau suivant, qui présente, par âges, la mortalité relative des dix-huitième et dix-neuvième siècles.

Sur 10,000 vivants, de chaque âge,

	On comptait, au XVIIIᵉ siècle, vers 1780.	Et l'on compte, au XIXᵉ de 1840 à 1849.
De 0 à 5 ans	1,205 décès	678 décès
De 5 à 10 —	114 —	102 —
De 10 à 15 —	82 —	55 —

De 15 à 20 ans	104 décès	72 décès
De 20 à 30 —	136 —	106 —
De 30 à 40 —	170 —	100 —
De 40 à 50 —	216 —	135 —

Il y avait donc, à la fin du dix-huitième siècle, 1,205 décès d'enfants de 0 à 5 ans, sur 10,000 vivants. Or, nous n'en comptons plus que 608 aujourd'hui, et les chances de mort ont considérablement baissé à tous les âges, preuve éclatante que l'aisance, l'instruction, la moralité, la salubrité et le bien-être, ont fait, depuis lors, de remarquables progrès dans les masses (7).

Mortalité comparée par masses.

En faisant abstraction de la diversité des âges, on arrive à la même diminution relative dans le chiffre de la mortalité. Ainsi, sous le règne de Louis XVI, la mortalité était de 1 sur 29. Sous la restauration, elle n'était plus que de 1 sur 39. Sous Louis-Philippe, la proportion était de 1 sur 42.

Parmi les causes d'amélioration sanitaire qui ont amené ce résultat, il en est une qu'il ne faut pas omettre de mentionner, savoir : les bienfaisantes réformes apportées dans le régime économique de l'armée, principalement dans le service des ambulances et des hôpitaux militaires. C'est ainsi que la moyenne des malades, par rapport à l'effectif général, qui était de 1 sur 25 avant 1850, n'est plus que 1 sur 40 aujourd'hui.

Mortalité comparée par villes.

Le *Journal de la Société de statistique* nous fournit, sur

cette question de mortalité descendante, de nouveaux éléments d'appréciation.

Après avoir établi qu'en 1845, sur 1,000 habitants, la
mort en prenait 31, et qu'en 1864 elle n'en a pris que 25
sur mille, la Société de statistique établit, ainsi qu'il suit,
le taux de la mortalité pour 100 habitants :

	En 1848	En 1862
Dans toute la France :	2.28 0/0	2.2 0/0
A Paris	3.12	2.50
A Lyon	3.13	2.47
A Bordeaux	3.39	2.50
A Marseille	3.43	2.80
A Rouen	3.60	3.13
A Nantes	2.56	2.24
A Lille	3.24	2.74
A Toulouse	2.62	2.20

Il résulte de ces calculs que Bordeaux, Lyon et Marseille
ont plus gagné que Paris, et que Paris a gagné plus que
Lille, Rouen, Toulouse, Nantes et toute la France, dans
cette période de vingt ans.

Rouen est la ville la plus frappée par la mortalité
(3,13, 0/0) et Toulouse la plus favorisée (2,20).

C'est que, si les progrès de l'industrie ajoutent au bien-
être et, par suite, à la longévité de la masse des habitants
d'un pays, les travailleurs de l'industrie, eux, trouvent
dans ce progrès même une cause de mortalité plus grande.

Mortalité comparée par départements.

C'est ainsi que le département de la Seine-Inférieure,
qui est le 2ᵉ de la France en fait d'industrie, est le 54ᵉ en
fait de longévité ; que le Rhône, qui est le 3ᵉ département

industriel est, en longévité, le 75ᵉ ; que le Haut-Rhin, 8ᵉ en industrie, est 80ᵉ en longévité ; tandis qu'au contraire la Creuse qui, en industrie, est le 85ᵉ département, figure le 22ᵉ dans les tables de longévité.

Mortalité comparée de Paris.

Pour ce qui est de Paris nommément, la proportion des décès a descendu sensiblement, depuis quelques années. En 1836,' époque du premier recensement quinquennal de la population, elle était de 2,78 0/0, ce qui équivalait à 1 décès sur 36 habitants. En 1841 et en 1846, elle n'avait pas encore sensiblement varié ; mais, en 1856, on ne trouve plus que 2,55 0/0, soit 1 décès sur 39 habitants. En 1861, un an après l'annexion à Paris des communes populeuses de l'ancienne banlieue suburbaine, la proportion, qui tendait à s'améliorer encore avant cette mesure, retombe aux mêmes chiffres ; mais, dès ce moment, la diminution redevient sensible, et l'on n'a plus, pour la moyenne applicable à 1862 et 1863, que 1 décès sur 40 habitants.

Cette amélioration considérable des conditions d'existence à Paris, obtenues dans un si court espace de temps, est due non-seulement au développement du bien-être général, aux progrès de la science médicale, à la meilleure installation des secours publics, à l'établissement du traitement à domicile, au perfectionnement des soins hospitaliers, mais aussi à l'assainissement de la ville, poursuivi avec tant de sollicitude par l'édilité parisienne.

§ 3.

Taux ascendant de la vie moyenne.

Ce qu'il en est aujourd'hui.

Même avec le ferment le plus actif de mortalité que le progrès de l'industrie a apporté au sein de notre société moderne, ferment qu'un progrès industriel nouveau ne peut manquer de faire disparaître prochainement, on l'espère, il est hors de conteste que, d'année en année, la vie gagne de plus en plus sur la mort.

En 1777, la vie moyenne n'atteignait pas, en France, 23 ans. En 1798, d'après les calculs du savant professeur Hallé, elle était de 26 ans et cinq mois. En 1836, elle s'élevait au chiffre de 33 ans.

Depuis lors, les recherches de MM. Villermé, Ch. Dupin, Quetelet, Legoyt, Achille Guillard et autres, ont établi qu'elle est aujourd'hui de 39 ans et 8 mois au moment de la naissance (78).

Ce chiffre n'atteint pas encore, il est vrai, celui de la vie moyenne en Angleterre, qui est de 43 ans ; mais il permet de mesurer les progrès accomplis depuis 1789, et place, d'ores et déjà, la France, sous le rapport du taux ascendant de la vie moyenne, à la tête de la plupart des Etats du continent ; — d'autant que deux de nos départements, la Manche et l'Orne, ont, depuis plusieurs années, déjà, atteint le chiffre de 44 et de 48, comme taux moyen (32).

Ce qu'il en sera au vingtième siècle.

Que penser, maintenant, de J.J. Rousseau et de tous ceux qui, comme lui, nous ont mis l'eau à la bouche en célébrant l'état de nature!... L'état de nature est, pour l'homme, un état de malpropreté, de privations, de maladies sans nombre et de mort prématurée. Nous connaissons encore un certain nombre de peuplades qui vivent dans l'état de nature. Or, la vie moyenne, sous les climats les plus doux, est chez elles de 12 à 13 ans (8), tandis que la vie moyenne qui, en France, avant 89, était de 23 à 27 ans, est de 39 aujourd'hui, bientôt 40.

D'où il suit que, depuis notre grande révolution, nous avons fait un pas de douze ans vers la vie moyenne centenaire, malgré les guerres meurtrières qui en ont entravé le progrès.

D'où cette conséquence que, le progrès marchant plus vite maintenant, dans la sphère de paix où nous sommes entrés, on peut accepter comme certain qu'au XXe siècle, la vie moyenne sera de 50 ans, et que nos petits-fils seront de moitié plus éloignés de la mort naturelle que leurs arrière-grands-pères.

Vie morale ascendante.

Le progrès, d'ailleurs, ne mesure pas la durée de la vie uniquement sur la durée du temps.

Le temps n'est en réalité que le champ d'action de la vie ; nous pourrions agrandir indéfiniment le champ, que nous n'aurions pas augmenté la vie, si nous n'avions pas multiplié l'action dans la même mesure. « Le temps coule pour le rocher aussi bien que pour l'homme, dit Eugène Pelletan. Mais, comme les jours tombent morts les uns après les autres sur le bloc insensible, sans y réveiller jamais aucune modification, nous pouvons dire que tous les siècles réunis, toujours les mêmes pour le rocher, ne forment, par rapport à lui, qu'un seul instant. »

« Qu'importe, ajoute l'éloquent écrivain, que cet homme compte cent ans au calendrier, du moment qu'à l'imitation du serf russe, il languit dans une sorte de léthargie de corps et d'esprit ? Il consomme du temps, voilà tout, sans parvenir cependant à dépasser l'enfance. La vie ne consiste pas absolument à vivre plus ou moins longtemps, mais bien à condenser, dans le temps de notre passage sur la terre, la plus nombreuse et la plus rapide variété possible d'actions, d'idées, de sentiments, d'affections. Vivre en tout, c'est vivre cent fois, c'est là l'œuvre du progrès. Par l'art, par la science, par le commerce, par la presse, par la vapeur, il rapproche et il range sans cesse à notre circonférence le temps et l'espace, et il étend notre âme partout, et il la répand partout, en avant et en arrière.

« Si ce n'est pas là prolonger son existence par le prolongement indéfini de sa sympathie et de sa pensée, que serait donc alors l'existence ? — A peine le nombre de bouffées d'air que nous respirons et que nous restituons à l'atmosphère (9) » .

CHAPITRE VI

Notre vie est partagée, dans tout son parcours, en quatre étapes, qu'il nous faut successivement franchir pour atteindre le terme final du voyage de l'homme sur la terre.

Ces étapes, que le moyen âge fixait à cinq, et que Haller réduisait à trois (4), sont aujourd'hui arrêtées à quatre, sous les noms de : Enfance, Jeunesse, Virilité, Vieillesse , lesquelles étapes composent ce qu'on appelle les quatre âges de la vie.

Avant de déterminer la limite normale de la vie, il importe de déterminer la limite normale de chacune des quatre séries d'âge qui la composent.

Limites des quatre âges.

Les anciens s'en tenaient sur ce point à des généralités. « Quand l'effort puissant des années a courbé le corps et usé les ressorts d'une machine épuisée, le jugement chancelle, l'esprit s'obscurcit, la langue bégaie, » dit Lucrèce (l. III, v. 452).

> *Ubi jam validis quassatum est viribus ævi*
> *Corpus, et obtusis ceciderunt viribus artus,*
> *Claudicat ingenium, delirat linguaque mensque.*

Ce qui rend difficile de marquer le terme où finit chaque âge, c'est qu'"il n'y a point de repos, d'arrêt, entre l'un et l'autre ; c'est que le passage de l'un à l'autre se fait par un progrès latent insensible.

C'est le mouvement continu de la plante, qui croît sans que nous la voyons pousser.

C'est le cours continu d'un fleuve, dont les flots s'écoulent sans que nous y voyons de jointure.

« Tantost c'est le corps qui se rend le premier à la vieillesse, dit Montaigne à ce propos ; parfois aussi c'est l'âme : et en ay assez veu qui ont eû la cervelle affoiblie avant l'estomach et les jambes (*Essais*, 1, 67)».

Limites fantaisistes.

Cependant, des modernes, partisans de la vieille doctrine des crises — et de la vieille doctrine des nombres, — de la Framboisière, Haller, etc., — se sont mis, de nos jours, à chercher et à préciser le point d'intersection de chacun des âges de la vie.

De là, cette définition d'une Encyclopédie nouvelle : « L'enfance comprend de 0 à 14 ans et se partage en deux moitiés, dont la première, appelée aussi âge d'innocence, âge tendre, va jusqu'à 7 ans, et la seconde jusqu'à 14. Entre l'enfance et la jeunesse, se trouvent la puberté et l'adolescence, de 14 à 24. Après quoi, vient la jeunesse proprement dite, de 24 à 35 ans. Puis, de 35 à 42 ans l'âge viril ; puis, de 42 à 49 ans, l'âge consistant en âge mûr, appelé aussi grande semaine de la vie. De 49 à 56 ans date le déclin qui ouvre la vieillesse ; de 56 à 63, déclin plus marqué, suivi de la débilité sénile, ou la vieillesse qui se précipite par degrés vers la décrépitude et la mort. »

Sur quelles données physiologiques s'appuient ces calculs ? sur aucune ; ils ne reposent, en effet, que sur de pures hypothèses, sur des chimères, sur des préjugés, sur l'arithmétique de nos passions.

« Une littérature frivole, pour nous intéresser à ses héros, a imaginé de faire anticiper les passions sur les âges. On a précipité le cours de la vie. On a donné à l'adolescence les passions de la jeunesse, à la jeunesse les passions de l'âge mûr. C'est de là que nous sont venus ces jeunes gens de 15 à 20 ans, frustrés du plus doux privilége de leur âge, le calme de l'âme ; ces hommes mûrs de trente ans qui n'ont pas su être jeunes ; et ces vieillards de cinquante qui ne seront jamais hommes mûrs. »

Limites physiologiques.

Un savant moderne, qui a fait de la vie humaine une étude spéciale, a, le premier, résolu scientifiquement le problème de la limite naturelle des âges, en donnant un signe certain du terme de l'accroissement, et, par suite, une mesure précise de la vie.

M. Flourens, dans son livre de la *Longévité humaine*, détermine, ainsi qu'il suit, la durée de chacun des quatre âges de la vie, qu'il dédouble en sous âges :

Enfance et adolescence.

Première enfance, de la naissance à 10 ans; c'est l'enfance proprement dite. « Je prolonge la durée de la première enfance jusqu'à 10 ans, parce que ce n'est que de 9 à 10 ans que se termine la période dentaire, autrement dit la seconde dentition. Non que la seconde dentition soit entièrement terminée à cet âge, mais le grand effort de dentition est fait. Restent quatre dents qui ne paraîtront que beaucoup plus tard, les dents de sagesse.

Seconde enfance, de 10 à 20 ans ; c'est l'adolescence ou la puberté. « Je prolonge l'adolescence jusqu'à 20 ans, parce que ce n'est qu'à 20 ans que se termine le développement des os et, par suite, l'accroissement du corps en longueur.

« Tant que les os ne sont pas réunis à leurs épiphyses (*), le corps grandit. Une fois les os et les épiphyses réunis, le corps ne grandit plus ; et c'est vers l'époque de 20 ans que cette réunion s'opère. »

Jeunesse.

Première jeunesse, de 20 à 30 ans ; seconde jeunesse, de 30 à 40. « Je prolonge la jeunesse jusqu'à 40 ans, parce que ce n'est que vers quarante ans que se termine l'accroissement du corps en grosseur. Passé quarante ans, le corps ne grossit plus à proprement parler ; l'augmentation du volume qui survient alors n'est point un véritable développement organique, ce n'est qu'une simple accumulation de graisse. »

* *Épiphyses*, sorte de couche cartilagineuse séparée, pendant l'enfance, du corps de l'os, avec lequel elle doit se solidifier plus tard (v. ci-après p. 121).

7

Virilité.

Premier âge viril, de 40 à 55 ans ; second âge viril, de 55 à 70. L'âge viril, pris dans son ensemble, est l'époque forte, et, comme le mot le dit si bien, l'époque virile de la vie de l'homme. « Après l'accroissement, ou plus exactement, après le développement en longueur, et après le développement en grosseur, j'en trouve encore un troisième, savoir : le travail intérieur, profond, qui agit dans le tissu le plus interne de nos parties, et qui, rendant toutes ces parties plus achevées, plus fermes, rend aussi toutes les fonctions plus assurées et l'organisme entier plus complet.

«Ce dernier travail, que j'appelle travail d'invigoration, se fait de 40 à 55 ans ; et, une fois fait, il se maintient ensuite plus ou moins jusqu'à 65 et 70 ans. »

Vieillesse.

« A 70 ans, commence la première vieillesse, qui s'étend jusqu'à 85 ; et, à 85 ans, commence la seconde et dernière jusqu'à la mort. »

Mais, physiologiquement parlant, que se passe-t-il alors à quoi on puisse reconnaître que la première ou seconde vieillesse commence?

Pour M. Flourens, la vieillesse a pour caractère la perte des forces en réserve. Il ne reste plus au vieillard que la force agissante, celle du moment.

Nous allons examiner, dans un chapitre à part, tout ce qui concerne la vieillesse et les vieillards.

CHAPITRE VII

Double rôle.

La nature destine peu d'animaux à mourir de vieillesse. Je crois même qu'il n'y a que l'homme à qui elle ait donné de parcourir la carrière entière de la vie, par ce qu'il n'y a que lui dont la vieillesse soit utile à ses semblables. A quoi serviraient, parmi les bêtes, des vieillards sans réflexions, à des postérités qui naissent avec toute leur expérience? D'un autre côté, comment des pères décrépits trouveraient-ils des secours, parmi des enfants qui les quittent dès qu'ils savent nager, voler ou marcher? La vieillesse serait pour eux un poids dont les bêtes féroces les délivrent. D'ailleurs, de leurs générations sans obstacles, naîtraient des postérités sans fin, auxquelles le globe ne suffirait pas.

Ces réflexions, que j'emprunte à l'auteur des *Études sur la nature*, indiquent le rôle providentiel que la vieillesse de l'homme est appelée à jouer dans le drame de la vie

Ce rôle est double : physique et intellectuel.

§ 1er.

Rôle physique de la vieillesse.

Vires in posse.

Sous le rapport physique, les anciens physiologistes distinguaient, avec grande raison, dans nos organes, deux espèces ou plutôt deux provisions de forces : les forces en réserve et les forces en usage, ou, comme ils disaient : *vires in posse* et *vires in actu*, ou, comme dit Barthez : les forces radicales et les forces agissantes.

Dans la Jeunesse, il y a beaucoup de forces radicales, de forces en réserve, de *vires in posse*.

Dans la Vieillesse, la provision de ces forces est loin d'être épuisée, surtout au premier degré, alors qu'arrivé là, l'homme sait en alimenter, en aviver, en entretenir le réservoir. Mais ce fonds disponible diminue progressivement, tout le long de la route, dans cette dernière étape du voyage ; et c'est cette diminution, jusqu'à extinction finale, qui constitue le caractère physiologique de la vieillesse ; vieillesse verte, tant qu'il en reste en suffisance au réservoir ; vieillesse caduque, décrépite, glacée, dès que le fond est à sec.

De telle sorte que si, à 70 ans, commencement de la première vieillesse, selon Flourens, ou même à 85 ans, commencement de la seconde et dernière, le vieillard était constitué, ou avait su vivre, de manière à conserver jusque là ses *vires in posse*, il serait viril encore. Or, j'en connais plus d'un, surtout un, qui l'est à cet âge, princi-

.palement au premier, — et qui même serait plus viril que l'homme de 40 ans, dont le travail d'invigoration aurait été arrêté, paralysé, désséché, dans sa séve, par le gaspillage libidineux et l'épuisement sensuel anticipé de son fond de réserve.

Vires in actu.

Toutefois, c'est sur les *vires in actu* et non sur les *vires in posse* que le vieillard, qui veut se maintenir jeune, doit compter, pour descendre, sans trop décliner, voire gaillardement, « le fleuve de la vie. » Tant qu'il n'emploie, en effet, modérément, que ses forces en usage, que ses forces agissantes, il s'aperçoit à peine qu'il a perdu quelques gouttes des autres. Mais, pour peu qu'il fasse d'excès, il est fatigué, épuisé, il n'en peut plus; il sent facilement qu'il n'a plus les forces réservées à la jeunesse.

Nous reviendrons sur ce point dans la deuxième partie, chap. *De l'Amour dans la vieillesse.*

---

§ 2.

Rôle intellectuel de la vieillesse.

Principe pensant.

Quant au rôle intellectuel de la vieillesse, s'il est physiologiquement vrai que, du double principe, vivant et pensant, qui est en nous, le premier décroît, au fur et à mesure que l'homme gravite vers le but suprême de la moitié de la vie, à partir du degré où les *vires in posse* vont en diminuant; il est vrai aussi psychiquement que le principe pensant suit une progression proportionnelle ascendante.

Il en est, sous ce rapport, de l'intelligence comme de la bonté, laquelle, « quand on est bon, s'améliore au fur et à mesure qu'on vieillit », selon l'adage d'un poëte latin ·

Jamque senescendo melior fit quisque bonorum.

« Dans la verte vieillesse, ou de 55 à 75 ans, et quelquefois au delà, dit à ce sujet M. Réveillé-Parise, la vie de l'esprit a une étendue, une consistance, une solidité remarquables ; c'est véritablement l'homme ayant atteint toute la hauteur de ses facultés. » Sur quoi M. Flourens dit : « J'approuve tout cela; seulement je n'appelle point vieillesse l'âge qui commence à 55 ans, et je prolonge jusqu'à 80 et même jusqu'à 85, ce que M. Réveillé-Parise appelle la *verte vieillesse*, et que j'appelle la *première vieillesse*. »

A cet égard, la raison de la longévité de l'homme puisée dans les lois de sa croissance n'est juste qu'au point de vue végétatif.

Un auteur belge a dit avec un grand sens, que si l'homme est, de tous les êtres, celui qui vit le plus longtemps, « c'est parce qu'il pense. »

C'est au peu de développement des facultés mentales qu'il faut attribuer la courte durée de la vie des nègres.

Il en est de même des idiots qui, d'après Esquirol, ne vivent jamais plus de 30 ans, quoique toutes les fonctions s'opèrent chez eux d'une manière normale.

Au nombre des causes complexes, dont l'action a contribué à augmenter la longévité dans ces derniers temps, comme nous l'avons dit, faut-il placer la propagation de l'instruction et de la culture intellectuelle? Un savant physiologiste le pense, et nous ne pouvons que le penser comme lui (95).

Exemples de vieillards à intelligence ascendante.

Les annales de l'antiquité, comme celles de la vie moderne, sont remplies de faits de longévité constatant que, chez les vétérans de la philosophie et des lettres, la séve intellectuelle monte, malgré la séve physique en baisse.

Exemples anciens.

Solon, centenaire, étudiait avec la même ardeur qu'étant jeune, s'imposant la tâche d'enrichir chacun de ses derniers jours de quelque connaissance utile nouvelle.

Simonide, à 80 ans, professait l'art poétique devant de nombreux auditeurs, et luttait avec succès avec les premiers poëtes de l'époque.

Sophocle composa son *Œdipe* à 100 ans ; ce que son fils Iophon mentionna, avec orgueil, sur le marbre de la tombe de l'illustre poëte.

Théophraste écrivit, à l'âge de 99 ans, le livre des *Caractères* qui a rendu son nom immortel.

Caton, à l'âge de 86 ans, plaida, dans une cause qui lui était personnelle, avec une lucidité d'idées, une fidélité de mémoire et une éloquence de paroles telles qu'au témoignage de Valère Maxime, on l'eût pris pour un bouillant et jeune orateur.

Livius Drusus, infirme, aveugle et presque centenaire, n'en continua pas moins d'écrire et d'enseigner les lois, défiant la faux du temps de lui retrancher quoi que ce fût des facultés de son esprit.

Carnéade, à l'âge de 90 ans, était si passionné pour l'étude, qu'à table même il oubliait de manger, et qu'absorbé par ses pensées il ne sentait pas même qu'il avait faim. C'était Mélisse, sa concubine, non lui, qui mettait les aliments dans sa bouche.

Le savant Xénophile, mort à 105 ans, savoura, jusqu'à la dernière heure, toutes les jouissance du corps et de l'esprit.

Gorgias de Leontium, grand orateur, qui avait beaucoup voyagé et passé sa vie à instruire la jeunesse, mourut à 108 ans.

Isocrate composa, à 96 ans, le panégyrique de son maître Gorgias et vécut cinq ans encore. A ceux qui lui demandaient comment il se faisait que lui, si vieux, se montrât si attaché à la vie : « C'est que je m'y complais, répondait Gorgias, précisément parce que je ne sens nullement que je suis vieux » (43).

Exemples modernes.

Les exemples modernes abondent, pareillement, de vieillards dont l'esprit se perfectionne, s'épure, monte, au fur et à mesure que monte la dernière période de la vie.

Bossuet, Buffon, Lafontaine, Fontenelle, Voltaire et

autres, dans les temps passés, en sont la preuve éclatante;

Et, dans ce siècle-ci, Châteaubriand, Lamenais, de Humboldt, Portal, Royer-Collard, Biot, Cousin, Berryer, Lamartine, Villemain et autres, et autres ;

Sans compter les contemporains encore vivants : Thiers, Guizot, Rémusat, Chevreul et autres. (V. 3ᵉ partie, chap. I.)

Qu'on ne dise pas que ce ne sont là que des exceptions. Elles sont trop nombreuses pour ne pas faire règle. Il n'y a ici d'exception que le talent, ce grand révélateur des forces secrètes et des trésors cachés de l'esprit humain.

---

§ 3.

Autres prérogatives de la vieillesse.

/ *Cicéron.*

De tous les écrivains qui ont exalté les vertus de la vieillesse, nul ne l'a fait avec plus de conviction et de charme que Cicéron, en son traité devenu classique *de Senectute.*

Entre autres passages on remarque ceux-ci :

« Dans la vieillesse, la mémoire s'affaiblit, dit-on. Oui, si vous ne l'exercez pas, ou si elle est naturellement paresseuse. Thémistocle savait le nom de tous ses concitoyens. Moi-même je connais, non-seulement ceux de mes concitoyens vivants, mais aussi leurs pères et leurs grands-pères. Et je ne crains pas, malgré le proverbe, de perdre la mémoire en lisant leurs épitaphes ; cette lecture, au contraire, me rappelle le souvenir de ceux qui ne sont plus. »

Après avoir rappelé nombre d'illustrations dont l'ardeur pour l'étude et pour les travaux divers a duré autant que leur longue vie (V. ci-dessus p. 104), Cicéron ajoute : « Vous voyez donc que la vieillesse, loin d'être inactive, est au contraire laborieuse, agissant toujours et revenant avec plaisir aux occupations de sa vie passée. Bien plus, elle peut encore s'instruire. Ainsi, nous voyons Solon se glorifier, dans ses vers, de vieillir en apprenant tous les jours quelque chose. Ainsi, moi-même, j'ai appris dans ma vieillesse les lettres grecques, et je me suis livré à cette étude avec toute l'ardeur d'un homme qui cherche à étancher une longue soif, tant j'étais impatient de connaître ces belles maximes que je vous cite aujourd'hui en exemple.

« Dans la vieillesse, ce n'est pas seulement du corps qu'il faudrait prendre soin, il faut aussi s'occuper de l'esprit et surtout de l'âme ; car, cette double lumière de notre être s'éteint facilement, dans un vieillard, si on ne l'entretient en y versant de l'huile. Trop d'exercice alourdit le corps ; l'âme n'en devient que plus légère. Quand Cécilius parle de « ces stupides vieillards de comédie, » il désigne ces vieillards crédules, oublieux, indifférents à tout ; ces défauts ne sont point ceux de la vieillesse, mais d'une vieillesse inerte, lâche et engourdie.

« De même que j'estime un jeune homme, dans lequel je trouve quelque chose du vieillard, de même j'estime un vieillard, qui a quelque chose du jeune homme. De cette manière le corps peut vieillir, mais l'âme ne vieillira jamais. »

Docteur Piorry.

Dans une récente conférence sur la vieillesse, le docteur Piorry se souvenait de ces préceptes cicéroniens, quand il disait aux vieillards : « Ne vous croyez pas plus vieux que vous n'êtes; ne soyez pas trop défiants de vous-mêmes; ne vous abandonnez pas au découragement qui mène à l'égoïsme, qui ferait le vide autour de vous. Conservez les sentiments affectueux, qui sont encore la consolation de la vieillesse, après avoir été l'ornement de la jeunesse et le charme de l'âge mur. Gardez l'activité de votre esprit, la santé de votre corps, la pureté de votre conscience, et votre vieillesse sera douce, et la mort sera impuissante à vous effrayer » (46).

Fontenelle et Voltaire.

J'ai nommé plus haut Fontenelle et Voltaire. Jamais le premier n'a été plus jeune que quand il a été vieux. Pourtant, il n'écrivait pas alors son *Traité sur la pluralité des Mondes ;* mais il aiguisait, en flèches très-acérées et impitoyablement sagaces et justes, des sentences qu'on n'oubliera pas.

Et Voltaire !... Il est vrai que celui-là estimait la vieillesse à ce point que, dès son « huitième lustre, » il se prit résolûment à jouer le vieux, et à prophétiser sa fin prochaine. Il prophétisa ainsi, sans relâche, pendant près de 50 ans. Mais, que de verve et d'humour, et de moquerie victorieuse, et de juvénile et diabolique audace, dans cette pétulante agonie ! C'était une fusée éblouissante et jaillissant de toutes parts.

Voltaire, c'est tout l'esprit français, concentré et réduit à l'état de poudre fulminante, qui éclaire, mais qui brise et ne fait grâce à rien de ce qu'il peut atteindre (13).

Quant à ses amours, le feu ne s'en éteignit qu'avec la vie. Lié d'amour, pendant 50 ans, avec la toujours séduisante madame du Deffant, le patriarche de Ferney lui écrivait, en 1778, à son arrivée à Paris : « J'arrive mort et je ne veux ressuciter que pour me jeter à vos pieds. » Trois mois après, il mourait (30 mai 1778) sous le poids des émotions que lui avait causées l'enthousiasme avec lequel il fut accueilli, lui et son *Irène*, la dernière de ses productions.

Voulez-vous lire, ou relire, les vers charmants, qu'il adressait, en 1774, à madame Lullin, sa dernière passion, — passion centenaire, dont j'ai parlé page 31 ? Les voici :

Eh quoi ! vous êtes étonnée
Qu'au bout de quatre-vingts hivers,
Ma Muse, faible et surannée,
Puisse encor fredonner des vers ?.

Quelquefois un peu de verdure
Rit sous les glaçons de nos champs ;
Elle console la nature,
Mais elle sèche en peu de temps.

Un oiseau peut se faire entendre
Après la saison des beaux jours,
Mais sa voix n'a plus rien de tendre ;
Il ne chante plus ses amours.

Ainsi je touche encor ma lyre,
Qui n'obéit plus à mes doigts ;

> Ainsi j'essaie encor ma voix,
> Au moment même qu'elle expire.

L'automne de l'esprit.

En lisant les écrits que nous ont laissés ces vieillards toujours jeunes ; en écoutant aujourd'hui, par exemple, les
étonnants discours de M. Thiers à la tribune, si clairs, si
précis dans leur prodigieuse abondance ; on est vraiment
tenté de croire que la vieillesse est une des époques, dans
la vie des grands maîtres d'ici-bas, où l'intelligence a
souvent les plus sereines et les plus enviables clartés ; et,
comme l'a dit un judicieux observateur, « il semble que,
pour certaines productions de l'esprit, l'hiver du corps
soit l'automne de l'âme. »

> L'automne ! que c'est beau ! riche soir de l'année !
> Des splendeurs du couchant la nature est ornée !
> La pourpre teint la vigne et l'or les marronniers...
>
> ALPH. KARR.

Faisons observer, à ce sujet, qu'on parle beaucoup de
l'influence du physique sur le moral, tandis qu'on ne
parle pas assez de l'influence du moral sur le physique.

Or, « c'est au moment où le physique commence à
décroître que le moral prend l'empire à son tour, qu'il
s'affermit, qu'il se dégage, et donne comme une splendeur nouvelle à la seconde moitié de la vie. »

Ainsi s'exprime encore M. Flourens, duquel on pourrait dire ce que Montaigne disait du *Traité de la Vieillesse*
de Cicéron : « Il donne appétit de vieillir. »

C'est ce qui fait que tant de vieillards, au bord de leur

tombe, se montrent aussi gais, aussi enfants, aussi in-
souciants de l'avenir, qu'au bord de leur berceau.

Demain sera pour après-demain la veille d'aujourd'hui.
comme aujourd'hui est le lendemain d'hier ; et ainsi de
suite, de jour en jour, de mois en mois, d'années en années,
en suivant la longue et impérieuse chaîne de la vie universelle, à laquelle la vie de chaque homme se rattache
comme un chaînon, dont le dernier anneau échappe d'autant plus, à son esprit et à sa vue, qu'il s'approche le plus
du bout.

Les Jeunes et les Vieux.

Ce bout, d'ailleurs, tant de jeunes l'atteignent avant les
vieux, que ceux-ci, qui leur survivent, sont fondés à se
croire plus jeunes qu'eux.

Il n'y a de jeune que la vie, il n'y a de vieux que la
mort.

Que de vieillards à 20 ans ! Que de jeunes hommes
à 60 !

Ce n'est pas par le nombre d'années qu'il comporte,
qu'il faut compter chaque âge de la vie, c'est par la somme
de vie qu'il porte, qu'il faut mesurer l'âge de chaque individu.

Tel individu, à 70 ans, recèle en lui une somme de vie
plus forte que tel autre, à 25. Dans ce cas, c'est le premier
qui est le jeune homme, c'est le second qui est le
vieillard.

Les deux jeunesses.

C'est ce qu'ont mis très-spirituellement en scène les auteurs d'une charmante comédie, jouée à l'Odéon, en 1867,

sous ce titre. Vous voyez d'ici les deux Jeunesses. Max, qui a perdu la sienne par son acte de naissance, la possède en réalité, tandis qu'Edmond, qui la possède de par l'acte de la mairie, l'a perdue, faute de savoir ou de pouvoir s'en servir. « Le monde, dit Xavier Aubryet, dans le compte rendu de cette pièce, le monde fourmille de tels exemples qui prouvent que les saisons de la vie ne s'imposent pas absolument comme celles de l'année. Il y a des êtres qui peuvent vivre par le corps, le cœur et l'esprit, dans un printemps perpétuel, comme il y en a d'autres qui ne sortent jamais de l'hiver. »

Et puis, y a-t-il vraiment une vieillesse, pour certains grands et beaux esprits? Qui pouvait voir Rossini et Auber passer au milieu de nous, vénérés et acclamés, comme des aïeux à la fois et des frères; et Ingres, et Lamartine, et Berryer, etc., former avec eux un groupe rayonnant des plus belles auréoles, sans nier, « cette absurde tradition : que la vieillesse n'est qu'une saison aride, où le souvenir lui-même, ce frère jumeau de l'espérance, ne produit plus rien de vivant et d'aimable » (13).

Cela est tellement vrai, qu'on est fondé à dire, avec Alphonse Karr, dans ses *Roses Jaunes :*

> Voit-on un homme aimable et doucement joyeux?
> On dit : « Comme il est jeune ! il faut qu'il soit bien vieux ! »

« Je suis âgé, mais pas vieux, » me disait souvent le comte de Villiers, mort, à Sainte-Périne, à 92 ans. Et moi, disais-je à mon tour, ni âgé, ni vieux, car toujours jeune suis. »

L'avocat Bury.

Voyez-vous là-bas ce jeune homme? disait, un jour, le comte de la Garde (14), à la comtesse d'Otrante, en lui montrant du doigt, par la portière de sa voiture, un petit monsieur très-élégamment vêtu qui, debout et sans appui, faisait brosser sa chaussure sur le trottoir du Pont-Neuf.

— Un jeune homme, ce petit vieux? — Quel âge lui donnez-vous donc? — Mais 60 ans, à peu près. — 60 ans! s'exclama le comte. Il en a 101, bien sonnés. — 101 ans! s'exclama la comtesse à son tour. Dieu! qu'il a l'air jeune, pour son âge!

C'était l'avocat Bury qui, l'année précédente, avait ouvert le bal que Berryer, le père, avait donné en son honneur, pour célébrer l'anniversaire centenaire de son jeune ami.

La Vieillesse a reculé.

Ceci prouve que la vieillesse a reculé. Cette reculade se manifeste, chaque jour, dans nos habitudes sociales. Aujourd'hui, il n'y a plus aucune différence tranchée entre le costume d'un homme de 30 ans, et celui d'un homme de 60. La même mode à peu près les nivelle tous deux.

Vous ne pourriez plus mettre au théâtre, dans une pièce actuelle, dit très-sensément un vieux jeune, deux hommes de 50 ans, appuyés sur des cannes à bec de corbin, et se chantant, en plein visage, d'une voix nasillarde : *Quand on a la cinquantaine*, etc.

Quant à nos femmes, elles ne disent plus, comme la duchesse de Chevreuse, qu'à 30 ans finit le droit d'aimer, de plaire, d'être jolie. A 40 ans, on se permet encore d'être jeune, et quelquefois, à 50, d'être encore charmante. J'en connais de cet âge qui me feraient oublier le mien.

L'air jeune ! l'air vieux ! Voilà, en résumé, à quoi aboutit toute notre science sur la physiologie des âges.

L'acte de naissance.

Dans *Miss Suzanne*, comédie de Legouvé, Jasmin dit au colonel : Vous serez donc toujours jeune ?

Le colonel. Est-ce que tu te sens vieux, toi ?

Jasmin. Dame ! colonel, nous étions à Montmirail.

Le colonel. Eh bien, qu'est-ce que cela fait ?

Jasmin. Cela fait que vous avez 60 ans.

Le colonel. Qui est-ce qui dit cela ? Mon extrait de naissance ! Un imbécile auquel je n'ai jamais cru, ni les femmes non plus.

Otez, de nos usages, notre acte de naissance et, comme les Arabes qui n'en rédigent point, nous ne saurons pas que nous vieillissons.

Règle d'arithmétique.

On demandait à Delatouche s'il avait 50 ans. Il s'en faut, répondit-il ; je n'ai que deux fois 25 ans.

On peut ainsi doubler, tripler l'âge de sa jeunesse, sans que celui de la vieillesse arrive jamais.

Le problème à résoudre est celui-ci : Additionner,

chaque jour, les éléments de vie de son âge ; en soustraire, chaque jour, les éléments de mort; le résultat sera : santé et jouvence.

C'est la seule règle d'arithmétique à faire, pour vivre jeune, aussi longtemps que la nature veut qu'on vive.

C'était celle d'un savant expert en cette matière, de Buffon, lequel n'avait *que* 70 ans, quand, de sa plume toujours jeune, comme son esprit et son corps, il écrivit le plus parfait de ses ouvrages, les *Epoques de la nature*, qu'il commenta par ce mot :

« La vieillesse est un préjugé. »

Exhibition de vieillards.

C'est, sans doute, sur ce préjugé de la vieillesse, qu'un écrivain, qui n'a rien encore pourtant à en savoir par lui-même, je suppose, s'est fondé, pour émettre l'étrange idée que voici :

En 1869, aux États-Unis, eut lieu, à New-York, une exposition publique de bébés, avec fortes primes pour les meilleures nourrices, et les plus magnifiques nourrissons, — idée américaine, excellente, à mon avis.

Eh bien ! en réponse à cette Exposition d'enfants, M. Xavier Aubryet, jaloux des gloires de la France, propose une exposition de vieillards.

« Les 400 plus remarquables des octogénaires des deux sexes seraient réunis au Champ de Mars, et un prix de 10,000 fr. serait accordé à l'homme et à la femme, qui porteraient le plus noblement leurs quatre-vingts années.

« On feint toujours, chez nous, de voir le grand âge à travers les misères de la caducité et de l'état valétudinaire. On renverrait volontiers à Sainte-Périne ceux qui vous demanderaient l'adresse du temple de la Vieillesse ; je voudrais qu'une inspiration plus éclairée et plus généreuse corrigeât cette erreur d'optique.

« Le déclin a ses prestiges tout comme le prélude ; la neige sans tache vaut la fleur qui s'ouvre ; le regard, qu'éclaire déjà la lumière d'un autre monde, vaut le regard qui s'ouvre à la vie ; il y a des puretés de lignes, qui s'altèrent dans le cours de la carrière humaine, et que les dernières heures recomposent... »

Illusion que tout cela ! Sans doute, le soleil à son coucher est aussi beau à voir, plus beau même parfois, que le soleil levant ; mais ses rayons n'en sont pas moins ceux du jour qui tombe, et les vieillards, qu'ils réchauffent de leur triste et morne lueur, n'en sont pas moins, à l'approche de la nuit, comme des ombres errantes, attendant la barque à Caron.

Ce qui vaudrait mieux qu'une exhibition de vieillards, même avec leur « pureté de lignes » et leur « neige sans tache, » c'en serait une de jeunes étalons bipèdes qui, par l'infusion d'un sang vigoureux nouveau, revivifieraient notre espèce appauvrie.

Alors, la vieillesse ne serait plus qu'une jeunesse continuée et le terme de la vie que celui d'une course, dont le point d'arrivée serait marqué, pour tous, *Cent ans !*

CHAPITRE VIII

§ 1er.

Taux séculaire de la vie.

Théories des anciens.

On a cherché, dès les temps les plus reculés, à déterminer la durée normale et les limites naturelles de la vie de l'homme.

Les hommes de science d'autrefois ont émis là-dessus les idées les plus fantastiques.

Les uns prétendaient que la durée de la vie était réglée par les étoiles, et que, si les cas de longévité sont rares, c'est qu'il naît une foule d'individus aux heures critiques des jours lunaires, et que ceux qui naissent, ainsi soumis à l'influence des années climatériques, ne passent guère la 54ᵉ année.

D'autres adoptaient, comme durée normale de la vie humaine, douze périodes septennales, ou 84 ans.

D'autres n'admettaient que dix périodes septennales, ce qui restreignait la durée de la vie à 70 ans.

D'autres évaluaient la durée naturelle de la vie à

quatre mille semaines, ou 76 ans 3 semaines et 3 jours, etc., etc.

Théories des modernes.

En se basant sur des données historiques, et principalement physiologiques, les savants modernes sont arrivés à asseoir, sur un chiffre plus certain, le taux de la vitalité normale de l'homme.

J'entends de l'homme en général, c'est-à-dire considéré dans l'espèce, et doué des qualités organiques qui constituent ce qu'on appelle un homme sain; car ce n'est qu'en étudiant les phénomènes que nous présentent les individus de ce genre, que l'on peut généraliser, et s'élever à la loi qui regit l'espèce.

Voici donc ce que les physiologistes modernes enseignent à ce sujet.

Haller et Hufeland.

Haller, qui a ressemblé un grand nombre d'exemples de longues vies, en compte plus de mille de 100 à 110 ans ; soixante de 110 à 120 ; vingt neuf de 120 à 130 ; quinze de 130 à 140 ; six de 140 à 152 ; un de 169 (4).

De l'ensemble de ces divers chiffres Haller tire la conclusion historique que la vie normale de l'homme est de 100 ans.

La même conclusion est adoptée par Hufeland, en sa *Macrobiotique* (1).

D'après le célèbre physiologiste, les existences centenaires, et plus que centenaires, qui nous paraissent si exceptionnelles, seraient simplement des spécimens de ce que la nature est capable d'opérer dans les circonstances favorables.

Buffon et Flourens.

La même norme est établie physiologiquement par Buffon. «L'homme qui ne meurt pas d'accident, dit-il, vit *partout* de 90 à 100 ans !

Partout, car « si l'on fait réflexion, que l'Européen, le Nègre, le Chinois, l'Américain, l'homme policé, l'homme sauvage, le riche, le pauvre, l'habitant de la ville, celui de la campagne, si différents entre eux par tout le reste, se ressemblent à cet égard et n'ont chacun que la même mesure, le même intervalle de temps à parcourir, depuis la naissance jusqu'à la mort; que la différence des races, des climats, des nourritures, des commodités, n'en fait aucune dans la durée de la vie ; on reconnaîtra que la durée de la vie ne dépend ni des habitudes, ni des mœurs, ni de la qualité des aliments ; et que rien ne peut changer les lois de la mécanique qui règle le nombre de nos années » (15).

Pareillement, d'après M. Flourens, la vie de l'homme, supposée sans *causes troublantes*, doit être partout d'au moins un siècle (16).

Ainsi, d'après tous ces illustres physiologistes, la durée naturelle, ordinaire, normale, de la vie de l'homme, est de 100 ans. Ce n'est qu'exceptionnellement qu'elle est plus longue, comme ce n'est qu'exceptionnellement qu'elle est plus courte.

---

§ 2.

Preuves du taux séculaire de la vie.

Ce n'est pas tout, pour nous, de savoir que tous les physiologistes établissent, en principe et en fait, que la durée normale de la vie de l'homme est d'un siècle. Ils nous faut encore en avoir la preuve. Or, cette preuve, la science nous l'a donnée, et de plusieurs sortes. Voici comment :

Temps de l'accroissement.

Dès l'antiquité, on avait soupçonné que la durée de la vie de chaque espèce devait être déterminée, d'une manière exacte, par l'examen de certains phénomènes que l'on avait déjà étudiés, mais sur la plupart desquels il restait encore beaucoup de vague à dissiper.

L'un de ces phénomènes était la coïncidence de la durée de la vie avec la durée de l'accroissement. On en voit un indice dans un passage d'Aristote (49).

Depuis, la croyance que la durée de la vie avait des relations intimes avec la durée de l'accroissement a été suivie par la plupart des physiologistes.

A cet égard, Hufeland croyait que l'on pouvait poser en principe qu'un animal vit huit fois autant de temps qu'il en met à croître, et que l'homme, dans l'état ordinaire, quand l'art ne hâte pas en lui la marche de la nature, a besoin de 25 ans pour arriver au dernier terme de sa perfection physique, ce qui lui assignerait une durée de 200 ans.

Le chiffre de 200 ans marque, en effet, la vie *extraordinaire* de l'homme, mais non la vie *ordinaire*, comme nous le verrons un peu plus loin.

Pareillement, d'après Buffon, la durée totale de la vie peut mécaniquement se mesurer, en quelque sorte, sur celle du temps de l'accroissement.

« L'homme, dit-il, qui est 14 ans à croître, peut vivre six ou sept fois autant de temps, c'est-à-dire 90 ou 100 ans » (15).

Mais, un élément essentiel à la solution du problème de la durée vitale manquait au grand naturaliste, savoir : Le signe certain qui marque la durée de l'accroissement.

Or, ce signe M. Flourens a eu la gloire de le découvrir et de le fixer.

Croissance des os.

Étant prouvé que la vie est l'effet des forces déposées dans la matière qui se renouvelle sans cesse, — démontrer comment la matière qui s'en va transmet les forces vitales à la matière qui arrive, — tel est le problème que le savant physiologiste a résolu, par ses expériences sur l'accroissement des os teints en garance, en faisant *voir* que la matière qui s'en va, ne part qu'alors que les forces qu'elle recèle ont été infusées, par le contact, dans la matière qui arrive et doit être expulsée à son tour (7).

Donc, après avoir pris la vie sur le fait, dans l'accroissement du corps *en hauteur*, ainsi que nous l'avons vu ci-dessus (p. 97), M. Flourens a cherché le terme fixe de cet accroissement, et ce terme il l'a trouvé.

C'est le moment où les *épiphyses* se changent en *apophyses ;* en d'autres termes, plus intelligibles pour ceux de mes lecteurs qui ne sont pas des savants, c'est le moment où, chez les jeunes mammifères, certaines éminences osseuses, séparées du corps même de l'os, par une couche de *cartilages*, se réunissent à l'os et font corps avec lui. De ce moment, l'individu *ne grandit plus* : il se développe encore, mais *en largeur*, ou grosseur, jusqu'à 40 ans.

Or, cet arrêt de croissance a lieu, chez l'homme, à l'âge de 20 ans. Et, comme l'homme vit normalement cinq ou six fois autant de temps qu'il en met à croître, il s'ensuit que la durée normale de sa vie est au minimum de 100 ans.

Ainsi, la base physiologique qui nous manquait, pour mesurer par la durée de la croissance la durée normale de la vie, cette base nous la possédons maintenant ; c'est le nouement des *épiphyses*, autrement dit le terme assigné, par la nature, à la croissance osseuse de l'homme et des animaux mammifères.

Croissance animale comparée.

C'est la science et l'expérience qui constatent que chaque animal vit à peu près cinq ou six fois autant de temps qu'il met à croître. Or, comme l'homme, les animaux cessent de croître, au moment où leurs os sont réunis à leurs *épiphyses*.

Le *chameau* est 8 ans à croître, aussi vit-il cinq fois 8 ans, c'est-à-dire 40 ans ; le *cheval* est cinq ans à croître, aussi vit-il cinq fois cinq ans, c'est-à-dire 25 ans ; le *bœuf* et le *lion* sont 4 ans à croître, aussi vivent-ils de 16 à 20 ans ; le *chien* est 2 ans à croître, aussi vit-il de 10 à 12 ans ; le *chat* est 18 mois à croître, aussi vit-il de 9 à 10 ans, etc.

De même, l'*homme* est 20 ans à croître ; car c'est à 20 ans qu'a lieu, chez lui, la réunion des os à la couche cartilagineuse qui les recouvre, sous le nom d'*épiphyses*, couche qui maintenant va se solidifier, comme le corps de l'os lui-même, sous le nom d'*apophyses*.

Aussi l'homme vit-il, ou devrait-il vivre, cinq fois 20 ans, c'est-à-dire 100 ans (16).

Momies d'Égypte.

Il en est de la vie humaine comme de la taille humaine. La durée de l'une, comme la mesure de l'autre, a son chiffre arrêté dans les lois de la nature. Ce chiffre est immuable, comme ces lois le sont elles-mêmes. Chaque espèce a sa taille distincte, comme sa durée déterminée de gestation, comme sa durée particulière d'accroissement, comme sa durée de vie réglée et marquée.

Nous avons sous les yeux des momies humaines ; or, le squelette de l'homme d'aujourd'hui est le même, absolument le même, que le squelette de l'homme de l'antique Égypte.

Ainsi donc, depuis deux ou trois mille ans, les momies conservées d'Égypte sont là pour prouver qu'aucune espèce

n'a changé, que l'espèce humaine en particulier n'a pas
.changé, et que, dès lors, la vie humaine est renfermée
aujourd'hui dans les mêmes limites de durée, comme son
principe est contenu dans les mêmes formes organiques,
qu'elle avait autrefois.

Il suit de là, qu'aujourd'hui, comme au temps des Pharaons, la vie de l'homme est renfermée dans le même cercle de durée, cercle qui comprend une période normale
minimum d'un siècle.

Cycle centenaire.

Normalement donc, 100 ans ! Voilà le cercle vital que
la Providence a donné à parcourir à chacun de nous pour
remplir le cycle naturel complet de notre existence individuelle ici bas.

La vieillesse qui arrive avant l'âge de 100 ans est presque toujours artificielle, c'est-à-dire qu'elle est le résultat de maladies ou d'accidents.

Il est certain que la plupart des hommes périssent de
mort accidentelle, de sorte qu'il s'en trouve à peine un,
sur dix mille, qui atteigne l'âge de 100 ans.

On pourrait être tenté de croire, fait remarquer Hufeland, que la mort causée par le marasme, c'est-à-dire
par la vieillesse anticipée, artificielle, est le véritable terme
de la vie de l'homme.

Mais, un calcul établi sur de pareilles bases conduirait
à d'étranges erreurs, dans des temps comme les nôtres, où
l'on a trouvé le secret de s'inoculer la vieillesse, et où
nous voyons, chaque jour, des hommes de trente ou qua-

rante ans, qui présentent tous les caractères de la décrépitude : laideur, sécheresse, faiblesse, blancheur des cheveux, calvitie, ossification des cartilages costaux, et autres phénomènes analogues, qui ne s'observent ordinairement que chez les vieillards dé 80 à 90 ans (27).

Mais, c'est là une vieillesse artificielle et relative, qui ne peut point servir de règle pour calculer la durée de la vie de l'homme.

La durée de la vie de l'homme doit être calculée en dehors des « causes troublantes » qui en abrègent le cours, et cette durée, d'après les données ci-dessus, est normalement de 100 ans.

Cycle bicentenaire.

Mais, outre cette vie ordinaire, on a remarqué que des individus spécialement privilégiés, dont les organes étaient plus riches dans leurs tissus, et qui avaient plus de dispositions pour s'approprier et conserver la vie, pouvaient, sans peine, fournir une carrière beaucoup plus étendue, et ne présenter les caractères de la vieillesse extrême, qu'à un âge compris entre cent et deux cents ans, comme nous en avons vu plus d'un exemple, chap. ii.

De là, on a tiré cette conséquence : que la vie extraordinaire de l'homme pouvait être de deux cents ans.

Ce qui est venu confirmer cette manière de voir, c'est que l'on a remarqué que, dans toutes les espèces animales, il y avait aussi une vie extraordinaire, pour les individus spécialement privilégiés dans leur organisation, et que cette vie extraordinaire pouvait atteindre le double de la vie ordinaire (18).

Même remarque dans les plantes (77).

Ainsi, pour l'homme, le terme de la vie ordinaire ou naturelle est de 100 ans, et le terme de la vie extraordinaire de 200 ans.

Ce terme extraordinaire, nous avons vu, au chap. II, qu'un certain nombre d'êtres privilégiés l'atteignent ou en approchent. Mais, notre point de mire doit être le terme moyen.

Terme moyen.

Même en nous en tenant au terme moyen de 100 ans, le nombre de ceux qui l'atteignent est assurément bien petit, comparativement au nombre de ceux qui n'en fournissent que le quart, la moitié, les deux tiers.

Mais, enfin, il y en a qui vont jusqu'au bout, et même au delà.

Dès lors, de ce qu'on y va quelquefois, il est permis de conclure qu'on pourrait y aller souvent, si des circonstances accidentelles, si des « causes troublantes » ne venaient à s'y opposer; et surtout si nous faisions tout ce qu'il est indispensable de faire pour ne pas s'arrêter en chemin.

M. le docteur Lucas va plus loin. Il considère les longévités extrêmes comme un rappel à l'ordre, comme un retour spontané de la vie à son type spécifique de durée, retour d'autant plus fréquent, d'autant plus général, que les circonstances lui sont plus propices, mais qui s'accomplit, même en dépit des circonstances, si elles ne sont pas favorables.

Malgré tout, donc, on peut vivre partout cent ans, au moins, avec une bonne constitution, et même avec une mauvaise, témoin Cornaro, Fontenelle, l'avocat Bury, et d'autres, que nous signalent chaque jour les nécrologies des Journaux.

Pourtant, il faut le reconnaître, ce sont là des priviléges de la nature, des priviléges placés de loin en loin et à de grandes distances, dans l'espace ; ce sont les gros lots dans la loterie universelle de la vie ; mais ils n'en suf— fisent pas moins, dit Buffon, pour donner aux vieillards, même les plus âgés, l'espérance d'un âge encore plus grand.

Aussi est-il d'une importance suprême de connaître les diverses formules du secret de longue vie, dont l'emploi raisonné tend à y conduire.

C'est l'objet de la deuxième partie de notre étude.

DEUXIÈME PARTIE

——

FORMULES

DU

SECRET DE LONGUE VIE

——

CHAPITRE PREMIER

L'instinct de la conservation et de la prolongation de la vie est inséparable de notre existence. Aussi, de tout temps, le problème qui nous occupe a-t-il présenté à l'esprit de l'homme un irrésistible attrait. Mais la solution de ce problème est-elle possible? Certainement oui.

Nous en avons exposé les éléments, dans la première partie de cette étude.

Nous en développerons, dans celle-ci, les formules d'exécution.

Commençons, dans le présent chapitre, par en poser les premiers jalons.

---

§ 1ᵉʳ.

Vie et mort.

La toile de Pénélope.

La nutrition, qui entretient la vie, comporte un double mouvement, l'un afférent, l'autre déférent.

Par le mouvement afférent, les principes nutritifs sont apportés à tous les organes ; par le mouvement déférent, ils leur sont enlevés. C'est une sorte de déblai et de remblai, que la circulation exécute sans cesse. Ou bien, comme dit Jean Macé, c'est une toile de Pénélope, avec ceci de particulier, qu'ici c'est la toile elle-même qui se défile par un bout, à mesure que le travail avance à l'autre bout.

La raison de ce phénomène, c'est que, « parallèlement à la loi d'assimilation ou de composition du corps, il existe une autre loi adéquate : celle de la désassimilation ou décomposition, laquelle veut que le budget de la vie organique balance en dépense sa recette journalière, de manière que le corps perde constamment d'un côté ce qu'il gagne constamment de l'autre (17) ».

A ce sujet, Jouffroy a écrit : « Si on examine les progrès lents qui conduisent le corps humain, depuis le premier linéament du fœtus jusqu'à son entier développement, on verra qu'une puissance invisible, agissant dans le germe, attire à elle et s'assimile, peu à peu et toujours, une certaine quantité de molécules matérielles, qu'elle soumet à ses lois et qu'elle rejette, pour en prendre successivement d'autres. » (*Mélanges.*)

De cette façon, « les éléments du corps, dit Cuvier, ne conservent pas un seul instant les mêmes rapports et les mêmes connexions; ou, en d'autres termes, le corps ne garde pas un seul instant le même état et la même composition ».

Bien longtemps avant notre illustre naturaliste, Sénèque avait écrit : « Nul n'est le même dans la jeunesse et dans le vieil âge. Nul n'a été le matin ce qu'il fut la veille.

Nos corps sont entraînés comme des fleuves. Tout ce que vous voyez s'écoule comme le temps. Rien de ce qui frappe nos regards ne reste immuable. Moi-même, pendant que je vous parle, je change ; je suis changé. » (*Epist.* 58.)

Cette idée de rénovation continuelle de nos organes a toujours été dans la science, mais elle y était plutôt à l'état de pressentiment qu'à l'état de démonstration.

M. Flourens, le premier, a encore eu la gloire de faire passer ce pressentiment à l'état de réalité, en prouvant la mutation continuelle de la matière, par ses expériences sur les os, au moyen de la garance (16) ; —

Mutation telle, qu'on a établi, d'après des calculs assez vraisemblables, que les éléments de notre corps changent tous les trois mois, et que, ce laps de temps écoulé, nous nous trouvons formés de matériaux entièrement neufs (27).

Équilibre vital établi.

On voit, d'après cela, que l'action principale de la vie consiste dans une simultanéité continuelle de destruction et de réparation de nous-mêmes, et que les forces destructives et créatrices de notre être sont constamment en lutte.

Tant que la vie conserve sa vivacité première et son énergie, les forces créatrices ont le dessus, de sorte que le corps croît et se perfectionne. Alors, peu à peu, l'équilibre s'établit entre les forces rivales, et le rapport qui s'ensuit, entre la consommation et la régénération, fait que le corps n'augmente ni ne décroît.

Équilibre vital rompu.

Mais l'énorme consommation intérieure, que le corps de l'homme éprouve, fait qu'à la fin l'équilibre se rompt. Et vraiment on ne peut qu'être surpris qu'il soit si long à se rompre, quand on réfléchit que les battements du cœur, et le mouvement du sang qui en résulte, se répètent cent mille fois par jour, c'est-à-dire que le cœur et toutes les artères se contractent cent mille fois, avec une force assez considérable pour entretenir, dans un continuel mouvement, toute la masse du sang, mouvement tel que ce fluide de vie opère son circuit complet vingt-cinq fois par heure, et par conséquent six cents fois par jour (27).

Quelle horloge, quelle machine, fût-elle du plus dur métal, résisterait perpétuellement, même longtemps, à une pareille action destructive !

Aussi, la diminution de la force vitale et la détérioration des organes en résultant, font que la consommation l'emporte, à la fin, sur la régénération, la désassimilation sur l'assimilation, la décomposition sur la composition, le déblai sur le remblai...

Principium et finis.

Alors, peu à peu, le corps se dégrade, jusqu'au moment inévitable de son entière dissolution.

Inévitable, car nous n'avons à notre disposition qu'une certaine somme de force vitale. Donc, inévitablement, il faut cesser de vivre, quand le terme, assigné par la nature à notre existence individuelle sur cette terre, est arrivé.

Chaque être vivant a une durée de vie absolue qu'il ne peut dépasser, — durée qui est le résultat de la disposition de ses organes et des forces vitales qu'ils sont susceptibles de contenir ; — dès lors, les organes finissent nécessairement par s'user, le principe de vie finit nécessairement par s'en échapper, et la mort nécessairement s'ensuit.

Mais, le terme absolu de la vie, comment l'atteindre ?.. Nous dirons bientôt par quel moyen.

Consultons auparavant la statistique suivante :

§ 2.

Statistique de la vie et de la mort.

Population du globe.

Les habitants, qui se parquent de toutes parts sur la surface de la terre connue, ne s'élèvent pas à moins de un milliard trois cents millions d'individus des deux sexes, — lesquels parlent 3,000 langues et professent 1,000 religions différentes, — et se répartissent inégalement entre les trois races : caucasienne, mongole, éthiopienne, avec les variétés et les altérations que chacune d'elles a subies.

Nous appartenons à la race caucasienne.

Enterrements et baptêmes.

Sur ce nombre de un milliard trois cents millions d'habitants du globe, il en meurt, par an, 33,333,333 en moyenne, soit environ : 91,950 par jour ; 3,700 par heure ; 60 par minute ;

Ce qui fait — qu'il y a au moins un mort, ici-bas, par seconde, — et, qu'à chaque pulsation de notre cœur, un cercueil se cloue quelque part.

Spécialement, en France, il meurt, en chiffres ronds, 860,000 personnes par an, soit 100 personnes environ par heure.

Excédant des naissances sur les décès.

Heureusement qu'il n'y a pas d'enterrement qui ne soit compensé par un baptême.

Plus que compensé même, devrais-je dire, car, il naît, sur le globe, 37,037,037 individus par an ; 101,500 par jour ; 4,200 par heure ;

Enfin, tandis qu'il s'exhale 60 âmes au ciel, dans une minute, il s'en introduit 70 dans des enveloppes humaines, pendant le même espace de temps.

D'où il suit — que la population de la terre s'accroît de 10 personnes par minute ; soit 600 par heure ; 14,400 par jour ; 430,000 par mois ; 160,000,000 par an...

Ce qui fait — que la population du globe aura plus que doublé dans dix ans.

N'est-ce pas effrayant ?

Non ; car la crainte qui pourrait naître de ce doublement, ainsi périodiquement renouvelé, — en raison de l'insuffisance de la terre pour contenir une si excessive population, et de l'insuffisance des récoltes pour la nourrir, — cette crainte est dissipée par cette loi providentielle que : «la population est nécessairement adéquate aux subsistances, » loi que, le premier, a fait connaître, ou du moins clairement démontrée, M. Aristide Guillard, en ses *Éléments de statistique humaine* (54).

Pour en revenir aux enterrements individuels, ajoutons que l'heure en sonne aujourd'hui plus tard qu'autrefois, pour un grand nombre d'entre nous, ainsi que nous l'avons vu plus haut.

Malgré cela, la moyenne de la vie, chez nous, tant constante que soit sa progression, n'est encore que de 39 ans et 8 mois, au moment de la naissance (33 ans pour tout le globe) (78).

Or, cette durée de vie paraît bien courte, surtout quand on considère qu'un quart de la population terrestre meurt avant sept ans, et une moitié avant dix-sept ans!...

Nos chances de vie à tous les âges.

Découvrirons-nous, un jour, la loi qui détermine le nombre d'années que chacun de nous doit passer, dans ce qu'il plaît à quelques misanthropes d'appeler une vallée de misères et de larmes ?

Non, très-probablement. Peut-être vaut-il mieux qu'il en soit ainsi. Dans sa pitié pour les esprits trop curieux, la statistique leur offre, à défaut de chiffres exacts, quelques moyennes, quelques calculs de probabilité assez consolants.

Ainsi, en France, l'enfant qui vient de naître peut espérer, si quelque obus ou quelque balle ne vient pas nuire à son développement, atteindre 42 ans ; et ses chances de longue existence s'augmentent à mesure qu'il avance en âge, puisqu'à 40 ans la durée probable de sa vie n'est plus de 42, mais de 51. De 20 à 40 ans, la probabilité reste à peu près stationnaire ; elle est comprise entre 64 et 68 ans ; à 50, elle se relève ; l'individu porteur de son demi-siècle peut raisonnablement espérer atteindre 71 ans ; à 60, ses chances de vie le conduisent à 74 ans ; à 70, il atteindra peut-être 77, et 84 s'il dépasse sa 80ᵉ année.

Ces chiffres, qui diffèrent peu de ceux donnés par M. Rambosson (78), sont ceux de la vie probable à chaque âge. Leur étude nous amène à rechercher combien, sur un nombre de naissances, mille, par exemple, de la même année, il restera de survivants aux diverses périodes de l'existence.

A dix ans, 683 enfants ont survécu ; à onze ans, 633 ; à vingt ans, il ne reste plus que 570 survivants ; à quarante, 518 ; à cinquante, 452 ; mais, à partir de cet âge, la mortalité augmente rapidement, de telle sorte que 360 individus seulement sur 1,000 atteignent l'âge de soixante ans ; 241 celui de soixante-dix ; 92 celui de quatre-vingt, et 9 l'âge respectable de quatre-vingt-dix ans.

Pour le vieillard de quatre-vingt-dix ans, la statistique est avare : elle ne veut plus lui accorder qu'une année de répit ; mais elle est vraiment cruelle pour celui de quatre-vingt-quatorze ans, qu'elle abandonne, sans plus vouloir s'en occuper qu'incidemment.

Ce qui n'empêche pas bon nombre de candidats centenaires d'avoir bon pied, bon œil, excellent estomac, et en atteignant, puis dépassant la centaine, de se moquer des calculateurs hypothétiques et de la science conjecturale.

Chiffre des centenaires.

Il est, en effet, plus d'un mortel qui, dominant les écueils divers, et échappant à tous les heurts, parvient à la centième année de la vie.

Mais, savez-vous combien peu encore on compte de ces mortels privilégiés ? Un sur 100,000, selon une statistique ; mais, peut-être y a-t-il un 0 de trop ; ce qui porte à le croire, c'est qu'une autre statistique dit : 1 sur 10,000, chiffre qui me paraît plus vrai. Mais je dois ajouter qu'une autre statistique toute récente établit que, sur les 37 millions d'habitants dont se compose la France, il en est à peine aujourd'hui 450 qui aient vu le règne de Louis XV, c'est-à-dire dont la naissance remonte au delà de 1774, ce qui donne en moyenne un centenaire par 50,000 habitants. Ce n'est guère ; mais est-ce officiel ?

Ce qu'il y a de positif, c'est que la statistique officielle pour 1865 constate que, pendant cette année-là, il est mort, en France, 155 centenaires ; et que, d'un autre côté, les états de recensement accusent une moyenne de 200 centenaires pour un million d'habitants, soit près de 800 pour l'Empire français.

Courage donc ! Courage ! D'année en année, le contingent de l'armée des centenaires augmentera.

----

§ 3.

Macrobiotique, ou l'art de prolonger la vie.

Le premier de ces mots comprend les derniers, composé

qu'il est des deux mots grecs μακρός, long et βίος, vie (12).

Mais, la longévité qu'il exprime peut-elle étendre sa courroie au delà de la limite bornée, qui semble lui être aujourd'hui fixée par la mort?

Cette limite, l'homme peut-il l'étendre, au point d'en doubler la longueur actuelle?

L'homme peut-il ménager, au double de ce qu'il fait aujourd'hui, la provision vitale qu'il gaspille aujourd'hui en chemin?

L'homme peut-il retarder, sur le cadran de sa vie, en en réglànt sagement l'horloge, l'heure de la consommation finale?

L'homme peut-il, nouveau Josué, fixer le mouvement vital au sein de son organisation, de façon à l'empêcher de se détraquer, avant qu'il ait effectué complétement le passage qui conduit au terme extrême du voyage?

« Nous sommes tous morts, disait Joseph de Maistre, seulement le jour de nos funérailles n'est pas encore fixé. »

De ce jour l'homme peut-il reculer le glas suprême?

Oui, il le peut; mais comment? Tel est le problème à résoudre.

La barque et la traversée.

« Tout le secret de l'art de prolonger la vie, c'est de ne pas l'abréger, » a écrit Feuchterleben, en son *Hygiène de l'âme*.

J'ai démontré que la durée normale de la vie de l'homme est cent ans. J'ai prouvé aussi, il est vrai, que la généralité des hommes est loin d'aller jusqu'à ce terme. Mais pourquoi? Est-ce parce que ce terme est au delà de la limite naturelle de la vie humaine?

Non. C'est que l'homme dépense en route la somme de vitalité que lui a départie la nature, en le créant pour pouvoir y arriver.

Donc, en abrégeant sa vie, comme il le fait, de mille manières, l'homme s'empêche lui-même de la prolonger.

« On ne jette pas l'ancre dans le fleuve de la vie, » a écrit Bernardin de Saint-Pierre.

Non; mais, si assuré qu'il soit de mourir, l'homme, malgré lui, sent qu'il peut retarder l'échéance de sa dette à la mort, et qu'il peut diriger sa barque, de manière à éviter les écueils qui pourraient la faire sombrer, avant le terme de la traversée.

Manœuvres du Nautonier.

« S'il n'est pas permis à l'homme de s'arrêter sur le torrent qui l'emporte, dit un habile médecin, il lui est toujours possible de ralentir, par d'adroites manœuvres, la marche de son frêle esquif. »

Bien plus, il peut poursuivre sa course jusqu'au point le plus éloigné de la côte, dont le plus haut phare est 100 ans.

Rares, il est vrai, sont les traversées aussi longues. Mais enfin il en existe des exemples, même nombreux. Et ce qui prouve que nous nous arrêtons à la moitié du chemin, et qu'en tout cas nous pouvons aller plus loin, c'est l'accroissement progressif de la vie moyenne, sous l'influence d'une application plus générale, plus active et mieux entendue, des divers procédés sanitaires qui sont à la disposition de tous et de chacun ; procédés qu'il dépend de chacun de nous d'employer, pour notre propre compte.

Amour de la vie, pour rames.

Ce qui doit nous porter à voguer hardiment sur le fleuve de la vie, c'est notre ardent amour de la vie. Prenons pour rames cet amour inné, et nous affronterons les mauvais vents qui l'assiégent.

Est-il vrai que « la plus belle invention de la vie, c'est la mort » ? comme l'a dit Mirabeau.

Est-il vrai que la vie serait insupportable « si les dieux n'avaient caché à l'homme le bonheur qu'on éprouve en mourant » ? comme l'a dit Lucain.

Je ne sais si, au terme de ma vie, il me sera donné de dire, comme François Suarez, au moment de rendre l'âme : *Non putabam tam dulce, tam suave esse mori.* « Je ne pensais pas qu'il fût si doux, si suave de mourir. »

Ce que je sais, c'est que la vie est un escalier que tous, tant que nous sommes, nous montons, avec le désir de n'arriver à la dernière marche que le plus tard possible, jamais même, si faire se pouvait.

Ce que je sais, c'est que, si tout le monde se plaint de la vie, — à la façon de ce misanthrope qui, en analysant l'existence humaine, trouvait qu'elle se compose de trois années de bonheur délayées dans soixante ou quatre-vingts années de douleurs et d'ennuis, — tout le monde, malgré l'amertume du breuvage, entrevoit, avec anxiété, le moment suprême, où la coupe sera retirée de ses lèvres.

Tout le monde dit, avec La Fontaine :

> N'approche pas, ô Mort ! O Mort ! retire-toi !
> Mécénas fut un galant homme ;
> Il a dit quelque part : Qu'on me rende impotent,
> Cul-de-jatte, goutteux, manchot, pourvu qu'en somme
> Je vive ; c'est assez : je suis plus que content.

La vie, a dit un penseur, est la dernière habitude qu'on veut perdre, parce que c'est la première qu'on a prise.

Aussi, à toutes les époques, une longue vie a-t-elle été considérée comme un présent du Ciel.

« Père et mère honoreras, afin de vivre longuement, » est-il dit dans les commandements de Dieu ; — récompense promise, par le souverain législateur, comme la plus grande qui puisse être attachée au respect des enfants pour les auteurs de leurs jours.

L'espérance, pour boussole.

En même temps qu'à toutes les époques, les longues vies ont inspiré le désir d'y atteindre, les cas de longévité extrême ont, de tout temps, excité la surprise des générations.

Athènes et Rome consignaient, dans leurs fastes, tous les faits relatifs aux centenaires.

Cependant, considérées sous un point de vue philosophique, ces existences privilégiées ne sont pas simplement un jeu du hasard, « le résultat d'un oubli de la mort ».

Elles ont, on a pu le dire, quelque chose de providentiel.

Dieu, par l'espérance d'un allongement extra, a voulu soutenir les pas chancelants du vieillard, parvenu aux limites ordinaires de la vie.

A quelque âge que ce soit, l'homme a toujours devant lui l'exemple d'autres hommes qui ont vécu plus que lui, et certains autres qui ont poursuivi leur course jusqu'à la plus extrême vieillesse.

« Il n'est homme si décrépit, tant qu'il veoid Mathusalem devant, qui ne pense avoir encore vingt ans dans le corps, » disait Montaigne.

Cette perspective l'encourage, et lui sert de bâton pour cheminer plus loin, en portant, dans sa besace de pèlerin, le viatique et la boussole de l'espoir : — l'espoir de l'heureuse chance longévitale, que d'autres ont eue aussi avant lui, et que lui-même peut avoir, à son tour.

L'espoir devenu certitude.

J'ai réservé, pour la fin, les raisons — les meilleures — qui doivent convertir l'espérance de vivre plus longtemps qu'on ne vit à présent, en certitude de le pouvoir.

Cette certitude, je la fonde sur les phénomènes physiologiques suivants : notamment sur celui-ci, que le monde organique est essentiellement malléable, sous la main de l'homme ; ce qui est une vérité que rendent incontestables les prodiges journaliers de la culture.

Aux considérations que j'ai déjà développées sur ce sujet, p. 75 et s. J'ajouterai celles-ci, qui ne sont pas de moindre importance :

Culture végétale.

Bien que, en général, l'art et la culture abrégent la vie des végétaux, cependant il y a des plantes qui ne vivraient qu'un an ou deux, dans la campagne, et que l'on fait durer bien plus longtemps, à force de soins.

Cela prouve que, pour les végétaux, il y a des moyens qui peuvent reculer le terme ordinaire de la vie.

Ce terme, pour certains arbres, peut acquérir une longévité presque sans fin (48 et 77).

On sait, d'ailleurs, que la culture adoucit les fruits âpres et sauvages, qu'elle réduit les plantes à des formes naines, ou leur fait atteindre des proportions gigantesques. Le jardinier, en modifiant la nourriture des plantes, parvient à changer toutes les parties du végétal. Par exemple, on a trouvé le moyen de développer progressivement, à l'aide des engrais, la racine de la carotte sauvage, naturellement grêle et coriace, et de la changer en une chair épaisse et succulente, etc., etc.

Culture animale.

Pourquoi la culture animale ne produirait-elle pas les mêmes effets que la culture végétale? C'est précisément ce qu'elle fait, en imprimant à la matière organisée de certains animaux des formes toutes nouvelles.

Par rapport à la longévité comparative de l'homme et des animaux, c'est à tort qu'on a contesté à l'homme sa supériorité longévitale; car, de tous les êtres vivants, l'homme est celui qui est le mieux organisé pour fournir la carrière la plus longue.

Pour se convaincre que la plus longue durée est la sienne, il suffit de comparer la durée de sa vie à celle des autres animaux mammifères (18).

Raison de plus pour que sa longévité atteigne le degré supérieur de durée, auquel s'est élevée la vie de certains d'entre eux.

Culture de l'homme.

Chez l'homme, l'étude des difformités, aujourd'hui poussée si loin, a pleinement démontré que certains organes, les muscles par exemple, changeaient de texture lorsqu'ils étaient soumis à une traction exagérée, et qu'ils reprenaient leur organisation normale, lorsque l'art était parvenu à modifier cette tension permanente. C'est là un fait positif constaté par l'habile médecin Jules Guérin, dont les travaux ont donné une grande extension à la branche de l'orthopédie, — fait très-curieux et bien propre à fixer l'esprit sur le degré de perfectibilité, de souplesse, de l'organisation animale.

On trouve, dans les travaux de Lamarck et de Geoffroy Saint-Hilaire, des preuves non moins décisives de l'impulsion extraordinaire que peut imprimer à la matière organisée l'action de tel modificateur externe rationnellement employé, impulsion pouvant aller jusqu'à façonner une race entière, c'est-à-dire jusqu'à lui donner un caractère permanent, transmissible par voie d'hérédité.

Quand on réfléchit sur les faits de cette tendance à la perfectibilité de la nature humaine, on comprend toute la vérité contenue dans ces paroles du philosophe Kant : « Si, quelque jour, un être d'une espèce supérieure se mêlait de notre éducation, on verrait alors ce que l'homme peut devenir. »

Tempéraments acquis.

On peut le voir, dès ce moment, rien qu'à lire, dans l'immortel ouvrage de Cabanis, le chapitre des *tempéraments acquis*. En lisant ses admirables aperçus sur l'influence que les divers agents hygiéniques exercent sur les tempéraments primitifs, soit en modifiant leur nature, soit seulement en comprimant leurs tendances, on ne peut ne pas regarder comme certain que l'emploi raisonné des modificateurs de l'hygiène change littéralement la crase du sang, régularise le jeu des puissances nerveuses, etc., etc., au point qu'une constitution primitivement vicieuse, entachée même d'un vice héréditaire, qu'un tempérament peu conforme à cette même constitution, peuvent être amenés à un état d'amélioration et de transformation telles, que l'homme ancien se trouve devenu l'homme nouveau.

Il y a des tempéraments, que telle ou telle nourriture suffit à transformer complétement.

Le grand physiologiste Haller a reconnu que le tempérament qu'il appelle colérique, quand il n'est pas héréditaire, peut être acquis par une nourriture très-substantielle composée en partie de viandes de gibier.

Boerhaave parlait souvent, dans ses leçons, d'un homme de sa connaissance, dont l'âme, naturellement douce, humaine, avait contracté de féroces penchants, depuis qu'il se nourrissait habituellement de pâtés de perdrix.

Haller pense encore que la chasse, les exercices rudes

sous un climat brûlant, et les boissons fortes, peuvent produire les mêmes effets que l'alimentation, rendre la consistance des chairs dure, augmenter la force des muscles, ainsi que celle du cœur, développer enfin les passions abruptes, énergiques, comme la colère, l'audace, etc., qui naissent de la conscience qu'on a de ses forces physiques (6).

Systématisation d'efforts.

Tout ceci tend à prouver : qu'il est une foule de maux physiques, que l'homme subit comme une fatale destinée, dont lui-même est l'auteur et dont, en tout cas, il pourrait s'affranchir, par une patiente et énergique réaction. D'où cette conséquence que, s'il s'appliquait à systématiser, au profit de sa vitalité, les efforts qu'il emploie pour hâter sa mortalité, l'homme réaliserait certainement en lui la chance de longévité centenaire, dont tout à l'heure il entrevoyait seulement l'espoir.

Ce qui se fait. Ce qui devrait se faire.

Mais, cette chance, pour l'avoir, pour l'avoir certainement, que faut-il faire? Car enfin il faut faire quelque chose, autre chose surtout que ce que nous faisons actuellement.

Car, actuellement, si peu d'hommes encore arrivent chez nous au terme centenaire, il ne faut pas croire, comme je l'ai fait observer déjà, que c'est parce qu'il n'est pas physiologiquement démontré que l'homme soit organisé pour avoir une vie normale d'un siècle, puisque cette démonstration est faite scientifiquement aujourd'hui (v.p.119).

C'est, uniquement, par ce que très-peu d'hommes font ce qu'il faudrait faire pour y arriver.

Même ceux sur lesquels la main de fer de la nécessité ne pèse pas de son poids accablant, même ceux qui sont riches et libres, les heureux du siècle, comme on les appelle, ne songent nullement à entourer leurs propres vies, ou celles de leurs enfants, des conditions physiques au sein desquelles seulement les facultés vitales peuvent se développer, dans leur plénitude, jusqu'à l'entier accomplissement de leur fin.

Hélas ! sur ce point, la destinée de l'homme est entièrement livrée au hasard, et sa vie abandonnée aux éléments destructeurs, sans moyens de sauvetage pour conduire sain et sauf son frêle esquif au port.

Voilà pourquoi tant d'hommes meurent de maladie avant terme, et si peu de vieillesse au terme voulu.

« Avec nos mœurs, nos misères, l'homme ne meurt pas, il se tue, » a dit M. Flourens.

Non accepimus vitam brevem, sed facimus, avait dit Sénèque, bien longtemps avant lui.

Lisez seulement l'*Éducation homicide* de M. de Laprade, et vous verrez que c'est au printemps de la vie, que, prématurément, de nos propres mains, nous sacrifions nos enfants à la mort.

D'où il suit, qu'en agissant au rebours de ce que nous faisons, nous arriverions sûrement au but, qu'avec nos agissements actuels nous ne pouvons atteindre.

Que faire donc ?

Les chapitres suivants ont pour objet de l'indiquer.

CHAPITRE II

MOYENS EMPIRIQUES DE PROLONGER LA VIE.

De tout temps, l'*Élixir de longue vie* et la *Fontaine de Jouvence* ont été le plus cher des rêves de l'homme, né mortel.

Pour réaliser ce rêve, mille autres rêves ont été, et sont encore, de nos jours, imaginés.

Nous allons parcourir les principaux.

§ 1ᵉʳ.

Empirisme vital, au moyen-âge.

Le moyen-âge, si fécond en idées bizarres d'enchantements et de sympathies occultes, dut nécessairement se préoccuper avec ardeur du grand problème de la prolongation de la vie.

De là, les procédés et les recettes empiriques, sortis de l'alambic et des fourneaux de la science hermétique de l'époque.

De là, le secret de la vie sans fin, qui était le but des recherches de tous les savants.

Le principe primitif.

Ce secret de la vie sans fin, les alchimistes le cherchaient, surtout intellectuellement, dans la théorie du principe primitif, ou de l'*Essence de la vie*, qui fait le sujet d'un chapitre du livre que vient de publier un savant moderne (27).

Moins savants que lui, les alchimistes se disaient : L'alchimie a soumis à ses creusets le gland d'où doit sortir un chêne, aussi bien que l'embryon d'où doit sortir un homme ; il est résulté de ce peu de substance un principe pur, auquel devait se joindre une force, un mouvement quelconque. A défaut d'un créateur, ce principe ne doit-il pas s'imprimer à lui-même les formes superposées qui constituent notre monde ? car, partout ce phénomène de vie est semblable. Oui, pour les métaux comme pour les êtres, pour les plantes comme pour les hommes, la vie commence par un imperceptible embryon qui se développe lui-même.

Il existe un principe primitif ! Surprenons-le, au point où il agit sur lui-même, où il est un, où il est principe avant d'être créature, cause avant d'être effet, nous le verrons absolu, sans figure, susceptible de revêtir toutes les formes que nous lui voyons prendre. Quand nous serons face à face avec cette particule atomistique, et que nous aurons saisi le mouvement à son point de départ, nous en connaîtrons la loi ; dès lors, maîtres de lui imposer les formes qu'il nous plaira, parmi toutes celles que nous lui voyons, nous posséderons l'or, pour avoir le monde, et nous nous ferons des siècles de vie, pour en jouir.

L'homme n'est pas une création immédiatement sortie des mains de Dieu, mais une conséquence du principe semé dans l'infini de l'éther où se produisent des milliers de créatures, dont aucune ne se ressemble d'astre à astre, parce que les conditions de la vie y sont différentes. Le mouvement subtil, que nous nommons la vie, prend sa source au delà des mondes visibles ; les créations se le partagent, au gré des milieux dans lesquels elles se trouvent, et les moindres êtres y participent, en en prenant tant qu'ils peuvent en prendre, à leurs risques et périls ; à eux à se défendre contre la mort.

Eh quoi ! Les arbres vivent des siècles, et les hommes ne vivraient que des années, tandis que les uns sont passifs et que les autres sont actifs ; quand les uns sont immobiles et sans paroles, et que les autres marchent et parlent ! Nulle création ne doit être ici-bas supérieure à la nôtre, ni en pouvoir ni en durée. Déjà n'avons-nous pas étendu nos sens ? Ne voyons-nous pas dans les astres ? Nous devons donc pouvoir étendre notre vie. La vie donc sera quelque jour à nous...

Telle était la théorie vitale des alchimistes.

La pierre philosophale.

Avant la connaissance des principes qui servent de fondement à la chimie moderne, les alchimistes, pour la plupart, travaillaient au grand problème, c'est-à-dire cherchaient à transformer les métaux en or et en argent, recherche qui devait aboutir à ce qu'ils appelaient la *pierre philosophale*.

Santé et richesse, voilà le côté pratique de l'œuvre, tandis que le côté théorique se rattachait aux secrets de la religion, de l'astrologie, etc.

Il est advenu ici ce qui arrive toujours, lorsqu'on quitte la voie de l'expérience pour s'abandonner à l'imagination. La pierre philosophale était : — tantôt le cinabre, tantôt le soufre ; pour les uns, c'était l'arsenic qui blanchit le cuivre ; pour les autres, c'était la cadmie qui le jaunit ; enfin, pour d'autres, c'était quelque chose de surnaturel, qui ne pouvait être saisi que dans des conditions exceptionnelles. Pour tous, la pierre philosophale était une substance propre à transmuter les métaux vils en or et en argent, et à procurer ainsi immédiatement la richesse.

Mais, comme la richesse est sans valeur, si celui qui la possède ne peut en jouir, la pierre philosophale devait être accompagnée de cette autre, qui passait pour guérir toutes les maladies et prolonger la vie au delà du terme ordinaire. C'était la pierre philosophale pour ainsi dire à l'état de liquide ; elle se nommait *élixir philosophal* ou *panacée universelle ;* les uns croyaient l'avoir trouvée dans une teinture mercurielle ; les autres dans une teinture d'or ou d'argent ; d'autres dans l'émeraude et l'hyacinthe en poudre ; d'autres dans les perles dissoutes dans du jus de citron, etc., etc., — tous dans la transmutation possible en quintessence vitale des métaux, et spécialement des pierres précieuses.

Propriétés empiriques des pierres précieuses.

On a l'habitude de ne considérer les pierres précieuses qu'à un point de vue artistique. Nos ancêtres les regardaient sous d'autres aspects. Les pierres précieuses étaient estimées, dans l'ancien temps, pour les propriétés médicinales qu'elles étaient supposées avoir, aussi bien que pour leur valeur intrinsèque et leurs qualités d'ornement.

Les apothicaires faisaient autrefois très-grand cas de leurs vertus secrètes. L'améthyste passait pour préserver de l'ivresse. Le diamant était considéré comme un préservatif contre le poison, et aussi comme possédant la vertu de dissiper les maladies de l'esprit. L'aspilate couleur d'argent était également utile dans les cas d'aliénation mentale, et il y avait une pierre brillante arabe du même nom que l'on trouvait, disait-on, dans des nids d'oiseaux et que l'on regardait comme bonne pour le spleen. Le *lapis armenus* était prescrit par les médecins pour purger les humeurs noires, maladie d'ailleurs indéfinissable, dont les précédentes générations paraissent avoir été fréquemment affligées. Le *lapis hæmatites* était jugé efficace pour arrêter les saignements. Le *lapis judaïcus*, petite pierre rayée, de la forme d'une olive, qu'on trouve en Judée, pilée dans un mortier et prise à l'intérieur, passait pour opérer une guérison certaine de la pierre. Quant à la pierre *lapis nephriticus*, apportée de la Nouvelle-Espagne, il suffisait de l'attacher au bras pour guérir la même maladie.

Les pierres précieuses étaient hautement estimées par

les alchimistes comme étant de la première utilité dans la transformation des métaux. Ils croyaient que l'*ampelitis* attirait l'or, comme l'aimant attire le fer.

Les médecins du moyen-âge pensaient que c'était une excellente habitude de « porter sur soy pierres précieuses, espécialement la jacinte, le rubis, le grenat, l'esmeraude et le saphir, qui ont espécialement propriété contre peste. »

Mais ils conseillaient de porter de préférence ces pierres fines « au doigt nuptial qui est près le petit, en la main senestre, parce qu'il respond au cueur. »

L'or potable.

En définitive, c'était l'or devenu potable qui recélait en lui le secret d'une jeunesse sans fin, secret que les alchimistes du moyen-âge cherchèrent sans relâche, sans avoir jamais pu le faire sortir de leurs creusets.

Cependant, Isaac le Hollandais, Basile Valentin et Daniel Zachaire assurent qu'une personne, qui prendrait chaque semaine une petite dose de pierre philosophale en or potable, se maintiendrait toujours en santé, et que sa vie se prolongerait « jusqu'à la dernière heure qui lui a été assignée par Dieu ».

« Prolonger la vie jusqu'au jugement dernier n'est pour moi qu'une bagatelle, » disait Salomon Trismosin. Aussi, se vantait-il de pouvoir rendre la jeunesse à des vieilles de 90 ans, en leur administrant cet élixir vital.

Artéphius, qui vivait en 1130, se donnait 1,000 ans.

« Moi-même, Artéphius, qui écris cela, je suis au monde

depuis 1,000 ans, ou peu s'en faut, par la grâce de Dieu, et l'usage de l'admirable quintessence. »

Le grand œuvre.

Une des découvertes qui produisirent le plus de sensation au moyen-âge, ce fut le *grand œuvre*, d'Arnaud de Villeneuve.

Ce savant célèbre du treizième siècle promettait sérieusement des siècles d'existence à quiconque renouvellerait, tous les 7 ans, l'opération suivante :

Au mois d'avril ou de mai, appliquer sur le cœur, pendant le sommeil, un emplâtre composé de safran, de roses rouges, de santal, d'ambre et d'aloès ;

Vivre de poules, nourries d'une manière spéciale, dans laquelle la chair de vipère figurait en première ligne ;

Faire usage, en même temps, d'une confection composée de perles, de saphir, d'émeraudes, de musc, etc.

Dans la pensée d'Arnaud de Villeneuve, qui s'adonna aussi à l'astrologie judiciaire et prédit la fin du monde, la chair des serpents, des cerfs et des aigles avait la propriété de renouveler la vie, en vertu d'une corrélation harmonique.

Ces animaux, en effet, d'après les croyances de l'époque, se dépouilleraient, chaque année, « des tristes apanages de la caducité pour revêtir les apparences d'une brillante jeunesse, les serpents changeant de peau, les cerfs de cornes, et les aigles de bec. »

Pardonnons, dit, à ce propos, un savant moderne, pardonnons à celui qui découvrit les acides sulfurique, chlorhydrique et azotique, et qui sut, dit-on, le pre[traire l'alcool et l'essence de térébenthine.

Arnaud de Villeneuve mourut à 76 ans, dans un naufrage. Sans cet accident, peut-être, grâce à l'emploi de son spécifique souverain,... vivrait-il encore de nos jours.

Jours fatidiques.

Au moyen-âge, la doctrine des *jours heureux* et des *jours malheureux* était assez généralement admise; et l'art de prolonger la vie devait se baser sur cette théorie.

Étaient réputés heureux : les 13 et 23 janvier ; les 5 et 25 février ; les 28 et 30 mars ; les 5, 25 et 29 avril ; les 4 et 7 mai ; les 3 et 8 juin ; les 13, 31 et 24 juillet ; le 22 août ; les 7, 23 et 27 septembre ; les 14 et 15 octobre ; les 18 et 29 novembre ; les 18 et 26 décembre.

Étaient réputés malheureux : les 2, 4, 8, 9 et 13 janvier : les 5, 17 et 18 février ; les 6, 16, 17 et 28 mars ; les 7 et 25 avril ; les 7, 17 et 19 mai ; le 6 juin ; les 12 et 18 juillet ; les 16 et 20 août ; les 16 et 28 septembre ; le 6 octobre ; les 13 et 19 novembre ; les 6, 7 et 17 décembre.

En outre, il y avait un jour dans l'année, le 6 août, *jour du chien*, où l'on devait bien se garder de prendre médecine ; et cinq jours, les 9, 24, 29 mars, 1er août et 1er décembre, où la saignée exposait à une mort presque certaine.

On devait aussi regarder comme périlleux les 4, 5, 6 8 et 10 du cours de chaque lune ; et ne rien commencer de durable le 18 du mois de mars, le 1er août et le 4 septembre.

Partant de ces données, on régularisait son régime, diététique ou médicamenteux, en ayant soin quelquefois d'étudier sous quelle planète se trouvait l'organe affecté d'un malaise quelconque ; car, alors, il fallait choisir, pour se droguer, les heures de la journée qu'on supposait réglées par la planète en question.

L'élixir de Nicolas Flamel.

De tous les empiriques du moyen-âge le plus célèbre sans contredit est Nicolas Flamel, né vers 1330, écrivain calligraphe, tenant son échoppe près l'église Saint-Jacques la Boucherie, à Paris, en compagnie de sa femme Pernelle. C'est là que le hasard fit tomber entre ses mains un manuscrit sur écorce d'arbres, composé de 21 feuillets divisés par 7.

Ce livre, couvert de dessins mystérieux, était du juif Abraham et renfermait le secret de la transmutation des métaux, de la pierre philosophale, de l'élixir de vie universelle, de toutes les chimères enfin dont se nourrissait le moyen-âge.

Flamel passa 21 ans en méditations, et découvrit à la fin le merveilleux secret, après une multitude d'opérations, d'expériences, de voyages et d'études où les nombres symboliques et cabalistiques (3,7 et leurs multiples) reviennent invariablement, comme dans toutes les légendes de cette nature.

Donc, Flamel sut faire de l'or, et acquit une immense fortune, qu'il employa au soulagement des pauvres.

Son élixir de vie lui permit de ne pas mourir !

A ce sujet, un voyageur français, pensionné de Louis XIV, et voyageant par son ordre, du nom de Paul Lucas, a écrit sérieusement, en 1714 : qu'un derviche indien lui a assuré que Flamel et Pernelle n'étaient point morts, qu'ils avaient fait enterrer deux bûches à leur place, qu'ils se trouvaient alors aux Indes, et qu'ils avaient encore 600 ans à vivre.

« Ce derviche, dit sans sourciller le voyageur officiel, me raconta que Flamel, persuadé qu'on l'arrêterait s'il passait pour avoir la pierre philosophale, trouva le moyen de sortir de France, en faisant publier sa mort et celle de sa femme (au moyen des deux bûches ci-dessus). Depuis ce temps-là, ils ont mené tous les deux une vie philosophique, tantôt dans un pays, tantôt dans un autre ; je suis leur intime ami, et il n'y a que trois ans que je les ai laissés aux Indes... (50). »

A ce compte, Flamel aurait eu plus de 300 ans, au moment où ce malin derviche racontait cette belle histoire à un homme si bien fait, paraît-il, pour y croire.

Le choix de ce Lucas-là, comme voyageur officiel, ne fait pas grand honneur à l'intelligence du ministre qui l'avait fait agréer par le grand roi.

---

§ 2.

Empirisme vital, aux 16ᵉ 17ᵉ et 18ᵉ siècles.

Le moyen-âge ne fut pas seul infatué des billevesées de la vie sans fin. Les siècles suivants ne le furent pas moins.

In sæcula sæculorum.

Au commencement du seizième siècle, un homme étrange remplit l'Europe entière du bruit de sa renommée. C'était un professeur qui, en prenant possession de sa chaire, avait fait brûler les livres de ses devanciers, apostrophés par lui en ces termes : « Sachez que mon bonnet renferme plus de science que vous. » C'était, enfin, le médecin suisse Paracelse, honoré par ses contemporains du surnom de Thaumaturge, comme saint Martin, — lequel émit, sans que personne sourcillât, cette proposition abracadabrante : *Non est contrà naturam nos vivere usque in mundi renovationem ;* ce qui veut dire : « Il n'est nullement contraire aux lois de la nature de vivre jusqu'à la consommation des siècles. » « Seulement, ajoutait-il, c'est chose au delà de notre intellect. » *At solùm ultrà nostrum intellectum est.*

Or, cet illustre savant — qui prétendait pouvoir créer des hommes par l'alambic, et se vantait d'avoir découvert l'esprit vital incorporé — mourut à l'hôpital, à 47 ans, en promettant l'immortalité à ses adeptes.

Il est vrai d'ajouter qu'il prit la mort dans un cabaret où probablement il faisait usage d'un autre arcane que celui qu'il préconisait.

Transfusion du sang.

De tout temps on a attribué de grandes vertus au sang. C'est ainsi que le sang du bouquetin était vanté contre la pleurésie ; celui de la belette contre les scrofules ; celui de l'homme contre l'épilepsie.

Le sang du taureau passait pour un poison, dans l'antiquité. Ce fut par ce moyen, dit-on, que Thémistocle se donna la mort. Mais, le sceptique Voltaire, pour prouver l'inanité des fables grecques, fit tirer du sang à un taureau et en but impunément une tasse.

On sait que Louis XI, pour purifier ses humeurs et prolonger sa vie, buvait du sang d'enfants, et réalisait ainsi la fable du vampire.

Rien d'étonnant, d'après cela, que les quarante sept saignées pratiquées sur Louis XIII, dans les dix derniers mois de sa vie, n'ayant pas produit l'effet attendu, on imagina alors de tranfuser le sang au lieu de le répandre, et que, par suite, on crut avoir résolu par là le problème du renouvellement perpétuel de la vie.

Donc, comme le sang est le principe et l'âme de la vie, on admit la possibilité de prolonger presque indéfiniment l'existence, en injectant dans les veines d'un vieillard le sang d'un homme jeune et vigoureux.

Malheureusement, la transfusion du sang, grossièrement exécutée, donna des résultats désastreux ; le parlement de Paris, d'accord avec la cour de Rome, en interdit la pratique pour l'avenir.

Cependant, de nos jours, d'après quelques journaux anglais, le Dr Blundett, à l'hopital Bartholomew, aurait plusieurs fois pratiqué cette opération avec succès, notamment dans le cas d'épuisement vital chez des femmes, à la suite de violentes hémorrhagies.

Il paraît même qu'il a été sérieusement question de pratiquer la transfusion du sang sur le prince de Galles, pendant la maladie qui l'a tenu si longtemps voisin de la mort, en décembre 1871.

Mais, outre que cette opération n'a point été tentée, il est plus que permis de douter qu'elle eût réussi, en cas d'essai (76).

Je reviendrai plus bas sur cette importante question.

L'imperméabilité.

Deux Bacon, également célèbres, Roger et François, jugèrent la prolongation de la vie digne de leur attention et de leurs recherches.

Roger Bacon, homme d'une science prodigieuse pour le temps où il vivait (13e siècle), prétendait que l'homme, immortel par sa nature, pourrait encore, malgré son péché, jouir d'une existence de mille années, s'il savait économiser sa provision de force vitale ; et cette assertion du célèbre moine ne paraissait pas étrange, à une époque où les philosophes hermétiques rêvaient l'immortalité.

François Bacon, le père de la philosophie expérimentale, en était encore, trois siècles après, aux mêmes chimères de vitalité quasi-indéfinie.

Selon lui, la vie est une flamme consumée sans cesse par l'air qui l'entoure.

Cette flamme, la vieillesse, qui est une sorte de racornissement universel, une espèce d'incrustation terreuse, en empêche les ravages par son imperméabilité, — les molécules de notre corps se rapprochant, peu à peu, par la double action de l'air extérieur et par la réaction du principe vital, qui agit du centre à la circonférence.

C'est cette imperméabilité qu'il s'agit d'entretenir, en prévenant ou ralentissant la corruption qui procède du dehors.

Pour cela, il faut s'opposer à l'action déprédatrice de l'air atmosphérique, soit en retrécissant les pores de la peau au moyen du froid ou d'astringents, soit en les bouchant par des onctions huileuses ou des applications de vernis.

Dans le même temps, le médecin italien Cardan enseignait, dans son curieux livre *De Sanitate servandâ*, que les arbres ne vivent plus longtemps que les animaux que parce qu'ils ne font pas d'exercice. L'exercice accroît la transpiration, la transpiration abrége la vie ; pour vivre longtemps, il n'y aurait donc qu'à ne pas bouger.

On peut passer ces bizarreries à Cardan, esprit profond jusqu'au vide, sublime jusqu'à l'illuminisme, extravagant jusqu'à la folie, mais on ne peut passer au chancelier Bacon, père de la philosophie expérimentale, la même idée, enveloppée dans les onctions huileuses, qu'il conseille, aussi lui, pour empêcher la transpiration.

Notons, d'ailleurs, qu'à l'époque où vivaient Cardan et Bacon, les naturalistes n'avaient pas encore constaté dans les végétaux les phénomènes de respiration et de transpiration.

Le vernis épidermique.

Deux siècles après Bacon et Cardan, le philosophe Maupertuis pensa, à son tour, qu'en trouvant l'art de retarder les mouvements végétatifs du corps humain, dont nous avons établi plus haut la comparaison avec les plantes chap. iv, Ire partie), on parviendrait peut-être à prolonger la durée de la vie.

Voyez les plantes, se disait-il. Accoutumées au repos de l'hiver, elles durent peu si la chaleur des serres les force à végéter dans toutes les saisons.

Voyez les oiseaux, les insectes. Leurs œufs sont des animaux renfermés dans une coquille. Dans cette coquille ils ont une espèce de vie qu'on peut prolonger longtemps, en les mettant à l'abri de la chaleur, qui seule conduit cette vie à maturité.

Non-seulement on peut ralentir la vie des insectes, pendant qu'ils sont dans le premier œuf, en empêchant cet œuf d'éclore, mais on peut encore la retarder, lorsqu'ils sont sous forme de chrysalides, en les tenant dans un lieu froid peu favorable à leur évolution.

Pourquoi n'en serait-il pas de même de l'homme, enfermé, au besoin, dans une coquille, au moyen d'un vernis épidermique dont on enduirait son corps (30) ?

Tel est le procédé de Maupertuis qui, trop peu physiologiste, pensait, en effet, qu'en s'enduisant le corps de poix, ou de substances résineuses, on vivrait aussi longtemps que Mathusalem.

Système absurde, en raison de ce que la santé est le résultat du libre et régulier fonctionnement de la peau, la transpiration sensible et insensible qui s'opère par la peau étant, chez nous, le phénomène fondamental de l'existence, ainsi que le démontre le docteur Turck, en son livre *De la Vieillesse considérée comme maladie.*

La saupoudration.

Cette pratique qui, au siècle dernier, était encore en vigueur, avait pour but de prédisposer les enfants à une très-longue existence.

La saupoudration consistait à couvrir les enfants naissants d'une épaisse couche de sel de cuisine, et à les y laisser empaquetés, pendant trois ou quatre jours, c'est-à-dire jusqu'au moment où l'on pouvait voir que le caustique avait opéré une sorte de décortication totale de leur tendre individu. Après cela, on leur faisait la grâce de les laver avec du vin ou de l'eau.

Ainsi opérés, on disait les enfants à l'abri de tous maux. Et vraiment on serait porté à le croire, en ce sens que, pour des malheureux qui, si jeunes, seraient sortis vivants de ce terrible martyre, la plupart des misères physiques, qui affectent l'humanité, n'auraient plus été que des bobos insignifiants.

Était-ce là un fait isolé, exceptionnel? Non; c'était une méthode généralement usitée, par certaines populations, par certaines castes; et dont les mérites furent attestés par maint exemple de longévité remarquable. Je parle ici, bien entendu, d'après les auteurs qui ont traité spécialement de la saupoudration.

N'avez-vous pas, d'ailleurs, entendu parler de ce marquis de Saint-Aulaire, à qui une douzaine de petits vers, composés à soixante-ans, valurent, à l'Académie, au grand scandale de Boileau, un fauteuil qu'il devait occuper pendant plus de quarante années?

Eh bien ! Saint-Aulaire, — c'est un célèbre hygiéniste du siècle dernier qui nous l'apprend, — avait été saupoudré à son arrivée en ce monde ; et le vieux bel esprit était si parfaitement convaincu de devoir à cette barbare précaution son inaltérable santé et ses 80 ans, qu'il faisait le possible pour qu'on y soumît tous les enfants qui naissaient dans sa famille, ou chez ses amis (24).

Le sel de vie, et autres inventions longévitales du 17ᵉ siècle.

Aux dernières années du 18ᵉ siècle, nous voyons se renouveler, sous une autre forme, les aberrations qui avaient agité l'esprit humain au moyen âge.

Alors, en effet, surgirent, de la tourmente des esprits à cette époque, une foule de compositions ou d'appareils auxquels on attribua le pouvoir de suspendre le cours de la nature et de prévenir la vieillesse.

Je citerai, entre autres :

1° Le fameux sel de vie du baron Léopol de Hirschen ;

2° Le thé du comte de Saint-Germain, dont on possède la recette, et qui faisait, dit-on, des merveilles, bien que ce fût un simple mélange de fleurs de sureau, de semences de fenouil et d'anis, de crème de tartre, et de feuilles de séné ;

3° L'elixir d'immortalité du fameux Cagliostro, qui n'était autre chose qu'une liqueur stomachique insignifiante ;

4° Enfin, le lit céleste du docteur Graham, lequel, vendu à l'encan, se trouva contenir une espèce d'appareil magnétique, des substances odoriférantes, et des cordes métalliques dont les vibrations produisaient, dans certaines circonstances, des sons plus ou moins harmonieux (52).

Les charlatans.

On a signalé, avec grande raison, la différence caractéristique qui existe, entre le moyen âge et le 18ᵉ siècle, sous le rapport des élucubrations longévitales qui se produisirent à l'une et à l'autre époque.

Au moyen âge, les prétendues panacées universelles étaient souvent le produit d'élucubrations savantes, et ceux qui les prônaient avec enthousiasme avaient pour excuse la bonne foi de leurs croyances et l'énergie de leurs convictions.

Au 18ᵉ siècle, au contraire, les inventeurs de tous ces spécifiques étaient d'effrontés charlatans, qui ne se faisaient aucune illusion sur l'inanité de leurs prétendues découvertes, et ne cherchaient qu'à battre monnaie sur l'ignorance et la crédulité du public.

Grâce, toutefois, pour l'élixir de Villars !

L'élixir de Villars.

En 1728, surgit, à Paris, un inconnu, nommé Villars, dont la réputation égala, surpassa, dans l'esprit de ses adeptes enthousiastes, celle de son homonyme le maréchal de Villars ; — celui-ci faisant tuer les hommes, celui-là les faisant vivre.

Villars avait confié à un ami, qui le répéta partout, qu'un sien oncle, qui avait vécu plus de 100 ans, et qui même n'était mort que par accident, lui avait légué le secret d'une eau merveilleuse, qui avait la vertu de prolonger de plus d'un siècle la vie de ceux qui en faisaient usage.

Lorsqu'il voyait passer un enterrement : Hélas ! soupirait-il, encore un qui ne serait pas parti, s'il avait bu de mon eau !

Plusieurs, qui s'en servirent, s'en trouvèrent en effet très-bien, et, sur ce, prônèrent le spécifique, au point que le débit en devint considérable, quoique Villars fît payer la bouteille 6 francs.

L'effet merveilleux de l'élixir consistait, outre sa vertu intrinsèque, dans le mode de s'en servir.

Ce mode était, non-seulement de le prendre à jeun, mais encore, et surtout, d'observer, tant que durait la bouteille, une sobriété absolue, condition essentielle, sans laquelle le remède ratait.

La sobriété, c'était l'accessoire sur l'étiquette ; au fond, c'était le principal. Or, le principal guérit un très-grand nombre d'intempérants.

Ce qui fit que Villars fit rapidement fortune.

Fortune bien acquise, cette fois, bien qu'elle fût le résultat d'un mensonge. Car l'eau bue était tout bonnement de l'eau de Seine, — encore pas filtrée.

<hr>

§ 3.

Empirisme vital de l'époque actuelle.

La vie sans terme.

Qui le croirait ? Un grave et savant philosophe du commencement presque de ce siècle, un membre de l'Académie des sciences, de l'Assemblée constituante et de la

Convention, — lequel, par parenthèse, s'est suicidé à 50 ans, — le marquis de Condorcet, — a donné dans les billevesées vitales de Paracelse, en prédisant, dans son *Esquisse des progrès de l'esprit humain*, « le temps où la mort ne sera plus que l'effet d'accidents extraordinaires, et où la durée, de l'intervalle moyen entre la naissance et la destruction, de plus en plus lente, des forces vitales, n'aura plus aucun terme assignable.... »

L'incrustation.

On connaît le système de cristallisation amoureuse d'Henri Heine. Eh bien ! voici qu'un médecin amateur, M. de Lapasse, vient d'y ajouter un pendant, dans son système d'incrustation.

Selon lui, une des causes qui s'opposent le plus à la prolongation de la vie humaine, c'est l'incrustation de nos tissus. Supposez qu'au moyen de certains dissolvants chimiques on parvienne à empêcher nos tissus de s'incruster, et nous vivrons tous cent cinquante, peut-être deux cents ans, en moyenne, si nous employons des dissolvants chimiques de bonne qualité. M. de Lapasse compte spécialement, pour prolonger la vie, sur l'oxygène, le phosphore et l'action dynamique de certains médicaments dont il s'est constitué le propagateur et le pharmacien. Ce qui fait que, si nous tous, hommes et femmes, n'arrivons pas au moins à l'âge de Philémon et Baucis, ce ne sera pas la faute de la thérapeutique métallico-vitale dont il est l'inventeur (19).

La contre-ossification.

Partant de la théorie de M. Flourens sur les os (Voy. p. 97 et 120) pour s'imaginer que la mort, chez l'homme qui a vécu toute son existence, n'est que l'ossification arrivée à son dernier terme d'accroissement, un autre chimiste, dont M. Cruveilhier nous a révélé le système sans le nom (7), a bâti tout un système de longévité sur cet axiome que : pour vivre longtemps, il faut faire en sorte de ne pas s'ossifier. De là, la préconisation de l'acide lactique, découvert par Schale, dans le petit-lait aigri, lequel aurait la propriété de dissoudre les os. Selon lui, donc, il suffirait, pour ralentir la vieillesse, de ralentir l'ossification, en se mettant au régime du petit-lait.

Le fluide électrique.

Plus raisonnablement que tout cela, sans que je veuille dire plus efficacement, le docteur Turck, médecin des eaux de Plombières, indique comme source de Jouvence le fluide électrique et les bains d'électricité, au moyen desquels, dit-il, les sécréteurs reprennent une vigueur nouvelle, les rides s'effacent, les dents repoussent, les cheveux gris sont remplacés par des cheveux noirs, blonds ou châtains, ... de telle sorte que l'homme et la femme, arrivés à la vieillesse, sont placés, par ce traitement, dans les conditions les plus favorables à un rajeunissement total (20).

A part les bains d'électricité, — dont mon ami le docteur Hiffelsheim, mort, hélas, à 38 ans, a le premier propagé l'heureux usage, — le fluide électrique est peut-être l'agent naturel le plus propre, sinon à nous rajeunir sans cesse, au moins à nous aider à vieillir le plus tard possible.

Ce qu'on ignore généralement, c'est l'analogie de la vie avec l'électricité. Ce qu'on ignore pareillement, c'est que le fluide magnétique, qui n'est autre que le fluide électrique, est identique au fluide nerveux, et que, de même que la volonté dirige le fluide nerveux vers les organes pour les mouvoir, elle peut aussi lancer le fluide électrique ou magnétique au dehors, et le faire pénétrer dans le corps d'une autre personne; d'où il suit qu'en accumulant ce fluide dans le corps d'une personne qui n'en serait pas suffisamment pourvue, on pourrait y établir l'équilibre et augmenter la force vitale.

De là, les divers procédés de passes magnétiques, usités en France et à l'étranger, depuis la doctrine théori-pratique du magnétisme animal par le médecin allemand Mesmer, au milieu du siècle dernier, — doctrine qui, trop souvent défigurée par l'ignorance crédule ou exploitée par le charlatanisme, n'a pu encore prendre place dans la science, mais qui n'en est pas moins basée sur des faits dont l'inexplicabilité ne peut détruire l'existence.

Ce qui est certain, c'est que l'influence curative de l'électricité sur les maladies nerveuses n'est plus à prouver, tous les médecins au courant de la question ayant constaté les résultats extraordinairement remarquables qu'on obtient, au moyen de la pile de Remak, introduite en France par le docteur Onimus, depuis dix ans à peine.

Ce qui est certain, c'est que la production d'une

certaine quantité d'électricité par les tissus vivants, comme résultat de leur activité spéciale, n'est plus niable aujourd'hui, et qu'il est certains individus, — comme, par exemple, le zouave Jacob, dit-on, — qui sont de véritables appareils de Remak, infiniment mieux appropriés à l'organisme humain que ceux de nos meilleurs constructeurs d'instruments.

Ouvrez le premier traité de physiologie ; vous y verrez que les muscles et les nerfs dégagent de l'électricité, sous forme de *courants ;* que tous les tissus sont doués d'une force *électro-motrice, capable de produire des effets divers,* faibles, mais réels, tant sur les tissus d'autres animaux convenablement disposés que sur les galvanomètres.

Prenez le tome XXXV des *Annales de Chimie et de Physique,* vous y trouverez des expériences très-curieuses de MM. Pfaff et Ahrens, qui ont étudié l'électricité de l'homme, au moyen d'un électromètre à feuilles d'or, et qui ont constaté les faits suivants : 1° d'ordinaire, l'électricité propre à l'homme en santé est positive ; 2° elle dépasse rarement en intensité celle que produit avec le zinc le cuivre communiquant avec le réservoir commun ; 3° les hommes irritables, d'un tempérament sanguin, ont plus d'électricité que les sujets lourds et d'un tempérament lymphatique ; 4° la somme d'électricité est plus grande le soir qu'aux autres moments de la journée ; 5° les boissons spiritueuses augmentent la quantité d'électricité... (36).

De tout cela il résulte que, vous qui me lisez, vous êtes, peut-être, sans vous en douter, un de ces sujets privilégiés, dont parlent MM. Pfaff et Ahrens, qui ont plus d'électricité que les autres, un de ces hommes-piles dont l'action peut s'exercer, sans secours ni d'électromètre ni de médecin, sur les maladies nerveuses et, par suite, sur la longévité des personnes qui vous sont chères et dont vous êtes intéressé à prolonger l'existence...

Essayez !

L'aimantation cubiculaire.

Il en est de l'aimant comme du fluide électrique. Son influence magnétique est plus connue par ses effets que par ses causes.

Les anciens peuples croyaient beaucoup aux propriétés thérapeutiques de l'aimant, auquel ils attribuaient une action vitale merveilleuse. De nos jours, l'aimant est peu employé comme moyen hygiénique ou de traitement.

Toutefois, un médecin allemand, le docteur von den Fisch-weiller, mort à l'âge de 109 ans, a attribué à son emploi comme tel son extrême longévité.

Et, pour ne pas en emporter le secret dans la tombe, il a, avant de mourir, laissé un testament qui institue ses contemporains et la postérité ses légataires universels et uniques.

Ce testament, qui a été ouvert, il y a peu de temps, à Magdebourg, avec une grande solennité, conformément au vœu du défunt, n'est qu'une communication, à la fois intime et scientifique, des procédés auxquels le docteur a dû d'atteindre sa cent neuvième année.

Or, selon ce praticien centenaire, la longévité est pro-mise à quiconque prendra, aussi souvent qu'il peut le faire, et tout au moins pendant le temps consacré au sommeil, la position horizontale, en maintenant sa tête dans la direction du pôle nord, et le reste de son corps dans une direction aussi rapprochée que possible du méridien.

Il résulterait, dit toujours le docteur, de la persistance de cette attitude, qui met le sujet en rapport avec le sens des courants magnétiques qui sillonnent la surface de notre globe, une sorte d'aimantation continue, régulière et normale, de la masse de fer contenue dans nos organes, et, comme heureuse conséquence, l'accroissement considérable de notre principe vital, auquel sont soumis tous les phénomènes physiques qui intéressent la conservation de notre existence.

Certes, si le docteur von den Fischweiller n'a pas voulu, en mourant, se gausser de la postérité, il nous a donné à tous le remède le plus simple contre les atteintes des ans, car il consisterait tout bonnement, à l'aide d'une boussole, à placer son lit dans une bonne orientation, et, la tête au nord et les pieds au midi, à dormir solidement et les poings fermés (35).

Mais, est-il bien sûr que le testateur von den Fischweiller n'ait pas voulu se gausser de ses légataires ?...

L'élixir du père Lacordaire.

On croirait difficilement que Cagliostro ait encore des adeptes dans notre siècle de lumières et de progrès; cependant c'est un fait réel.

Le père Lacordaire racontait, dans une de ses lettres,

qu'il faisait usage, pour une maladie du larynx, d'un élixir préparé d'après la recette de ce mystérieux personnage.

« Je bois, dit-il, purement et simplement, de l'or potable; entendez-vous, de l'or, découvert autrefois par Cagliostro et retrouvé par un vieux diplomate qui, n'ayant plus rien à démêler dans les affaires humaines, cherche depuis vingt ans un élixir modeste qui prolongerait notre vie à peu près jusqu'à deux cents ans, si ce n'est jusqu'à trois cents (51). »

En tout cas, l'élixir de longue vie du célèbre charlatan a peu profité au célèbre Dominicain, puisqu'il est mort avant d'avoir accompli sa 50e année.

L'engourdissement vital.

Pendant que j'écris ces lignes, voici qu'un journal scientifique d'outre-Rhin nous apporte une autre rêverie vitale d'un autre docteur allemand. Ce journal raconte qu'entre autres curiosités que possède le docteur Grusselback, professeur de chimie à l'université d'Upsal, se trouve un petit serpent qui, rigide et glacé comme un morceau de marbre, devient, en quelques minutes, et à l'aide d'une aspersion stimulante composée par le savant professeur, aussi vif et frétillant qu'au moment où il avait été pris, il y a dix ans.

Il suit, de ce fait, que le docteur Grusselback aurait trouvé le moyen d'engourdir le petit serpent et de le désengourdir à volonté.

Si ce fait se réalise pour l'homme, comme pour le serpent, la mort serait désormais impuissante, et l'on pourrait conserver les vivants, comme autrefois les Égyptiens conservaient les momies.

Le procédé qu'emploie M. Grusselback n'est autre, paraît-il, qu'un abaissement graduel de la température, jusqu'au point de conduire par le froid les individus à une torpeur complète, sans léser ni altérer les tissus. Dans cet état, il n'y a ni vie ni mort, il y a engourdissement.

M. Grusselback aurait soumis au gouvernement suédois cette expérience miraculeuse et proposé de la faire subir à un malfaiteur condamné à mort. Le profond chimiste l'engourdirait comme un serpent, le laisserait cinq ou six ans dans un état de mort apparente, puis le ressusciterait à l'aide de sa stimulante aspersion.

Nous avons eu jadis le serpent de mer; le serpent suédois, qui vient de loin, m'a tout l'air de sortir du même trou.

Le secret spirite, atmosphérique, etc.

On sait le rôle que le spiritisme a joué dans ces dernières années. Il paraît que M. Delamare, fondateur du journal *la Patrie*, lui avait emprunté, ou du moins demandé, l'art de vivre un siècle. Il disait : « J'ai pris mes mesures pour ne mourir qu'à cent ans ! »

M. Williams Pwll-y-pant disait aussi avoir pris ses mesures pour ne pas mourir, pour ne pas mourir du tout, pour jouir d'une existence indéfinie (*indefinite*). Et il est mort, pas très-âgé, laissant un million de francs au jeune marquis de Bute, qui a déjà plusieurs millions de rente. Le pauvre homme !

M. Delamare ne mangeait plus ; on le faisait manger, comme un enfant. Il est mort, fort riche aussi lui, à la fin de l'année 1869, âgé de 75 ans, malgré son secret spirite_ pour vivre cent ans, comme M. Williams Pwll-y-pant, qui avait un secret *atmosphérique*.

Ils sont morts tous deux,... par privation de la vie, comme disait M. Purgon.

La transfusion du sang.

J'ai parlé plus haut, page 158, de la transfusion du sang. J'ai promis d'y revenir, et j'y reviens.

On sait ce qu'il faut entendre par la *transfusion du sang*. Depuis des siècles on est revenu, à plusieurs reprises, sur cette idée, en théorie si excellente, de rendre la force et la santé à des vieillards, à des malades épuisés, en leur infusant dans les veines le sang d'un être jeune, vigoureux, bien portant. C'est le sang qui fait l'homme. Donc, injectez du sang riche dans des veines où ne circule qu'un sang pauvre, et vous ravivrez les personnes épuisées par les maladies, les hémorrhagies, ou le grand âge.

La pratique jusqu'ici n'a opéré qu'avec du *sang veineux*. Or, malgré l'appareil de M. de Belina, qui met la veine à l'abri de l'air et enlève au sang ce qui donne lieu au caillot, c'est-à-dire la fibrine, le *sang veineux* n'est toujours qu'un sang qui a servi et qui, dans sa circulation, s'est chargé de tous les détritus de notre corps, — ainsi que l'explique très-bien le docteur Vivien, dans notre note 76 — outre que, défibriné, le sang veineux est du sang privé d'une partie de sa substance, de cette partie substantielle qui l'a fait appeler de la chair coulante.

On objecte quelques succès dus à la tranfusion du *sang veineux*. Mais ces succès doivent tenir à des circonstances exceptionnelles ; quand on a opéré sur des malades qui n'étaient pas absolument épuisés, ils avaient conservé du ressort ; le coup de fouet produit par la transfusion peut les ranimer et donner sans doute assez de vigueur à l'organisme pour vaincre son inertie.

En réalité, il n'y a que le *sang artériel* qui, transfusé, pourrait opérer le résultat vital que le *sang veineux* est impuissant à produire (90).

C'est le *sang artériel*, le sang débarrassé de résidus, qui excite nos organes et nourrit nos tissus. On ne comprendrait pas comment on a été chercher assez naïvement le *sang veineux* pour la transfusion, s'il n'avait été convenu autrefois qu'il était dangereux d'ouvrir une *artère*. Le passé réagit toujours sur le présent en mal comme en bien.

De nos jours, les chirurgiens n'ont plus le préjugé des artères ; on opère sur les vaisseaux en toute sécurité ; on peut maintenir des ligatures sur des artères plus de quinze jours. Dès lors, pourquoi ne pas prendre, pour l'injecter, du *sang artériel*, du vrai sang en un mot, dans l'opération de la transfusion ?

C'est effectivement ainsi que procède M. Guérin, de l'Académie de médecine, et, en cela, le savant docteur a résolu le problème de la transfusion du sang, ou, pour mieux dire, de la *communauté du sang*, expression nouvelle qui s'applique en effet à des faits nouveaux ; vraie découverte qui nous paraît mériter l'attention des physiologistes et des philosophes.

Physiologiquement, la méthode imaginée par M. le docteur Guérin est très-complète et très-logique. Un être se meurt faute de sang ; il l'introduit, en quelque sorte, dans le corps d'un homme vigoureux et il lui donne son sang, c'est-à-dire sa chair et sa vie. Les deux êtres finiront par fonctionner d'accord, comme deux instruments à l'unisson , et si l'un perd momentanément , l'autre gagnera assez pour se suffire ensuite à lui-même.

Voilà l'idée.

N'est-ce qu'une idée ? M. A. Guérin ne s'est heureusement pas contenté de ces vues toutes théoriques, comme plusieurs physiologistes anglais (79). Il a expérimenté sur des animaux. Il a fait de force des chiens siamois, des lapins siamois, et il les a maintenus siamois pendant un certain temps, malgré leurs récriminations. Les essais ont sans cesse réussi ; il n'y a pas eu un seul accident (91).

Reste l'expérience à faire sur l'homme.

En pareille matière, on ne progresse qu'avec d'extrêmes réserves. « Je n'ai pas osé, dit le docteur, passer sitôt des expériences sur les animaux à des expériences sur l'homme. J'attendrai que d'autres que moi aient contrôlé mes assertions, et que ces observations soient devenues nombreuses. »

Espérons qu'elles ne se feront pas attendre longtemps.

§ 4.

Conséquences des moyens empiriques ci-dessus.

Chimère et réalité.

Toutes les panacées, tous les arcanes que nous venons de passer en revue, n'ont jamais eu, n'auront jamais qu'une vertu chimérique.

S'ils ont eu, s'ils peuvent avoir encore quelque vogue, c'est que le vulgaire se complaît dans le merveilleux, et que ces moyens s'adressent à un instinct qui domine tous les autres, celui de la conservation.

Toutefois, si la recherche de l'*esprit vital incorporé*, qui n'a pas seulement séduit l'imagination des enthousiastes ou la cupidité des imposteurs, mais qui a aussi été le rêve favori de grandes intelligences, si, dis-je, cette pierre philosophale de la médecine n'est qu'une aberration, il ne faut pas croire qu'elle ait été complétement stérile pour l'humanité.

Les grands chercheurs du Moyen-Age, qui usaient leur vie dans cette course à l'inconnu, au terme de laquelle était l'éternité terrestre, ont parfois découvert en chemin de grandes vérités. C'est ainsi qu'en s'acharnant à la poursuite de l'*élixir de longue vie*, ils ont rencontré, par hasard, l'*acide carbonique*, le *phosphore*, l'*antimoine*, l'*arsenic*, l'*opium*, l'emploi du *mercure*, etc.

Miracles de l'imagination.

Après cela, est-il bien vrai de dire que l'emploi des

moyens empiriques, en fait de longévité, n'a jamais produit, ne peut jamais produire que des chimères ?

Les remèdes *de bonne femme* sont de l'empirisme... Que de guérisons n'opèrent pas les remèdes de bonne femme !

Qui ne sait l'empire, souvent tout-puissant, de l'imagination !

L'imagination est la reine absolutiste du système nerveux, qui lui-même tient sous l'absolutisme de sa domination l'économie tout entière.

Sous la seule influence de l'imagination, le moribond renaît à la vie, le plein de vie est frappé de mort.

A un malade, qui redoutait par-dessus tout la petite vérole, on cacha soigneusement qu'il avait cette maladie. Guéri, on lui annonce qu'il n'a plus rien à en craindre, et sur-le-champ il en meurt.

La force motrice de l'imagination est plus intime et plus pénétrante que toute force physique, disait Kant.

De là, les lésions matérielles qu'on voit parfois s'opérér sous la pression de cette force intime.

De là, la tache bleue vue par Burdach sur le corps d'un homme qui avait reçu un coup en rêve.

De là, la piqûre, ressentie au pli de son coude, par l'impressionnable femme de chambre dont parle l'*Union médicale* de Bordeaux, à la vue de sa maîtresse qu'on saignait, et la petite plaie survenue, peu de temps après, au même endroit.

De là, les stigmates représentant les plaies de Jésus crucifié, réellement opérés sur diverses parties du corps de plusieurs saints mystiques, etc., etc.

Si l'imagination peut produire de tels phénomènes physiques pourquoi, *à fortiori*, n'en produirait-elle pas d'analogues en thérapeutique ?

Aussi, l'imagination est-elle l'auxiliaire la plus puissante de la nature dans son œuvre médicatrice.

Non-seulement elle seconde l'action des médicaments, mais elle va jusqu'à communiquer une vertu curative à des substances complétement inertes.

Entre autres faits, cités en preuve, en voici un qui les vaut tous : Un médecin ayant donné à un paysan une ordonnance par écrit pour le purger, en lui disant : *Vous prendrez cela* — le bonhomme avala le papier, fut purgé fortement, et demanda après au médecin ce qu'il lui devait pour son excellent remède, qui l'avait, disait-il, si copieusement fait évacuer, et si promptement guéri.

Miracles de la superstition.

Au Moyen-Age, la pratique regardée comme la plus efficace et la plus certaine, pour obtenir une longue vie, consistait à faire des *neuvaines* en l'honneur de saint Servais. Ce saint, ayant vécu *trois âges d'homme*, pouvait, assurait-on, communiquer le même privilége aux fidèles qui l'invoquaient dévotement. C'est pourquoi le roi Louis XI ne passait pas un jour sans lui adresser sa prière.

Saint Laurent jouissait d'une réputation presque aussi grande que saint Servais, quoiqu'il n'exerçât qu'une influence spéciale sur la chaleur du corps. Mais de cette chaleur dépend la vie. C'est pourquoi le médecin de

Lorme, honorable centenaire que j'aurai bientôt l'occasion de citer (65), avait une dévotion toute particulière à saint Laurent. Seulement, à ses prières il avait soin d'ajouter les règles hygiéniques, qu'il pratiquait non moins scrupuleusement.

La foi est, en médecine comme en religion, une force réelle, une puissance effective.

En dehors des miracles, soit-disant dus à l'intervention divine, quel rôle l'imagination ne joue-t-elle pas, dans la plupart des guérisons réputées miraculeuses !

C'est sous ce rapport que, pour mon compte, j'ai foi dans la vertu miraculeuse de l'*eau de la Salette*, et que la *fontaine de Lourdes* me paraît pouvoir devenir, pour les croyants qui s'y abreuvent, une vraie *fontaine de Jouvence* tout autant que la dévotion à saint Servais ou à saint Laurent.

Miracles de la science.

Toutefois, j'ai plus de confiance encore dans les miracles de la science, voire dans la vertu spécifique de certains remèdes empiriques de longévité.

Non que j'aille, comme le Père Lacordaire, jusqu'à la foi en l'efficacité de l'or potable ; mais, je croirais volontiers à celle de la transfusion du sang, opérée selon la méthode du docteur Guérin.

L'avenir lui réserve-t-il un sort brillant, comme moyen méthodique de prolonger la vie chez les vieillards ?

L'avenir seul nous le dira ; — quoique déjà, à l'instar du docteur Guérin, des physiologistes anglais l'aient expéri-

mentée plusieurs fois sur des animaux, et cela avec succès (79).

Conclusion.

Quelle que soit l'inanité de la plupart des procédés
follement compliqués que je viens de faire connaître,
quelle que soit l'extravagance des idées émises qui s'y
rattachent, j'ai recueilli tout cela avec soin, persuadé
qu'il y a toujours quelque chose de bon à extraire, même
de ce qui paraît mauvais. Il n'est guère, en effet, de conception humaine si dénuée de sens, que les yeux de la
raison n'y puissent découvrir quelque point de remarque
ou d'attention. Peut-être la science de la longévité en
sortira-t-elle quelque jour...

En attendant, vivons bien; et, si nous pouvons, mourons
bien.

La mort est, pour l'honnête homme, la conclusion d'un
syllogisme dont la vie forme les deux premières propo-
sitions. Le sage Montaigne s'écrie quelque part : « Je me
garderai bien que ma mort die autre chose que ma vie. »

Mais, la mort, qui est éternelle, dira d'autant mieux la
vie, qui a une fin, que cette fin en aura retardé plus
longtemps la conclusion, pour apprendre plus longtemps
à la mieux dire.

Pour cela, ce n'est point aux moyens artificiels énumérés
ci-dessus qu'il faut demander le secret de prolonger la
vie.

Ce secret, c'est dans un autre ordre de moyens que nous
allons maintenant le chercher.

CHAPITRE III

On donne le nom de *Gérocomie* (du grec γέρων, vieillard, et κομεῖν, soigner), à la branche de l'hygiène qui traite des moyens de conserver la santé et de prolonger la vie des vieillards.

§ 1ᵉʳ.

Principes généraux d'hygiène gérocomique.

Les quatre âges.

Les moyens de prolonger la vie des vieillards se rattachent aux principes généraux de l'hygiène gérocomique et se résument en diverses formules, applicables à l'universalité des pèlerins d'ici-bas, qui désirent cheminer le plus longtemps et le plus loin possible vers la fin de leur pérégrination sur la terre.

C'est à cet effet que je leur offre le bâton de vieillesse et le viatique de voyage au long cours, qu'ils trouveront dans le présent chapitre et les suivants.

« L'état de vie est une maladie continuelle, » *Totus*

homo ab ipso ortu morbus est, a écrit le père de la médecine.

Un physiologiste moderne, Virey, a donné de cette proposition hippocratique un commentaire profond, à mon sens.

« La vie, a-t-il dit, est un état d'activité qui tend perpétuellement à la mort, et qui s'en rapproche par des nuances successives ; la mort est la crise de cette longue maladie que nous appelons la vie.

« De même qu'une fièvre aiguë offre, — dans son origine, un état de chaleur et de turgescence, un pouls vif et dur, — dans son milieu, un caractère d'impétuosité, d'exacerbation et de trouble continuel, — enfin, vers sa terminaison, un affaiblissement de tous les symptômes, accompagné d'excrétions ; —

« Ainsi, la jeunesse est le temps de crudité, l'âge fait est la période de coction, la vieillesse et la mort sont l'époque de l'évacuation critique et de la cessation de la maladie (38). »

Donc, la vie de l'homme a ses crises comme les grandes maladies. Qu'à chacune d'elles on ne soit pas prodigue de remèdes, bien ! Mais, qu'au moyen de l'hygiène, on utilise, en faveur de l'organisme, les phases diverses à travers lesquelles il passe, pour atteindre une nouvelle période de fixité.

L'âge est la durée de la vie divisée en époques et en périodes. Chacun des quatre âges de la vie a ses limites physiologiques. L'hygiène veut qu'on ne donne point à un âge les aliments, les travaux, les plaisirs, les occupations d'un autre. Elle veut que les gradations soient étudiées dans les passages difficiles qui lient les quatre grandes époques de la vie, et où se préparent et s'opèrent les grandes révolutions du corps humain.

Je n'ai point à m'occuper ici de l'hygiène spéciale de l'enfance, de la jeunesse et de l'âge viril. La spécialité hygiénique de ces trois âges est traitée ailleurs (69).

Je me propose seulement d'indiquer ici les règles hygiéniques spéciales, et les remèdes spéciaux, qui concernent la vieillesse ; — en renvoyant au même ouvrage pour plus amples développements.

Le mal et le remède.

En même temps que, chez le plus grand nombre des vieillards, la mémoire diminue, les affections s'émoussent, les sens baissent,—les fonctions purement animales s'allanguissent, la circulation se ralentit, les mâchoires perdent leurs dents, les muscles ont moins de contractilité, les membres ont peine à supporter le poids du corps, l'immobilité relative semble annoncer la rigidité prochaine du cadavre...

Donc, retarder l'envahissement des forces physiques, qui tendent à se substituer à la puissance vitale, tel est le but que le vieillard doit avoir constamment en vue, dans la dernière période de vie qu'il a à parcourir.

Pour cela, entretenir un exercice modéré des diverses fonctions vitales, sans chercher à réveiller, par des excitations factices, celles dont le stimulant naturel est éteint, telle est, en résumé, toute l'hygiène du vieillard.

« Maintenez votre tête fraîche, votre ventre libre, vos

pieds chauds, et vous n'aurez pas besoin de médecin, » disait un médecin.

C'était aussi le conseil du médecin grec Asclépiade, de Pruse, au premier siècle d'avant notre ère, lequel déclarait publiquement qu'il consentait à passer pour un charlatan s'il se faisait jamais traiter par un médecin, et s'il mourait autrement que de vieillesse ou d'accident. Le curieux est qu'il tint parole ; car il vécut près d'un siècle, et mourut d'une chute d'escalier (21).

Le chaud et le froid.

Le chaud et le froid, ces deux éléments de vie, sont, pour les vieillards, des éléments de mort. Rien donc de plus important pour eux que d'en régler soigneusement l'action, s'ils veulent aller jusqu'à la centaine.

Nous avons vu, page 63, que la chaleur acccélère les opérations vitales, et abrége l'existence. D'où les exemples de longévité beaucoup plus fréquents dans le Nord que dans le Midi.

Toutefois, il arrive un âge où l'excitation que produit la chaleur peut devenir, et devient, en effet, un excellent soutien de la vie, si elle est prise à doses modérées.

L'inertie de la peau est un des premiers symptômes de la vieillesse, en même temps qu'une des causes qui précipitent la détérioration organique. Maintenir la peau dans un état d'activité convenable est donc un des moyens les plus importants de prolonger ses jours. « La vieillesse est une maladie, dit Sanctorius. On la prolonge, si l'on sait restituer au corps la transpiration (21). »

C'est pour cela qu'un célèbre médecin du 17ᵉ siècle, regardait comme très-salutaire de se faire suer tous les ans, cinq ou six fois.

C'est pendant l'hiver que les vieillards fournissent à la mortalité le contingent le plus élevé. Aussi, font acte de salut ceux qui peuvent se soustraire aux périls de cette saison, par un changement de résidence, comme sut et put le faire lord Brougham (Voy. p. 65).

A ceux qui ne le peuvent pas, le médecin Ch. de Lorme, qui vécut presque centenaire, recommandait d'user, comme lui, d'un pantalon qui couvrait le corps entier, « depuis la teste jusques aux pieds, avec ouverture par devant et par derrière, pour satisfaire aux nécessités du corps » ; pantalon qu'il conseillait à tout le monde, hommes et femmes, de conserver nuit et jour.

La vieillesse, étant une adynamie naturelle, doit être traitée comme l'adynamie accidentelle, qui complique le cours de certaines fièvres graves. Sous ce rapport, les préparations de quinquina sont recommandées, par le docteur Francis Devay, comme moyen hygiénique adjuvant, pour rallumer la flamme vitale lorsqu'elle est prête à s'éteindre.

Les changements de température.

Un autre péril, non moins grand, menace les vieillards; celui résultant des changements subits de température.

On ne saurait donc se prémunir, avec trop de soin, contre ces changements, surtout contre ceux qui précèdent, accompagnent ou suivent l'équinoxe du printemps.

L'imprudent usage de quitter trop tôt ses vêtements

d'hiver, à l'arrivée du printemps, « fait périr plus de gens que la peste et l'épée » , au dire d'un médecin expérimenté.

Un autre médecin, contemporain du docteur de Lorme, Nicolas de la Framboisière, a écrit à ce propos : « Puisque la vie dépend de la conservation de la chaleur, les vieilles gens ont besoin, pour vivre longuement et sainement, de corriger leur tempérament froid par un régime chaud. »

« C'est pourquoi, ils se portent beaucoup mieux en esté, pour ce que l'air chaud leur est propice. Pour ceste cause, leur chambre ne doit jamais estre sans feu (63). »

Précautions exagérées.

Quelques individus ont, à cet égard, porté jusqu'au ridicule le luxe des précautions. Je connais, dit le docteur Noirot, un professeur allemand qui, pour entretenir sa température naturelle dans un état d'équilibre parfait avec celle de l'atmosphère, revêt ou abandonne successivement une série de vêtements de flanelle, dont chacun représente pour lui deux degrés du thermomètre centigrade. Fluet comme un échalas, quand les chaleurs de l'été sont à leur apogée, il revêt graduellement ses enveloppes de laine à mesure que la température baisse, de telle sorte qu'il finit par prendre, au cœur de l'hiver, une ampleur de tonneau.

Un autre savant avait huit calottes d'épaisseur différente dont il se couvrait le chef l'une après l'autre, ou toutes ensemble, quelquefois dans la même heure.

Ferdinand II, grand-duc de Toscane, mort en 1760,

était connu pour cette manie. On le voyait se promener dans sa chambre, entre deux thermomètres, sur lesquels il avait constamment les yeux fixés, tenant à la main cinq ou six calottes, qu'il se mettait ou qu'il s'ôtait, selon le degré de froid ou de chaud, et cela avec une dextérité qu'eut enviée un joueur de gobelets.

L'abbé de Saint-Martin, au 17e siècle, avait aussi la manie des calottes multiples ; de plus, il couchait sur un lit de briques, dans lequel il entrait par une toute petite ouverture, et sous lequel était établi un fourneau chauffé à point.

Le poëte Malherbe, lui, avait numéroté ses bas d'après les lettres de l'alphabet, et il les mettait les uns sur les autres, suivant les variations de la saison.

Buffon, dans sa vieillesse, faisait chauffer, en hiver, toutes les pièces de son appartement à 16 degrés Réaumur, et il n'en sortait plus pendant six mois.

Tout cela est de l'exagération, dont il faut se garer comme du mal même, qu'elle entretient plutôt qu'elle ne l'évite. Témoin Malherbe qui, malgré son luxe de bas, ne pouvait lire six vers sans tousser et cracher plusieurs fois, ce qui faisait dire de lui qu'on ne savait pas d'homme plus humide ni de poëte plus sec.

L'habitude de porter des vêtements, ou d'habiter des appartements trop chauds, imprime à la peau une susceptibilité exagérée, et fait qu'on devient impressionnable au froid, au point de se rendre esclave du moindre changement de température.

Cette impressionnabilité était telle, chez le géomètre

Fourier, de l'Institut, à son retour d'Égypte, où il avait accompagné Bonaparte, que, dans les derniers temps de sa vie, il se tenait dans une espèce de boîte qui ne laissait passer que sa tête et ses bras (51).

Encore une fois, point d'exagération ! *In medio stat virtus.*

La promenade.

Chez le vieillard, la promenade ranime l'énergie défaillante des organes, stimule les forces vitales et augmente la caloricité.

Les personnes âgées devraient, pour nous servir de l'expression d'un auteur anglais, faire de ce genre d'exercice une pratique de dévotion.

On a comparé le vieillard indolent au voyageur égaré dans les neiges et déjà saisi par le froid. Si l'imprudent se laisse aller à l'assoupissement qui le gagne, c'en est fait de lui ; son sommeil est celui de la mort.

Le matin est le moment de la journée où l'air est le plus vivifiant, et où, dès lors, il convient de se promener. Le soir, au contraire, est celui où il l'est le moins. Pourquoi ? Parce que, le matin, les plantes émettent une grande quantité d'oxygène, c'est-à-dire d'air vital ; tandis que, le soir, elles dégagent de l'acide carbonique en abondance.

Presque tous les macrobites, mentionnés plus haut, étaient des promeneurs.

Massage, frottage, etc.

L'exercice en plein air, le massage, les frictions avec la

brosse, sont des moyens très-efficaces pour la restauration des forces toniques.

Galien a préconisé ces moyens avec forte raison ; ils entretiennent chez les vieillards, dit-il, un degré de chaleur convenable, et facilitent la distribution égale de la nourriture dans toutes les parties de leur corps.

A ce sujet, le célèbre archiâtre de Marc-Aurèle cite l'histoire d'un octogénaire qu'il a connu, histoire qu'il sera sans doute agéable à mes lecteurs d'avoir sous les yeux.

« Antiochus, le médecin, parvenu à l'âge de 80 ans, prit la coutume de se promener chaque jour environ trois stades, ou un demi-mille, pour aller de sa maison au forum. Quand il devait aller plus loin, pour voir ses malades, il faisait le chemin ou en chaise à porteurs ou en chaise roulante. Il avait, dans sa maison, un cabinet qu'il faisait échauffer en hiver avec un poêle, et rafraîchir en été. Là, tous les matins, il se faisait bien frotter et brosser, après avoir été à la selle. Vers les neuf ou dix heures, étant au forum, il mangeait un peu de pain avec du miel bouilli, ensuite il demeurait à causer ou à lire jusqu'à douze. Alors, il prenait un peu d'exercice avant son dîner, qui était toujours très-frugal et commençait par quelque nourriture apéritive. A souper, il ne prenait que quelque chose de léger, à l'écuelle, à moins que ce ne fût quelque volaille dans son propre bouillon (6). »

Les vieux médecins préconisaient certaines habitudes, qu'on suivrait encore avec avantage aujourd'hui, comme de « se frotter la teste de tous costéez, en se lavant avec des linges rudes, ainsi que ses pieds et ses mains, mais après s'estre déchargé le ventre ».

Le boire et le manger.

Le vieux médecin La Framboisière donne sur ce sujet de naïfs mais excellents conseils à suivre :

« Il ne faut jamais charger les vieillards de viandes, pour ce qu'ils ont très-peu de chaleur naturelle, laquelle s'esteindroit, ainsi qu'un petit feu s'estouffe, quand on jette grande quantité de bois dessus.

« Joint aussi qu'ils n'endurent aisément le jeusne... Par ainsi vaut mieux leur bailler à manger peu et souvent, principalement à ceux qui sont en l'âge décrépite ; car ils ne peuvent si bien endurer la faim que les autres, pour ce qu'ils sont comme les lampes quasi esteintes, auxquelles il faut continuellement verser peu à peu de l'huile, de peur de les esteindre en y versant beaucoup, tout à un coup et soudainement.

« Le boire est autant profitable aux vieillards comme il est dommageable aux enfants. Ils doivent boire peu et souvent. Le vin est leur réconfort, et pour ce on l'appelle le laict des vieilles gens. Ils en doivent choisir du vieux et du bon et ne le guère tremper. »

Le dormir et le réjouir.

Le même vieux médecin dit encore sur ces deux points :

« Jaçoit (quoique) qu'il fût meilleur de dormir seulement la nuit et veiller le jour, si est-ce qu'il est permis aux vieillards de dormir un peu après le dîner, principalement en esté.

« Les vieillards se doivent rendre libres de toutes passions violentes. Il les faut réjouir le plus qu'on pourra, et, pour leur donner du contentement, mignarder leurs sens, la vuë, l'ouïe, l'odorat et le goust, en proposant à chacun des objets agréables.

« Pour donner plaisir à leurs yeux, ils passeront le temps à voir de belles femmes, à regarder la variété des fleurs, la diversité des belles couleurs, et porteront tousiours quelques précieuses bagues, entre autres le saphir et l'émeraude, pour ce qu'il n'y a point de couleur qui conserve plus la vuë que le vert et le violet.

« Pour délecter l'ouïe, ils presteront l'oreille à la musique des voix et des instruments ; on les entretiendra de discours plaisants ; on les flattera ; on ne les contredira en rien.

« Pour récréer l'odorat, ils auront tousiours quelque bonne senteur sur eux, et se laveront les mains, le visage et la barbe avec des eaux odoriférantes.

« Pour le goust, on leur baillera ordinairement quelque friandise, afin d'éveiller leur appétit (63). »

Nous reviendrons, dans le chap. VIII, § 2, sur le réjouir des sens par les yeux.

---

§ 2.

De quelques spécifiques gérocomiques anciens.

Outre les remèdes empiriques à rejeter, qui font l'ob-

13

jet du chapitre IIe, les anciens usaient de certains spécifiques spéciaux, qu'il est bon de connaître, sinon pour les appliquer ponctuellement, au moins pour y puiser quelques prescriptions utiles. Tout est dans tout.

Le miel.

Le miel était regardé, chez les anciens, comme un des spécifiques les plus propres à prolonger la vie.

Pythagore qui, comme on sait, parvint à une grande vieillesse, sans cesser de jouir d'une excellente santé, faisait un grand usage du miel.

Comme on demandait, un jour, à Démocrite, âgé de près de 100 ans, par quel moyen il était parvenu sans encombre à un âge aussi avancé : « Par l'huile à l'extérieur, par le miel à l'intérieur, » répondit-il.

Pline et Dioscoride ont particulièrement vanté le miel, comme une substance alimentaire spécialement utile aux vieillards.

Sir John Pringle en faisait un si grand cas, qu'il lui attribuait la propriété d'assurer, par son usage, une longue vie (51).

L'ellébore.

Une autre substance purgative dont les anciens faisaient grand usage, et dont on a beaucoup vanté les vertus, c'est l'ellébore noir.

Prise avec du sucre, la racine passait pour procurer une très-longue vie.

On rapporte qu'un vieillard (celui de la page 20) vécut 150 ans, pour s'être servi fréquemment de cette substance.

Carnéade, dont j'ai parlé, page 104, quand il avait à disputer contre Chrysippe, prenait de l'ellébore, afin d'avoir des idées plus nettes. Aussi, depuis Carnéade, l'ellébore fut-il en grande faveur auprès des orateurs et des gens de lettres.

Cette plante jouissait d'une telle renommée à Rome, qu'il s'en vendait sur les marchés plus de 100 charges de mulet, chaque année (4).

L'eau de vierges.

Nous connaissons l'eau de vigne, si bienfaisante aux yeux des malades, provenant des pleurs de la vigne en fleur.

Mais nous ne connaissons plus l'eau de vierges, si favorable aux esprits vitaux, que nos pères étaient habiles à distiller.

En quoi consistait, et comment s'obtenait ce spécifique virginal?

La grande valeur hygiénique, que les anciens attachaient au souffle d'une haleine encore pure, avait donné l'idée d'utiliser, pour la prolongation de la vie, les particules salutaires de la respiration humaine.

A cet effet, l'haleine de très-jeunes filles, renfermées en grand nombre dans une petite chambre bien close, était recueillie, au mois de mai, dans un matras ou vase de verre à col long, dont le col traversait la muraille.

A ce moyen, le produit de la respiration pulmonaire

des jeunes filles se condensait en une eau virginale limpide, laquelle eau, disait-on, était d'une efficacité merveilleuse pour entretenir les esprits vitaux, chez les vieillards menacés de les perdre (Voy. ci-après, chap. VIII, § 2).

Je ne doute pas que le même procédé ne produisît encore les mêmes effets, si nous savions l'employer. Mais, par quel alambic arriver à cette condensation des émanations virginales ? Voilà le *hic*.

Bains de terre.

On admettait autrefois, et plusieurs personnes supposent aujourd'hui, que les émanations de la terre ont quelque chose de vivifiant.

François Bacon recommandait, comme très-salutaire, une ancienne pratique qui consistait à respirer, tous les jours, l'odeur d'une terre labourable fraîchement remuée, soit en marchant à la suite de la charrue, soit en piochant soi-même la terre de son jardin.

Il a connu un vieillard, très-remarquable par la bonne santé dont il jouissait, qui attribuait cet avantage à ce que, tous les matins, à son réveil, il se faisait apporter un baril de terre fraîche, qu'on remuait sous son nez, afin qu'il pût en humer les vapeurs.

L'inhalation ou l'absorption par la peau des émanations de la terre a même été indiquée, comme moyen curatif, par plusieurs médecins.

Le docteur Graham, entre autres, recommandait les bains de terre comme un excellent moyen de guérison dans un grand nombre de maladies (51).

N'est-ce pas là l'histoire d'Antée, fils de la Terre, qui, terrassé par Hercule, retrouvait sa vigueur originelle aussitôt qu'il touchait sa mère ?

Liqueur des druides.

En 1855, un monsieur Verneuil, — pas le savant professeur de l'Académie de médecine de Paris, — inventa et propagea, profitant de son nom, un spécifique longévital qu'il nomma la *Gauloise*, liqueur des druides, dont le gui était la base, prétendant que le culte que les Gaulois rendaient à cette plante parasite provenait de ce que, *in illo tempore*, il était reconnu que, préparée d'une certaine manière, elle avait la propriété d'entretenir la santé de l'homme, au point de doubler son existence... De là cette annonce, pendue aux vitrines de tous les épiciers du temps... *Buvez, buvez de la Gauloise !*

> C'est la liqueur de nos aïeux,
> Celle qui les fit vivre si vieux.

Mais ce n'était là qu'un attrape-nigaud, empruntant son crédit d'un jour à celui, bien autrement durable, de l'*Histoire de France* d'Henri Martin, l'apôtre fervent de la science druidique.

Spécifiques divers.

Voici d'autres spécifiques, d'une efficacité bien plus douteuse encore.

Pour s'entretenir en bonne santé et garder sa jeunesse autant que les dieux pouvaient le permettre, les magiciens de Rome prescrivaient de tuer un chien noir, d'en broyer le foie dans le sang du même animal, d'arroser avec cela les appartements qu'on habitait et d'enterrer, sous le linteau de la porte d'entrée, le membre génital de la victime.

Dans le même but, certains médecins prescrivaient la graisse de lion et celle de cerf, le sang des enfants et des adultes, soit liquide, soit concrété sous forme d'extrait. Ils conseillaient aussi les infusions de verveine et, comme nous l'avons vu, les préparations d'ellébore.

Au Moyen-Age, on préconisa le lait de femme, pourvu qu'il fût nouveau, et beaucoup de vieillards de distinction s'en nourrirent, ayant soin de n'y ajouter que du pain.

On imagina de donner : contre les affections mentales, la cervelle de coq et de lièvre; contre les affections de poitrine, le cœur de certains animaux ; contre les affections de ventre, des morceaux de foie, etc. C'était le système de guérison par les semblables, tour à tour adopté et rejeté, suivant les préjugés d'époque.

Plus tard, on inventa mille autres remèdes de même provenance empirique contre les maux de la vieillesse. Entre autres, le médecin La Framboisière recommandait, comme spécifique excellent, un bouillon laxatif, fait d'un vieux coq bien fouetté, puis tué, éventré et farci : de racines de persil, de feuilles de bourrache, buglose, pimprenelle, mercuriale, épinards, hysope, figues grasses, raisins de Damas, dattes, jujubes, semences de carthame, etc., etc.

Haller donne toutes les recettes employées alors pour

combattre les maladies des vieillards et prolonger leur existence : véritable orviétan, sirop merveilleux, antimoine, bouillon rouge, eau de la reine d'Hongrie, élixir de vie de Mathiole, élixir de vitriol de Vénus, élixir de Querutan, élixir d'Italie, eau admirable, élixir stomachique, élixir pérugorique, baume nervin, toile Jacob, eau divine cordiale, électuaire contre les rhumatismes, eau céphalique de Charles-Quint, poudre joviale, tablettes mâles, tablettes de magnanimité, etc., etc., etc.

Tous ces remèdes ne prouvent qu'une chose, c'est que le vulgaire d'autrefois, comme le vulgaire d'aujourd'hui, aimait à être trompé. *Vulgus vult decipi.*

Tisane de santé.

Terminons cette pharmacopée vitale par une recette que recommandait Tissot et dont l'emploi, dit-on, fit vivre le médecin Sainte-Catherine, son inventeur, bien au delà de cent ans.

«Prenez une demi-mesure d'avoine, de la meilleure, bien nette et lavée, et une petite poignée de racines de chicorée sauvage nouvellement arrachée. Mettez-les bouillir ensemble dans six pintes d'eau de rivière, pendant trois quarts d'heure à moyen bouillon, puis y ajoutez une demi-once de cristal minéral et trois ou quatre cuillerées de bon miel à manger, pesant environ un quarteron. Remettez encore bouillir le tout ensemble pendant une demi-heure; après, passez le tout par un linge, et ayant mis la tisane dans une cruche, laissez-la refroidir.

«Pour se maintenir en santé, il suffit de prendre de cette

tisane trois fois par année, savoir : vers pâques, dans les plus grandes chaleurs de l'été, et avant l'hiver ; et pendant quinze jours chaque fois, à raison de chaque jour deux bons verres le matin à jeun, en restant deux ou trois heures sans manger ; et deux autres verres encore, trois ou quatre heures après le dîner, sans rien changer d'ailleurs au régime ordinaire. Les faibles et les infirmes n'en doivent prendre qu'un verre. »

C'est par la vertu de ce breuvage, dit la notice que je copie, que le très-célèbre médecin Sainte-Catherine a vécu jusqu'à près de six vingts ans.

Essayez-en.

Spécifique de tout.

D'ailleurs, on peut se faire un spécifique de tout, ou tout peut devenir spécifique. Le tout est de l'approprier aux tempéraments, aux lieux, aux circonstances.

Par exemple, voici Jean Constant, dont le *Mercure de France* de 1763 nous raconte l'histoire. C'était un lieutenant du régiment de la vieille marine, parvenu à l'âge de 114 ans, dans la vie duquel se remarque cette particularité qu'il se trouvait à côté de M. de Saint-Hilaire, lorsque cet officier eut le bras emporté du même boulet qui tua Turenne, en 1675. Eh bien, ce Jean Constant ne buvait point de vin, et n'avait jamais fait d'excès, à cela près qu'il mangeait des quantités énormes de fruits, surtout de melons. C'était son spécifique à lui.

Par exemple encore, voici Durand Estival, terrassier, dans le diocèse de Cahors, qui atteignit, en 1738, la 128e année de son âge, assurant n'avoir jamais fait d'autres remèdes, pour se maintenir en santé, que de se purger de temps en temps avec de la poudre à canon. Plût à Dieu que la poudre à canon n'eût jamais opéré chez nous d'autre purgation !

Un autre macrobite de 103 ans, de la même époque, Georges Politiski, d'Eylau (Prusse), affirmait que son remède unique, dans les quelques indispositions légères qu'il éprouvait, consistait en un petit verre de vinaigre qu'il prenait le matin, comme d'autres prennent de l'eau-de-vie.

Un autre, Jean Rica, agent de change vénitien, était arrivé à 116 ans, en mâchant continuellement de l'écorce de citron.

Un autre, Nicolas Palmer, canonnier à Berwick, âgé de 105 ans, prétendait devoir sa verte vieillesse au plaisir ineffable que lui causait la pêche à la ligne, délicieuse occupation à laquelle il se livrait, depuis nombre d'années, pendant plusieurs heures chaque jour.

Une femme, Élisabeth Varieux, qui comptait 124 ans, en 1853, attribuait sa longévité au café, dont elle faisait un tel usage qu'elle tenait, toute la journée, la bouillotte sur le feu, pour en avoir de toujours prêt à sa disposition (24).

Ces spécifiques, sauf le dernier, sont de la nature de ceux dont j'ai parlé, page 179. Le bien vital qu'ils opèrent, quand ils en opèrent, est dû à l'imagination, le spécifique suprême.

§ 3.

Formules longévitales.

Formules diverses.

Il résulte de tout ce qui précède, dans cette Étude, au sujet des moyens de prolonger sa vie, que la longévité est, jusqu'à un certain point, soumise à la raison et à la volonté humaine.

Dès lors, quels que soient ses milieux ambiants, et quelle que soit sa vitalité primordiale, tout être, qui aura échappé aux chances de destruction des premières années de la vie, pourra rationnellement, volontairement, prolonger son existence, jusqu'au terme centenaire assigné par la nature, terme que nous n'atteignons que très-rarement, par le gaspillage insensé que nous faisons en route de ses plus essentiels éléments.

Mais, au moyen de quelle formule vitale peut-on arriver à ce prolongement?

« Je laisse après moi, disait en mourant Hippocrate, deux grands médecins : la Frugalité et la Tempérance. »

Cette formule suffit-elle?

Non, assurément, quelque excellent d'ailleurs que soit le remède, — et cela, par la raison que ce remède, par sa simplicité même, implique nécessairement l'emploi de plusieurs ingrédients accessoires, mais essentiels; lesquels doivent être à son principe, en harmonie vitale, ce que les accords variés sont au *thème*, en harmonie musicale.

Ces ingrédients, je vais essayer de les faire connaître dans les trois chapitres suivants.

CHAPITRE IV

Aphorismes de Jean de Milan.

Le petit poëme didactique en vers latins, de Jean de Milan (*Joannes de Mediolano*), un des plus célèbres docteurs de l'école de médecine de Salerne, résume, sous le nom d'Aphorismes, la doctrine curative et prophylactique de cette école, célèbre au Moyen-Age, dont les règles sont excellentes à suivre encore aujourd'hui.

Voici les plus générales (89) :

« Si tu veux vivre toujours bien portant, bannis les noirs soucis ; abstiens-toi de la colère ; bois peu de vin ; dîne modérément ; prends de l'exercice après tes repas... En observant bien tout cela, tu fourniras une longue vie. »

> *Si vis incolumem, si vis te reddere sanum,*
> *Curas tolle graves ; irasci crede profanum ;*
> *Parce mero ; cœnato parum ; non sit tibi vanum*
> *Surgere post epulas.......................*
> *Hæc benè si serves, tu longo tempore vives.*

Un autre précepte recommande la bonne humeur, le repos modéré et la frugalité, comme les trois meilleurs médecins pour se bien porter toujours :

> *Si tibi deficiant medici, medici tibi fiant*
> *Hæc tria : mens hilaris, requies moderata, diæta.*

Bien auparavant, l'oracle de Cos avait dit : *Labor, cibus, potus, somnus, Venus, omnia mediocria sunto.*

A ce sujet, deux vers d'un poëte ancien sont bons à citer ici :

Balnea, vina, Venus corrumpunt corpora nostra,
Et vitam faciunt balnea, vina, Venus.

Ce qui prouve que les meilleures choses peuvent devenir mauvaises, par le mauvais usage qu'on en fait.

Reprenons l'un après l'autre les divers points de ces aphorismes sanitaires, pour en déduire les conséquences qu'ils portent.

I.

CURAS TOLLE GRAVES.
(Bannis les noirs soucis.)

Soyez toujours en paix avec votre cœur, c'est le moyen de vivre heureux et longtemps, disait Bacon.

Malheureusement, dans nos sociétés modernes, l'agitation fébrile de la vie l'empêche d'être heureuse et longue.

Mais, heureusement, il s'y mêle des sensations douces, qui en tempèrent et en retardent, chez beaucoup, les effets désastreux.

Espérance et souvenir.

Une des plus favorables à la longévité, c'est l'*espérance*, que Pindare appelait « la nourrice de la vieillesse ».

La perspective de jours meilleurs et l'*espérance* d'une immortelle vie, est ce qui répand le plus de charme sur la vie dévastée du vieillard. Heureux celui qu'illumine une sorte d'intuition des clartés célestes, des joies sans mélange au sein desquelles son âme prendra bientôt son vol. Heureux quand il peut se dire, comme le vieux Cardan : « Je suis plus gai que je ne le fus jamais dans ma jeunesse. A la vérité, il me faudra mourir et laisser mes amis ; mais je sais qu'ils me suivront aussi, et qu'en les attendant, j'en trouverai d'autres au lieu où j'irai (6). »

Quand le vieillard n'a plus l'espérance devant lui, il la retrouve derrière, par le *souvenir*, « cette espérance à reculons », comme on l'a appelée.

L'expansion du moral, par le *souvenir* des joies de la jeunesse ou de la virilité, est l'une des modifications salutaires qui semblent rattacher le vieillard à la vie prête à lui échapper. L'empereur Vespasien en faisait un si grand cas, qu'étant devenu empereur, on ne put l'obliger à aller demeurer dans une autre maison que celle de son père, bien qu'elle ne fût pas digne de lui, parce qu'il ne voulait rien perdre de ce que l'habitude y faisait trouver d'agréable à ses yeux, et de ce qui rappelait à son souvenir les douces joies de son enfance.

Ennui.

Quand l'espérance et le souvenir font à la fois défaut au vieillard, l'abattement moral qui s'ensuit abrége nécessairement son existence, par le chagrin, par l'ennui, qu'il engendre.

Alors, dit le docteur Noirot, il se produit, dans les poumons et dans les gros vaisseaux, une stagnation sanguine dont les soupirs et les sanglots sont l'expression physiologique. La bile cesse de couler librement et s'épaissit.

Les autres sécrétions se troublent, se pervertissent. L'organisme entier se mine sourdement. Un chagrin violent peut même occasionner la mort, surtout chez les vieillards.

« Les vieillards, a dit un autre médecin, meurent plus souvent d'ennui que de maladie. »

« On ne saurait croire, dit un autre, combien l'ennui tue de personnes âgées. »

Crainte de la mort.

La crainte de la mort n'en tue pas moins. « J'ai remarqué, dit le même médecin, que les individus qui redoutent la mort atteignent rarement un âge avancé. »

Les stoïciens, qui professaient le mépris de la mort, passaient pour vivre le plus longtemps.

Donc, aimer la vie sans craindre la mort, c'est le seul moyen de vivre heureux et de mourir âgé, disait Hufeland.

Egoïsme.

Un autre moyen est de fermer son cœur à la pitié. C'est triste à dire, mais c'est tristement vrai. «La pitié, dit un médecin de nos jours, cette vertu si consolante pour l'humanité, par cela même qu'elle nous fait souffrir des souffrances des autres, est une affection dangereuse pour la santé. C'est en raison de ce danger qu'un philosophe a pu écrire cette maxime égoïste : « Bon estomac et mauvais cœur. »

C'est Fontenelle, si je ne me trompe.

Le même médecin a écrit : « L'égoïsme ! voilà le mot

lâché. Oui, l'égoïsme, on aurait tort de le reprocher au vieillard, c'est-à-dire à un âge où l'entretien des ressorts de la machine ne permet plus de distraire la moindre parcelle de vie. »

Et plus loin : « S'il veut prolonger son existence, l'homme âgé doit songer, avant tout, à vivre pour lui. L'égoïsme, chez le vieillard, c'est de la vertu. Je restreins encore ma proposition : le vieillard doit vivre pour son corps, matériellement en un mot (52). »

Sterne aussi a dit : « Voulez-vous vivre vieux ?.. Ménagez *votre âne*.» *Votre âme*, votre cœur, aurait le même sens.

Après cela, « le cœur n'est pas un fruit d'hiver; il ne pousse pas dans la neige, » comme l'a écrit un esprit sec.

***

II.

MENS HILARIS.
(Humeur gaie.)

La gaieté de l'esprit assainit le corps, comme les rayons du soleil assainissent une habitation.

Stimulant vital de la gaieté.

En déterminant un mouvement d'expansion dans l'économie, et en portant les mouvements vitaux vers la périphérie, la joie et la gaieté contribuent puissamment à régulariser les fonctions et à prolonger l'existence.

C'est surtout au milieu de ses semblables, au milieu de ses amis, surtout au milieu de personnes jeunes et aimables, que le vieillard peut trouver la gaieté. La solitude lui est funeste, au physique et au moral.

On croit avoir observé que, dans les grandes sociétés, si les vieillards n'y vivent pas plus longtemps, ils y jouissent du moins plus longuement de leurs facultés, et que l'agitation générale les soutient contre l'affaiblissement de la caducité, comme si, dans la société, les individus s'excitaient réciproquement à vivre et se servaient l'un à l'autre de stimulant (55).

Ce stimulant se trouve surtout dans le milieu ambiant de la gaieté expansive.

Les anciens disaient que le rire retardait la vieillesse et que, si Vénus était toujours jeune et belle, c'est qu'elle était sans cesse accompagnée des *Jeux* et des *Ris*.

Héraclite, qui ne riait jamais, mourut étique à 60 ans; Démocrite, qui riait toujours, vécut gras et dispos jusqu'à l'âge de 109 ans.

Le rire est quelquefois un remède souverain. Une lettre que reçut Érasme le fit tellement rire, qu'un abcès qu'il avait au poumon perça, accident qui lui valut sa guérison. C'est alors que le célèbre satirique songea à écrire l'*Éloge de la Folie*.

Joies excessives.

Mais, pour qu'elle contribue réellement à prolonger la vie, la joie doit être douce, calme, continue.

La Joie fait peur, comédie de madame Émile de Girardin, est une étude physiologique excellente de la joie extrême.

On sait qu'une nièce de Leibnitz mourut de joie, à la vue d'un coffre rempli d'or dont elle héritait.

L'enjouement habituel, le contentement intime, la sérénité de l'âme, peuvent seuls procurer une longue carrière.

« Les joies excessives et bavardes débilitent l'organisme, » disait Bacon. « Ce sont les diarrhées de l'âme, » ajoutait-il, dans un langage plus médical que poétique.

On a dit de Fontenelle qu'il n'avait jamais « ni ri ni pleuré. » Ni ri ! cependant c'est lui qui a écrit : « Par-dessus tout, j'ai observé d'être toujours gai ; sans cela, à quoi m'eût servi d'être philosophe? (V. ci-après chap. vi.)

III.

IRASCI CREDE PROFANUM.

(C'est d'un païen de se mettre en colère.)

Danger vital de la colère.

La colère, — mot grec, χόλος, qui signifie bile, parce que l'exaltation de la colère émeut en effet la bile et que l'individu, chez lequel prédomine l'humeur bilieuse, est éminemment irascible, — la colère fait de l'être raisonnable, qui se laisse aller à ses emportements, un insensé, un furieux, une bête féroce.

La colère, dans les vieillards, est le seul vice de la jeunesse qui se ranime par l'extinction des autres. Mais, alors, plus que les autres, il tend outre mesure les ressorts de la machine, et prédispose aux congestions, aux maladies du cœur et à l'apoplexie ; ce qui tend à rapprocher le terme de la vie que le vieillard doit prendre à tâche d'éloigner.

C'est donc avec un grand sens que l'École de Salerne qualifiait de profane une passion qui bestialise à la fois l'âme et le corps et qui les épuise, du même coup, tous les deux.

C'est de cette passion surtout que sut se préserver le centenaire Antoine Ranchin, dont il est question dans les *Mémoires de la Société royale* de Montpellier en 1755, lequel, à 100 ans, sans infirmités, gaillard et dispos, attri-buait ses longs jours à l'égalité d'humeur, à la placidité d'âme, où il avait toujours su se conserver.

De même Jean Maulny, dont j'ai parlé (p. 36), lequel disait être arrivé à ses 120 ans, sans avoir souvenir de s'être jamais mis en colère.

Rappelons, à ce propos, le mot de Leibnitz que « la bonté est un élément de longévité ».

IV.

LABOR.

(Travail.)

Bienfait vital du travail.

Nous avons vu (p. 55), que ce n'est pas l'opulence oisive qui mène à un âge avancé. C'est par la peine et les labeurs que la vie humaine acquiert de la ténacité.

Nul ne peut se soustraire impunément à la loi qui fait du travail une condition essentielle de la vie de l'homme. Le travail, c'est l'étoffe dont la vie est faite.

Outre que le travail manuel est un remède sou-verain contre l'ennui, qu'on a appelé « le ver rongeur de la vie », il calme la violence des passions qui usent les forces vitales, et amortit l'activité dévorante de la pensée.

Serait-ce donc que la pensée active la sénilité, et la pousse vers sa tombe ? Non.

C'est à tort, en effet, qu'on accuse les travaux intellectuels de hâter la mort : témoin Sophocle, Homére, Hippocrate, Platon, Pythagore, Solon, Plutarque, Galilée, Newton, Fontenelle, Buffon, Locke, Leibnitz, Voltaire, etc., etc., lesquels ont vécu un siècle ou près d'un siècle, sans autre altération physique que celle naturelle de l'âge.

Il est reconnu que l'excès de travail n'est pas à redouter quand il n'y a pas en même temps excès de plaisir.

Témoin Michel-Ange, ce prodige d'activité et de génie, qui, en dépit de l'énorme dépense d'énergie nécessitée par ses immenses et merveilleux travaux, vécut jusqu'à 92 ans.

Témoin M. Thiers, que des travaux intellectuels et politiques non moins prodigieux, joints à des fatigues de corps quasi égales, ont vitalisé au point que ses 76 ans actuels semblent à peine la moitié du chemin que la vie a ouvert devant lui.

C'est que, ce n'est pas l'esprit qui tue le corps, c'est le corps qui tue l'esprit, en se tuant lui-même sans miséricorde.

Mais, pour que le travail de l'esprit ne nuise pas à la santé du corps, il lui faut, comme au corps, des intervalles de repos.

Toutefois, « telle est la nature de notre esprit, que le repos le délasse moins que la variété » (21).

C'est pour cela que Voltaire, qui vécut 84 ans, en travaillant énormément de la tête, avait, dans son cabinet de travail, cinq pupitres sur lesquels étaient répartis, comme en autant de chantiers divers, les divers matériaux de sa pensée, allant alternativement de l'un à l'autre, pour se délasser de l'un par l'autre.

Je fais comme Voltaire ; et je m'en trouve bien.

V.

REQUIES MODERATA.

(Repos modéré.)

« Repos, c'est moitié vie, » dit le proverbe. Oui, modéré ; car, excessif, c'est moitié mort. Même on peut dire c'est la mort, car « agir, c'est vivre. » Donc, rester inactif, c'est mourir.

Vie stagnante.

Un homme, dit Plutarque, qui s'imagine se procurer la santé en vivant dans l'inaction, est aussi peu sensé que celui qui se condamnerait au silence pour perfectionner sa voix (59).

Cependant, saint Siméon Stylite vécut, dit-on, 48 ans, debout et perché sur le sommet d'une colonne, dans une complète immobilité.

Pareillement saint Daniel vécut, jusqu'à 80 ans, de la même manière, dit-on, et cela sans interruption, au point que, quand il reçut la prêtrise, l'évêque ordinateur fut obligé de monter, pour lui conférer le sacrement, au sommet de la colonne où il demeurait perché.

Mais, ce sont là des on-dit, auxquels on peut, sans pécher, ne pas accorder créance. Fussent-ils vrais, que ce seraient deux exceptions que pourraient seules justifier des raisons exceptionnelles, comme eux.

Pourtant, en dehors de ces raisons, on peut citer quelques faits de longévité stagnante, telle, par exemple, que celle de Buffon qui, mort à 81 ans, en avait, de son aveu, passé 50 à son bureau. Mais, en mourant, il avait cinquante-sept pierres dans la vessie.

En général, et pour l'immense majorité des mortels, l'inaction affaiblit le corps et l'exercice le fortifie.

On peut comparer, d'après un ancien, la vie de l'homme à la nature du fer ; si on l'emploie, il s'use à la longue ; si on ne l'emploie pas, la rouille le consume vite. De même, si nous voyons les hommes s'user par le travail, nous voyons que l'oisiveté les accable encore plus que l'exercice, s'ils s'abandonnent à l'inaction (60).

D'autres s'usent par le repos, qui est un tel besoin pour les vieillards qu'on peut dire que, quand ils s'en vont, c'est qu'ils l'éprouvent au point de se lasser de vivre.

C'est ce repos fatal qu'il faut combattre, comme un engourdissement mortel.

Contre cet engourdissement, l'octogénaire vaudevilliste Benjamin Antier pratiquait, et recommandait de pratiquer l'exercice des jambes. « Les jambes sont le pivot de l'organisme, » disait-il.

C'est par l'exercice que César et Henri IV, nés avec une organisation faible, acquirent une complexion assez forte pour leur permettre d'obéir à l'ardente impétuosité de leur âme.

On en pourrait citer mille autres, qui ne durent, qui ne doivent, leur extrême longévité, qu'à l'activité de leur vie laborieuse, entrecoupée de repos, faisant halte, pour reprendre haleine.

VI.

SOMNUS.

(Le Sommeil.)

Bienfaits du sommeil.

Le sommeil, « cette mort qui donne la vie », non-seulement nous fait, pour ainsi dire, renaître chaque jour, mais, en nous faisant ainsi jouir quotidiennement d'une existence nouvelle, il en allonge d'autant le terme, — un sommeil profond et réparateur étant compté parmi les signes de probabilité d'une longue vie.

Le sommeil, nécessaire après les travaux du corps, ne l'est pas moins, l'est même encore plus, après les travaux de l'esprit.

L'inactivité musculaire suffit seule souvent au corps fatigué, pour réparer ses forces. A l'esprit en travail, il faut indispensablement le repos du cerveau par le sommeil.

Les paysans, dont l'esprit est peu surexcité, conservent, avec moins de sommeil, une santé plus vigoureuse que

n'en acquièrent, avec plus, les gens qui se livrent a[ux] travaux intellectuels.

« Pourquoi, dit Londe, l'homme qui pense peu aurait-
il besoin de dormir ? Ne dort-il pas, pour ainsi dire, tout
le temps qu'il veille ? »

Trop et trop peu.

L'École de Salerne assigne la même ration de sommeil
(sept heures) au jeune homme et au vieillard.

C'est à tort : car le vieillard supporte mieux l'état de
veille que l'adolescent et l'adulte.

Il est même des vieillards qui n'ont presque pas besoin de sommeil ; mais cela tient à une particularité de
leur tempérament.

Tel fut le prince de Bénévent, au dire de M. Sainte-
Beuve :

« Il avait la faculté singulière de dormir très-peu : il
passait la nuit à jouer ou à causer, ne se couchait le
plus souvent qu'à quatre heures du matin et se trouvait
réveillé de fort bonne heure. Son pouls avait cette singularité d'être fort plein, et d'avoir une intermittence, à
chaque sixième pulsation.

« Il avait même là-dessus une théorie : il considérait
ce manque de la sixième pulsation comme un temps d'arrêt, un repos de nature, et il paraissait croire que ces pulsations en moins, et qui lui étaient dues, devaient se retrou-
ver en fin de compte, et s'ajouter à la somme totale de
celles de toute sa vie ; ce qui lui promettait de la longévité.
Il expliquait aussi par là son peu de besoin de sommeil,

comme si la nature avait pris ce sommeil en détail et par avance à petites doses (113). »

Pour la généralité des humains, le sommeil est le grand modérateur de la vie. Trop ou trop peu dormir est également défavorable à la longévité.

Plus de dix heures, moins de six, sont les deux limites extrêmes.

La nature a prescrit aux animaux diurnes de se coucher et de se lever avec le soleil. A-t-elle fait exception pour l'homme dans nos climats ? Non. Pourquoi, en effet, la nature, qui nous a faits physiologiquement si semblables aux animaux, ne nous aurait-elle pas imposé les mêmes obligations fonctionnelles ?

Mais, comme Sganarelle, qui plaçait le cœur à droite et le foie à gauche, la société moderne « a changé tout cela ».

Elle a surtout « changé tout cela », en mettant midi à minuit et minuit à midi, c'est-à-dire en faisant du jour la nuit et de la nuit le jour.

Or, en intervertissant ainsi les lois de la nature, qui veut que le jour soit pour la veille et la nuit pour le dormir, nous perdons ainsi volontairement, sur la somme totale de notre vie, tout ce que l'observation de ces mêmes lois nous ferait gagner, en plénitude comme en longueur.

Ce genre d'excès est surtout funeste aux individus qui profitent de la nuit pour dépenser leur intelligence.

Un grand nombre de savants, d'artistes et d'hommes de lettres ont usé leur vie par ce vicieux régime.

Tel fut, entre autres, Girodet. Travaillant très-peu le jour, il plaçait, la nuit, sur sa tête un énorme chapeau garni de bougies, et, dans cet étrange attirail, il peignait des heures entières. Aussi, peu de peintres ont eu une constitution plus débile, une santé plus délabrée. Sur la fin de sa vie, qui fut assez courte, « son génie semblait lié à un cadavre » (51).

En veillant la nuit, on ne porte pas atteinte seulement à sa santé, on la prive du bénéfice qu'elle recueillerait de la coutume de se lever matin.

« Le lever tôt conserve santé et sainteté, » disait François de Sales.

VII.

BALNEA.

(Les Bains.)

Ce n'est pas ici que je puis traiter des bains, dont l'utilité d'ailleurs est notoire, pour la santé des vieux comme des jeunes (69).

Quand ils sont nuisibles, ce n'est, ce ne peut être, qu'en raison du but et des procédés qui faisaient des *balnea* de Rome des succursales de ses *lupanaria*, ainsi que les a fait connaître M. Moreau-Christophe, dans son curieux livre : *Du droit à l'Oisiveté, dans les républiques grecque et romaine* (70).

VIII.

CIBUS. — DIÆTA. — CÆNATO PARUM.

(Le Manger.)

C'est encore moins ici que je puis traiter du manger,

pour lequel il faudrait un volume, — volume qui est fait, ou va se faire, et auquel, dès lors, je dois renvoyer mes lecteurs (69).

Outre la sobriété, dont j'ai parlé dans le chap. iii, je me bornerai aux quelques axiomes suivants :

« Les invitations à dîner devraient toutes être lisérées de noir, comme les lettres mortuaires, » dit un médecin moderne.

« Beaucoup ont péri par l'excès de la table ; mais celui qui est sobre vivra de longs jours, » dit l'Ecclésiaste.

« La médecine la plus seure et qui fait vivre plus longtemps, c'est la tempérance, » dit Charron.

« Jamais homme, aimant sa gorge et son ventre, ne fit belle œuvre, » dit le même moraliste.

« Ce qu'on laisse d'un dîner profite plus que ce qu'on en prend, » a dit un autre.

« *Plures occidit gula quam gladius*, » a écrit Salomon.

Ceci veut dire que le vieillard doit avoir le plus grand soin de son estomac, que le chancelier Bacon appelait si pittoresquement « le père de famille ». Un bon estomac, dont les forces sont entretenues par un régime convenable et régulier, est la plus vivace racine de l'existence.

IX.

POTUS. — PARCE MERO.

(Boisson, — Peu de vin.)

Bonum vinum lætificat cor hominis.

Le plus grand nombre des maladies chroniques, dont

sont atteints les vieillards, proviennent de l'affaiblissement général et de la dégradation successive de tous les systèmes d'organes. Ces maladies, dont le cachet est la faiblesse radicale : catarrhes, paralysies, apoplexies, tremblement des membres, etc., reposent sur la diminution des forces et la perte de la sensibilité, de la contractilité, et de la force absorbante.

D'où, pour faire face à leurs indications capitales, ces deux observances de l'hygiène des vieillards :

1° Ranimer l'action des forces toniques, ce que l'on fait par les moyens indiqués ci-dessus (p. 190), massage, frottage, etc.;

2° Réveiller les forces radicales, ce que l'on fait par une nourriture analeptique et restaurante, et par les cordiaux, dont le vin est peut-être le premier.

C'est ce que pensaient nos pères, comme le dit le proverbe ci-dessus cité.

« Le vin (*vinum, merum*) ranime les sens glacés par l'âge, maintient l'activité du sang et réveille les muscles engourdis. » C'est donc avec raison qu'on l'a appelé « le lait de la vieillesse », encore bien que les buveurs d'eau comptent un grand nombre de centenaires.

Toutefois, la modération est de rigueur, ici comme en toute chose, et le *parce mero* de l'École de Salerne est la première règle à suivre dans le *potus* (75).

X.

SURGÈRE POST EPULAS.

(Promenade après le repas.)

Avant, ou après ?

La question de savoir s'il est bon de se promener après chaque repas a été et est encore fort controversée ; d'autant qu'un autre axiome de l'École de Salerne porte : *Post prandium sta.*

Selon Hippocrate, l'exercice devait précéder les aliments, non les suivre.

De même pensait Gratarole, médecin italien du quinzième siècle : « Il est expédient, dit-il, de prendre exercice modéré, au matin et au vespre (soir) en lieu non suspect de mauvais air, avant le repas (68). »

Arnaud de Villeneuve disait de même : « Vostre exercice doit estre moyen, à vostre aise, et paisible, devant le repas, ou loing du repas, après souper, en lieu joyeux et plaisant. »

Plutarque pensait que, pour exciter l'action de l'estomac, sans outrepasser la mesure, « il fallait simplement se tenir coi, après souper, pour échauffer le corps et éveiller l'âme, en devisant ou écoutant deviser de propos gracieux et plaisants, non pas fâcheux et poisants ».

D'après Chomel, « on digère avec ses jambes autant qu'avec son estomac ».

Dans ce conflit, j'opine, avec le docteur Noirot, que « l'exercice après le repas est un excellent digestif, pourvu qu'il soit modéré ».

Et pourvu aussi qu'en se promenant, si le temps le permet, à pas lents, et en n'imprimant par là au corps qu'une légère secousse, qui ne peut que venir en aide aux mouvements réguliers de la digestion, on se mette en garde contre le froid, contre les émotions surtout ; car il nous importe de nous rappeler, alors, que nous remplissons une importante fonction, comme dirait Brillat-Savarin : — Nous digérons !...

XI.

VENUS.

Uti, non abuti.

Quant à Vénus, j'ai consacré plus loin un chapitre entier à l'usage qu'on en doit et peut faire, pour le charme et le soutien de la vie, dans la vieillesse.

Uti, non abuti, telle est la maxime à suivre, en amour sénile. Et, avec cette maxime-là, son usage est, pour le vieillard qui sait dépenser « comme il faut » ce qui lui reste de son épargne, une source de jouissances douces que n'a jamais pu goûter la jeunesse fougueuse, et qui prolongent, en les embellissant, les dernières journées de sa vie :

...Et dulces moriens reminiscitur Argos !

« O dernières journées ! non, je ne vous dépouillerai pas de ce que Dieu vous a laissé ; je ne vous ferai point plus moroses qu'il ne vous a faites ; mais je rappellerai toutes les joies qui vous connaissent encore, pour qu'elles dansent en chœur, à la clarté de votre soleil couchant, et vous accompagnent, jusqu'au soir, de leurs douces chansons (22). »

CHAPITRE V

Le célèbre médecin allemand Frédéric Hoffmann, mort en 1742, auquel on doit la préparation si connue sous le nom de gouttes ou liqueur anodine d'Hoffmann (éther sulfurique alcoolisé), remède estimé encore aujourd'hui comme un des meilleurs calmants, nous a laissé VII règles pratiques auxquelles il réduit l'hygiène de la longévité.

I.

Fuir l'excès en tout.

Tout ce qui est excessif a pour effet d'accélérer les mouvements de l'organisation, de jeter le trouble dans l'économie. Cependant, ceci ne doit s'entendre que des modificateurs dont l'homme dispose à son gré, tels que la nourriture, les exercices, les passions, etc. Jamais on ne pourra faire abus, par exemple, d'un bon air, d'un bon climat, de la lumière, agents qui sont bons d'une manière absolue.

La meilleure des choses dont il est dangereux d'abu-

ser, et dont on abuse trop souvent, c'est l'hygiène
(v. p. 188).

La bonne hygiène, comme la bonne philosophie, n'interdit que les jouissances qui amènent des regrets ; elle veut que l'on soit sobre avec sobriété.

Il est des hommes âgés qui, par crainte de la mort ou par bizarrerie, commettent en ce dernier point des excès incroyables.

Joubert cite, à ce sujet, l'exemple d'un M. de Chazal, vieillard de 76 ans, qui vécut moribond tous les jours de sa vie. « Il prétend, dit-il, que, pour vivre longtemps et se donner le temps de guérir, il ne s'agit que d'une chose : se tenir en appétit ; or, il n'y a, pour lui, qu'un moyen infaillible : ne pas manger. Une cuillerée à café de miel dans un verre d'eau, tous les matins, avec une rôtie de pain grillé, lui paraît un régime excellent. Un peu de vin de Bordeaux, pris à jeun avec du sirop de violette, est mis par lui au premier rang, à côté de la cuillerée de miel. Il est surtout important, selon lui, quand on a les maladies qu'il appelle vaporeuses, de dire à son imagination, dès les premières bouffées : « Tu es une menteuse, » et de croire toujours qu'on souffre moins qu'elle ne le prétend (56). »

L'hygiène ne demande pas cela. Elle a pour but fondamental d'augmenter les forces de résistance vitale de la nature humaine, et non de l'énerver, par des pratiques de délicatesse et des soins minutieux. Destiné à réagir, l'homme doit s'efforcer d'augmenter les sources de ses réactions.

A cet égard, ce n'est pas sans raison qu'Hippocrate a avancé : que les excès modérés ne sont pas inutiles, pour exciter les forces de la nature.

II.

Respecter les vieilles habitudes, même mauvaises.

L'habitude, cette seconde nature, est un tyran avec lequel il faut savoir user de ménagements et de diplomatie. Il est souvent dangereux de se soustraire à son empire, surtout chez les personnes âgées. « Les habitudes anciennes, disait Hippocrate, même lorsqu'elles sont mauvaises, troublent moins que les choses inaccoutumées. »

La loi physiologique par laquelle le système des forces contracte, sous l'influence d'actes réitérés, un état de fixité qui rend funeste tout changement abrupt dans sa manière d'être modifiée, cette loi est tellement puissante, que l'organisme peut être frappé d'une atteinte mortelle par les modificateurs hygiéniques, bons d'une manière absolue, si leur influence vient à dominer brusquement celle d'agents radicalement mauvais (6).

C'est ainsi qu'on a vu des prisonniers, qui respiraient impunément depuis de longues années l'air infect des cachots, tomber gravement malades, aussitôt que l'air pur de la mise en liberté avait empli leurs poumons.

C'est ainsi qu'Hoffmann a souvent remarqué que les paysans westphaliens, accoutumés à se nourrir d'aliments grossiers, tombaient malades, dès qu'on leur donnait une nourriture plus délicate.

Ceci explique comment l'habitude de se mal nourrir a contribué à la longévité de beaucoup de centenaires. Exemples :

Antoine Sanisse, laboureur au village du Puy, diocèse de Limoges, mourut, en 1769, à l'âge de 111 ans, bien qu'il ne se fût nourri que de blé de sarrasin et de châtaignes.

Nicole Picard, qui mourut à 110 ans, en 1760, ne s'était nourrie, toute sa vie, que de pain et de lait.

De même, Jeanne Fruitier, qui vivait encore en 1761, à Boulogne-sur-Mer, âgée de plus de 100 ans, ne se nourrissait que de pain bis détrempé dans du thé.

De même, Jeanne Brocand, de la même ville, fertile en centenaires, était parvenue, dans la même année, à l'âge de 104 ans, en vivant de lait, de pain bis et de coquillages.

Le consul vénitien Hongo, mort à Smyrne à 115 ans, laissant 49 enfants de 5 femmes (V. p. 18) n'avait jamais pris pour boisson que de l'eau de scorsonère. Cependant, il n'eut jamais d'autre maladie qu'un irrésistible penchant pour les femmes (4).

A côté de ces habitudes, dont l'exercice salutaire ne peut avoir sa raison d'être que dans la constitution particulière de l'individu, se trouvent d'autres habitudes, essentiellement mauvaises en elles-mêmes, qui, par la même raison individuelle, sont sans nocuité pour la longévité.

Telles sont notamment les habitudes d'ivrognerie. Nous connaissons l'épitaphe qui a rendu célèbre le nom de l'Irlandais Brawn (V. p. 23, V. aussi p. 241).

Espagnac, maître chirurgien d'un village sur la Garonne,

au diocèse de Comminges, mort, en 1759, à l'âge de 112 ans, et doué jusqu'à sa dernière heure d'une vivacité singulière, avait l'habitude de s'enivrer tous les jours.

Ceci explique comment l'habitude de se mal porter peut elle-même devenir une cause de longévité.

Quand un tempérament est familiarisé avec les maladies, il les supporte mieux, dit le docteur Noirot, et réagit contre elles avec plus d'habileté. Un organisme robuste et vierge de maladies se tire moins bien d'affaire, parce qu'il est pris au dépourvu à la première attaque, et qu'il se déconcerte à la vue des hôtes inconnus qui viennent l'assaillir.

III.

Respirer un air pur.

La salubrité de l'air est le modificateur qui agit le plus puissamment sur la constitution physique du sang, et par conséquent sur la nutrition.

L'aération vicieuse, imparfaite, est la mère des maladies chroniques, de la perversion des humeurs qui déciment les classes populaires, dans les grandes villes (v. ci-dessus, p. 67).

Le vieillard a surtout besoin de bon air. « Le plus seur, dit Goëvrot, médecin de François Ier, est faire sa demourance ez lieux haultz, tenir, au matin après soleil levé, si le temps est clair, ouvertes les fenêtres de la partie de orient. Et au vespre (soir) celles de la partie de galerne (nord-ouest) qui est le plus nect des autres ventz. Et, en deffaut de telles fenestres, soient ouvertes celles devers occident et closes celles de midy (66). »

IV.

Alimentation appropriée.

Faire un usage à peu près constant d'aliments simples et appropriés à la constitution du corps, telle est la règle hygiénique alimentaire à suivre.

Il y a des gens qui, se sentant vieillir, ne veulent pas, pour cela, diminuer leur nourriture, bien que leur estomac fonctionne chaque jour avec plus de difficulté ; ils se bornent à diminuer le nombre de leurs repas ; mangeant en une seule fois ce qu'ils avaient l'habitude de manger en trois. C'est courir après la mort.

D'autres vieilles gens, pour excuser la multiplicité et la durée de leurs repas, prétextent de la nécessité de s'alimenter beaucoup, dans le but d'entretenir la chaleur vitale, qui diminue à mesure que l'âge augmente ; ils s'imaginent aussi qu'il faut exciter l'appétit par des ragoûts. Je leur répète que la nature a formé le vieillard de telle sorte qu'il peut vivre avec une petite quantité d'aliments ; qu'il n'en saurait digérer beaucoup ; et qu'il doit craindre d'autant moins de mourir par la diète, que les médecins la recommandent le plus souvent pour échapper à la mort.

V.

Fuir les médicaments et les médecins.

Qu'entend Hoffmann par ce précepte ? Il entend simplement énoncer, sous une forme saisissante, cette vérité, trop méconnue de nos jours : qu'il faut, dans le plus grand nombre des cas, savoir composer avec ses infirmités, avec ses maladies. Donc, il ne faut pas plus se trop médicamenter que se soigner trop. *Medicè vivere est pessimè vivere.* Que de gens croient boire la santé, en avalant des drogues, qui ne boivent, en réalité, que le poison qui l'altère, la mine, la détruit !

C'est pourquoi de célèbres médecins avouent que, souvent, le meilleur remède à prescrire est de n'en prescrire aucun.

A quelques jeunes praticiens qui se plaignaient, un jour, devant Magendie, de l'insuffisance des ressources de la thérapeutique : « Vous n'avez donc jamais essayé de ne rien faire ? » répondit l'illustre professeur.

Il y a, d'ailleurs, des maladies qu'il est dangereux de guérir. Quoique toute maladie soit un mal, considérée en elle-même, il en est qu'on doit considérer comme un bien relatif, en tant qu'elles guérissent ou préviennent d'autres maladies plus dangereuses (V. p. 226).

En règle générale, on doit respecter toute indisposition, toute infirmité, toute jetée humorale, comme disaient les anciens, qui, par l'habitude, est devenue une fonction nouvelle, au sein de l'économie ; on ne peut mieux les comparer qu'à des paratonnerres, qui, dans l'ordre physique, tiennent une explosion redoutable en échec (6).

C'est dans ce sens que Fontenelle écrivait au professeur Vernet, de Genève : « Je suis beaucoup mieux qu'il ne m'appartiendrait, vu mon grand âge ; il me fait grâce de plusieurs infirmités dont il pouvait me charger ; je n'en ai que d'assez légères dont je lui suis très-obligé. »

VI.

Calme de l'esprit. — Contentement du cœur.

Cette condition dernière, à laquelle souvent on fait le moins d'attention, est cependant une de celles qui influent le plus puissamment sur les longues vies. C'est pourquoi j'y insiste de nouveau ici, outre ce que j'en ai dit plus haut, en développant les préceptes de l'École de Salerne.

Une heureuse disposition morale, dit Hufeland, de la gaieté, des passions calmes, des idées élevées, jouissances qui appartiennent exclusivement à l'homme, sont aussi des moyens de prolonger sa vie. Rien de plus favorable à la longévité que d'avoir toujours la conscience tranquille, le cœur gai, l'esprit satisfait. Cette disposition morale entretient la force vitale dans une activité convenable, et la met en équilibre dans toutes les parties de l'organisme ; elle facilite la digestion et la circulation et entretient mieux que toute autre chose la perspiration cutanée. Heureux donc, même au physique, ceux que le ciel a gratifiés d'une âme toujours satisfaite, ou qui sont parvenus à se procurer cet avantage par la culture de leur esprit et par l'éducation de leurs facultés morales ! Ils ont au dedans d'eux-mêmes le plus précieux de tous les baumes de la vie (1).

Prévoir les maux de loin, c'est les souffrir deux fois. Gardons-nous donc de cette double torture. Milton met dans la bouche d'Adam, après une vision de ce qui devait arriver à sa postérité : « Que nul homme désormais ne cherche à connaître ce que l'avenir réserve à lui et à ses enfants ; il acquerra la certitude d'un mal que sa prévoyance ne pourra éviter, et le mal futur ainsi appréhendé ne sera pas moins douloureux à supporter qu'en réalité (62). »

Les anciens pensaient de même, et les sages avaient garde de trop sonder l'avenir. « Fais, ô roi de l'Olympe, disait Lucain, qu'au malheur des hommes ne soit pas ajoutée la prévoyance qui leur découvre, dans de cruels présages, les calamités futures ! Fais que nos maux arrivent soudain, que l'avenir nous reste inconnu, que nous puissions du moins espérer en tremblant (64). »

« Du lendemain garde-toi de prendre trop de souci, et jouis à la hâte du jour que le destin te prête, disait Horace. Pour moi, ajoutait-il, sans rien ambitionner de la richesse, mes vœux se bornent à jouir en paix du peu que je possède, à conserver mon âme et ma santé tout entière, à ne pas traîner une vieillesse morose, et à jouer encore, avec la lyre, jusqu'à la mort. »

Voilà la véritable philosophie longévitale.

CHAPITRE VI

Texte biblique.

Qui abstinens est adjiciet vitam : « La sobriété ajoute à la vie. » En conséquence : *Non te effundas super omnem escam :* « Ne vous jetez pas sur toute nourriture. » *In multis enim escis infirmitas :* « Car la surabondance de mets est une source de maladies ; » *Et aviditas appropinquabit usque ad choleram :* « Et l'intempérance peut aller jusqu'à donner le choléra (71). »

La Bible ajoute : Pour beaucoup, la débauche est une cause de mort : *Propter crapulam multi obierunt.*

Préceptes que Salomon a résumés en celui-ci : « La bouche en tue plus que le glaive ; »

Et Platon, en appelant l'intempérance du boire et du manger « l'amorce de tous les maux, le tombeau de la santé ».

Ce que les Anglais ont traduit ainsi : « Dieu nous a donné la viande, et le diable les cuisiniers. »

C'est sur le texte biblique ci-dessus que sont basées

la plupart des méthodes longévitales qui font l'objet des paragraphes suivants.

§ 1er.

Méthode Descartes.

L'illustre auteur du *Discours sur la méthode* (né en 1596) en suivait une, en fait de longévité, qui tenait des préjugés de son époque.

Du moins, si l'on en croit ses contemporains, il ne doutait pas de la possibilité de se faire vivre aussi long-temps que les patriarches.

Le malheur est qu'il mourut à 54 ans, à la suite d'une maladie occasionnée par la rigueur du climat de la Suède, où il vivait alors, à Stockholm.

Quant à sa méthode longévitale, en dehors de ce passage «... On se pourrait exempter d'une infinité de maladies tant du corps que de l'esprit, et même aussi peut-être de l'affaiblissement de la vieillesse, si on avait assez de connaissance de leurs causes et de tous les remèdes dont la nature nous a pourvus » (2), —

On ne trouve rien dans ses ouvrages qui prouve qu'il ait eu la pensée du système de longévité patriarcale qu'on lui prête. Toutefois, le genre de vie qu'il suivait prouve du moins qu'il prétendait en tirer la plus longue durée vitale possible.

Or, sans parler des œufs couvés, dont il se délectait, dit-on, en omelette, la diète végétale était le fond du système alimentaire qu'il considérait comme le plus favorable à la longévité.

Donc, son régime habituel consistait à faire un grand nombre de repas peu copieux « pour donner, disait-il, une occupation continuelle à l'estomac, comme on le fait pour les meules de moulins ».

Et pour cela, nécessairement, il fallait ne faire usage que de substances qui donnassent peu de nourriture, telles que des herbes, des racines et des fruits ; —

Éléments de la méthode Cornaro.

§ 2.

Méthode Cornaro.

Un siècle avant Descartes, vivait le célèbre Vénitien Cornaro, le type le plus parfait du texte biblique cité plus haut. « La sobriété en toutes choses, voilà le secret de ma longévité », a écrit le célèbre centenaire.

« Qui mange peu, mange beaucoup », était un de ses adages favoris.

Il disait aussi : que ce que nous laissons d'un repas, où nous mangerions encore, nous fait plus de bien que ce que nous avons mangé déjà.

Il disait encore : que la sobriété non-seulement prolonge l'existence, mais conduit sans secousse à une mort sans douleur. La vie de l'homme sobre, à son dernier terme, est comme une lampe qui s'éteint d'elle-même.

Telle fut la vie, telle fut la mort du Vénitien Cornaro, mort à 105 ans, comme nous l'avons vu page 17.

Pour arriver à cet âge, épuisé, à 40 ans, par une vie de désordres, et abandonné des médecins, il s'astreignit à un régime plus que sévère, consistant, pour sa nourriture de chaque jour, en douze onces d'aliments : pain, potage, œufs, viandes ; et en quatorze onces de vin.

C'est sans raison qu'on a reproché à Cornaro d'avoir conseillé, comme régime alimentaire universel applicable à toutes les individualités, ce régime d'abstinence excessive qui ne s'adaptait qu'à la sienne.

. On lit, en effet, dans l'ouvrage qui l'a immortalisé (39) :

« Personne ne s'oblige, en adoptant une vie réglée, à manger aussi peu que moi, à se priver des fruits, du poisson et des autres mets dont je ne fais pas usage.

« Si je mange peu, c'est que cela suffit à mon petit estomac. Si je m'abstiens de certaines choses, c'est qu'elles me sont nuisibles.

« Ce qui est interdit à tous, c'est de manger de tous aliments en telle quantité que leur estomac ne puisse facilement les digérer.

« Même règle pour la boisson. Si rien n'incommode, évidement on n'est sujet qu'à la règle de la quantité. »

Il n'y a pas de précepte hygiénique plus sage à suivre que ces paroles.

Il faut dire qu'à ce régime Cornaro ajoutait celui-ci : « Je fais en sorte de me préserver du grand froid et du grand chaud ; je ne fais point d'exercices violents ; je me suis abstenu des veilles ; je n'ai point habité les lieux où l'on respire un air mauvais ; et j'ai toujours eu soin de ne point me livrer au chagrin, en chassant de mon esprit tout ce qui m'en pouvait causer. »

Sur quoi un critique a écrit : « Ces précautions nous rappellent Fontenelle qui, au milieu d'une contredanse qu'il exécutait, à l'âge de 95 ans, avec une toute jeune fille, déclarait que, s'il s'était conservé si longtemps, c'était parce qu'il n'avait ressenti aucune émotion, et en particulier n'avait jamais ni ri ni pleuré. »

Mais ce système de Cardan (V. p. 161), appliqué à la transpiration morale, n'était point celui de Cornaro ; car il a écrit : « Mon existence est double, pour ainsi dire : terrestre quand j'agis, céleste quand je pense. J'ai souvent occasion de causer avec nombre de gens, distingués par l'esprit et le goût des lettres ou par un talent supérieur. Si leur conversation me manque, je lis quelque bel ouvrage. Ai-je lu suffisamment, j'écris. Avec cela, j'ai la jouissance de jardins délicieux où je trouve toujours quelques occupations agréables. Tout cela fait que je trouve à occuper toutes les heures de mon temps avec plaisir. »

En outre, comme source nouvelle pour lui de longévité, Cornaro se voit, en quelque sorte, renaître dans ses nombreux descendants. Quand il rentre chez lui, il trouve jusqu'à onze petits-fils, âgés de deux à dix-huit ans, tous sains, tous bien faits et d'un bel avenir, avec lesquels il badine, ou s'entretient, ou « célèbre les louanges de Dieu, au son de sa lyre, comme un autre David ».

Et c'est lui-même qui rend compte de tout cela, en faisant l'historique de sa longévité, en quatre discours qu'il publia, le premier à 83 ans, le second à 86, le troisième à 91, le quatrième à 95 (39).

§ 3.

Macrobites de l'école Cornaro.

Lessius, Newton, Michel-Ange, etc.

La méthode *della vità sobria*, à laquelle Cornaro a donné son exemple et son nom, avait des adeptes bien longtemps avant lui.

Outre le texte biblique cité en tête du présent chapitre, les prescriptions de sobriété ou tout au moins de tempérance se trouvent chez les plus anciens auteurs qui ont traité de la conservation de la vie.

Elles se trouvent notamment : chez Hippocrate, qui vécut 104 ans ; chez Galien, qui atteignit le même âge ; chez Plutarque, qui devint très-vieux et comptait plusieurs centenaires dans sa famille, etc.

Cornaro lui-même cite, comme lui ayant montré l'exemple : le pape Paul III, le cardinal Bembo, les doges de Venise Londi et Donato, etc., qui fournirent également une très-longue carrière.

Après Cornaro, se place, en première ligne, le moine hollandais Lessius, qui, ayant lu les *Discorsi della vità sobria*, s'appliqua à l'imiter et qui, comme le vieillard vénitien, d'une constitution chétive et maladive, parvint à se faire un tempérament acquis tout contraire, et à se donner une vie presque aussi longue que celle de son prédécesseur en sobriété.

Un autre imitateur plus illustre est Newton, qui, s'il ne

devint pas centenaire, par le même système, en manqua de
fort peu. Né faible, délicat, il sut ménager ses forces, en
suspendant son travail, dès qu'il se sentait trop fatigué, et
en ne les mettant jamais aux prises avec aucune passion.
Sa vie fut toujours simple et son régime frugal. Pendant
ses travaux les plus appliquants, il ne vécut que de pain
trempé dans du vin.

C'est le régime que suivait une autre illustration d'un
autre genre : le célèbre peintre-sculpteur-architecte Michel-Ange, lequel ne mangea jamais par plaisir, et seulement par besoin, se contentant le plus souvent d'un
morceau de pain avec un peu de vin, régime, disait-il, qui
le rendait plus dégagé, plus dispos, et qui, malgré ses
prodigieux travaux, conduisit sa vie à près d'un siècle.

Rappelons ici la vénérable Génevoise, objet du quatrain et des vers galants de Voltaire (V. p. 31 et 108). Cette
dame, centenaire, n'avait jamais bu que de l'eau. En revanche — ce qui devait lui valoir d'autant plus la sympathie du patriarche de Ferney — elle prenait du café deux
fois par jour.

Vers la même époque, vivait, au diocèse de Sarlat, un
nommé Jean Maulny, âgé de 120 ans, lequel, obligé de
vivre à la sueur de son front, n'avait jamais mangé que
du pain, de la soupe et des fèves, n'ayant eu pour boisson
que de la piquette, et, le plus souvent, que de l'eau.

Je pourrais donner ici la liste d'un très-grand nombre
d'autres centenaires qui tous ont dû leur longévité à la
sobriété, à la diète, à l'abstinence. On peut consulter cette
liste ailleurs (25).

J'en détacherai seulement ce qui concerne le curé de Nastrongue, en Agénois.

Le curé de Nastrongue, messire Pierre La Barrière de Fournier, a expliqué lui-même, en ces termes, comment l'on peut arriver à voir cent cinq fois reverdir les prés et mûrir la vendange :

« Mon régime, depuis l'âge de 45 ans, a toujours été de vivre de légumes, d'oignons, d'ails, et d'autres choses aussi grossières. J'ai sans cesse travaillé durement, soit à la terre, soit à mon ministère. Je ne fus jamais ni saigné ni purgé, et n'ai jamais ressenti la moindre douleur. J'ai 104 ans, et j'ai encore assez de force pour faire, parfois, deux lieues de mon pied. »

On conte de ce curé que, déjà fort avancé en âge, et étant, un jour, occupé à battre son blé, il fut abordé par un bourgeois de ses paroissiens, qui venait le prier de l'entendre à confesse.

— Volontiers, dit le curé, mais commencez d'abord par faire votre pénitence.

Cela dit, il lui met un fléau dans les mains, le fait battre avec lui, autant que ses forces peuvent le lui permettre ; si bien que l'autre n'eut plus cœur à confesser ses péchés ; ce qui ne l'empêcha pas de s'en retourner chez lui avec l'absolution.

§ 4.

Macrobites de l'école contraire.

Berchoux, Brillat-Savarin, l'archevêque de Paris, etc.

Cornaro a eu soin de nous avertir que la méthode de

vità sobria n'est point une panacée absolue de longévité (V. ci-dessus, p. 234).

Donc, en suivant une méthode contraire à la *vità sobria* de Cornaro, vous pouvez, si votre constitution vous le permet ou vous y pousse, sauf à en user modérément, ne point vous priver de bonne chère, pour bien vous porter et vivre longtemps.

Dieu sait combien peu s'en font faute, même immodérément.

Deux hommes de notre temps, qui se sont fait un grand nom en gastronomie, Berchoux et Brillat–Savarin, ont énormément contribué à propager la doctrine de l'innocuité des plaisirs de la table.

Le premier, dans son poëme de la *Gastronomie*, a buriné des vers qui sont devenus proverbes :

> Un poëme jamais ne valut un dîner.
> Rien ne doit déranger l'honnête homme qui dîne.
> Souvenez-vous toujours, dans le cours de la vie,
> Qu'un dîner sans façon est une perfidie, etc.

Le second, dans sa *Physiologie du goût*, a fait de la cuisine un art : « L'animal mange, l'homme seul sait manger. » Et le dieu du ventre a ses autels, dans chacune de ses méditations succulentes.

A lire ces deux joyeux auteurs, surnommés à bon droit les classiques de la table, on les prendrait pour deux goinfres émérites, deux gloutons passés maîtres.

Eh bien, il n'en était rien.

Berchoux n'était gourmand que la plume à la main.

C'était pour rire qu'il cherchait à le paraître. Ce vers de lui

« Il faut rire de tout sans offenser personne, »

eût pu servir d'épigraphe à son poëme.

De même Brillat-Savarin. Savant conseiller à la cour de cassation, dont « les révolutions ne troublèrent jamais la digestion », comme il le dit lui-même, il était sobre par tempérament, autant que par raison et par habitude. Et s'il publia ses fameuses *Méditations de gastronomie transcendante*, qui parurent sous le titre de *Physiologie du goût*, — Code qui lui fit une réputation que l'autre ne lui eût jamais faite, — ce fut par pur jeu d'imagination, à l'occasion des dîners auxquels il était souvent invité, très-recherché qu'il était dans le monde, pour son charmant esprit.

Donc, Brillat-Savarin et Berchoux étaient sobres (peut-être Monselet et le baron Brisse le sont-ils aussi), et c'est pour cela qu'ils prolongèrent leur vie, l'un jusqu'à 71, l'autre jusqu'à 78 ans (années 1826 et 1839).

Pour cela, cependant, je n'entends pas dire qu'aucun gourmand, de fait comme de nom, ne prolongea son existence aussi loin.

Trop d'exemples me démentiraient ; ne serait-ce que « le biberon du petit père Auber », dont je parlerai bientôt (p. 246). Entre autres exemples, je citerai ceux-ci :

D'abord, Mgr du Belloy, archevêque de Paris, qui a vécu 99 ans et qui aimait fort la bonne table. J'ai vu plusieurs fois, dit Brillat-Savarin, sa figure patriarcale s'animer singulièrement à l'arrivée d'un morceau distingué.

Puis le fameux Saint-Évremond, de sensuelle mémoire, dont j'aurai à reparler dans le chap. vii, et qui, alité pour mourir, âgé de 90 ans, disait à son confesseur l'invitant à se réconcilier : qu'il voudrait, au préalable, se réconcilier avec l'appétit, réduit qu'il était aux bouillons, et n'ayant plus la force de digérer ni perdrix ni faisandeaux, ses délices.

Et avant tous, ces frères d'un chef-lieu de canton de l'Ariége, dont parle un journal de 1832, sans les nommer, qui, âgés l'un de 104 et l'autre de 106 ans, étaient arrivés à cette haute vieillesse, sans avoir cessé de manger abondamment les meilleurs morceaux, et de boire de même le meilleur vin.

A propos de vin, c'est surtout parmi les grands buveurs que se rencontrent souvent les vies les plus longues.

J'ai cité, page 23, l'Irlandais Brawn, mort à 120 ans, et son épitaphe.

Quelques années après, mourait à Metz, âgé de 108 ans, Pierre Gardien, tonnelier de son état, qui, depuis très-longtemps, s'était habitué à boire une certaine quantité d'eau-de-vie, chaque jour, quantité devenue telle, que, en ayant augmenté la dose, dans les trois années qui précédèrent sa mort, il fut constaté qu'il en avait consommé 500 litres pendant ces trois années-là.

En 1763, l'*Almanach des centenaires* constate que le Hongrois Wipacher, âgé de 103 ans, buvait chaque jour au moins trois mesures de vin brûlé.

Malgré ces exemples, et beaucoup d'autres que je pourrais citer, je maintiens que ce sont là des exceptions, et que l'abus du jus de la treille, comme celui de la victuaille, confirme, dans la presque généralité des cas, le mot de Salomon « la bouche tue plus d'hommes que le glaive ».

§ 5.

Méthode Fontenelle.

Le système longévital de Fontenelle se résume dans ces paroles, que lui prête un spirituel interprète, et qui résument elles-mêmes la vie séculaire de l'illustre vieillard :

« Moi, disait-il, j'ai toujours considéré la santé comme l'unité qui fait valoir tous les zéros de la vie. Je fis en conséquence le possible pour la conserver et j'y parvins. Me réfugiant dans la sobriété, je sus la porter jusque dans la sagesse.

« Chacune de mes journées était réglée d'avance et je ne m'écartais que bien rarement du plan tracé. Mes heures de repos, de travail, de récréation, de lecture, étaient arrêtées avec précision. Tour à tour mondain et solitaire, toujours tranquille dans le tourbillon du monde, j'avais imprimé aux phénomènes de mon organisation un mouvement tellement égal, uniforme, régulier, que ce mouvement me faisait passer, sans la moindre secousse, de jour en jour, d'année en année...

« J'avais pour maxime de ne manger que modérément et de m'en abstenir quand la nature y répugnait, de ne passer aucun jour sans travailler, afin de n'être obligé en aucun jour de travailler avec excès.

« Par-dessus tout j'observai d'être toujours gai. Sans cela, à quoi m'eût servi la philosophie ? La surdité même ne me rendit pas triste. Quand on causait autour de moi, je demandais le sujet de la conversation et quand j'avais ce titre de chapitre, je pouvais mentalement prendre part, si bon me semblait, à l'entretien... (21) »

Ajoutez à ce régime les ingrédients mentionnés, pages 203 et 233, et vous saurez comme quoi la mort vint à Fontenelle sans douleur, sans effort. Le pendule avait cessé d'osciller ; il s'arrêta en 1757. Fontenelle avait alors 100 ans passés.

§ 6.

Méthode Kant.

Un des biographes du grand philosophe Emmanuel Kant a dit : que l'horloge de la cathédrale n'accomplissait pas sa tâche avec plus de méthode que lui. C'était, comme on voit, le pendant du « pendule » de Fontenelle.

Toujours levé à cinq heures et couché à dix, Kant prenait un exercice régulier chaque jour, ayant soin même de respirer par le nez, afin d'échauffer l'air qui pénétrait dans ses poumons. Le boire, le manger, le travail, la promenade étaient réglés avec la même ponctualité. Mais il avait essentiellement soin de chasser de son esprit toute idée qui aurait pu en troubler la tranquillité. Le *curas tolle graves* de l'École de Salerne était l'aphorisme dont il choyait la pratique avec délices.

Aussi, chaque soir, en se couchant, et en s'enveloppant méthodiquement dans sa molle couverture, se disait-il, le cœur épanoui d'aise : « Non, il n'est pas de mortel au monde qui se porte mieux et qui soit plus heureux que moi ! »

Sans avoir vécu, par ce doux régime, au milieu de ses

innombrables travaux de criticisme, aussi longtemps que l'auteur de la *Pluralité des mondes*, l'heureux universitaire de Kœnigsberg n'en prolongea pas moins ses jours jusqu'à l'année 1804, époque à laquelle il mourut, dans sa ville natale, qu'il n'avait jamais quittée, âgé de plus de 80 ans.

---

§ 7.

Méthode Auber.

Un médecin fantaisiste de nos jours, fort répandu dans le monde parisien, prétend que : le cœur de tous les hommes est condamné à battre le même nombre de fois, et qu'en conséquence, ceux-là meurent plus tôt qui ont subi le plus grand nombre de chocs entraînant l'accélération des pulsations sanguines. Il va sans dire qu'il exclut du « concours » ceux que frappent les accidents, les maladies, et autres troubles violents de l'économie animale.

La rare persistance du talent et de l'esprit de M. Auber, âgé aujourd'hui de 89 ans (1870), et l'inaltérable jeu de ses fonctions physiologiques, semblent donner raison à cette théorie vitale.

Ce qu'il y a de certain, c'est que cet heureux vieillard, spirituellement surnommé Ninus de Lenclos, par allusion à la Ninon dont je parlerai plus bas, a toujours fui les émotions, comme Fontenelle, en évitant les impressions désagréables, et cherchant à fixer toujours sa pensée et ses yeux sur des choses plaisantes.

Il ne connaissait pas d'autre Bible, pas d'autre Olympe, que la bible, que l'Olympe dont le 18e siècle anima ses chansons et ses porcelaines tendres, et il pensait, avec raison, que les fatalités ne songent pas à nous, quand nous ne les éveillons pas par des paroles acrimonieuses de jalousie, de rancune ou de colère.

Tout était quiétude et sourire en lui. Il avait, au plus haut degré, « l'adoration du calme et la religion du bonheur ». (Th. de Banville.)

« On se plaint de la vieillesse, disait-il finement ; et cependant, c'est le seul moyen de vivre lontemps. »

Sur quoi, Sainte-Beuve non moins finement disait : « Il s'attarde le plus possible, afin de laisser passer les années devant lui. »

Là, suivant M. Adrien Marx, est le secret de l'éternelle jeunesse de l'illustre auteur de la *Muette* et de tant d'autres chefs-d'œuvre d'opéra.

Le même écrivain dit, en parlant du célèbre maëstro : « Il n'aime pas le jeu, ne flâne pas autour de la guillotine, ne reste pas dans les coulisses, le soir de ses premières représentations, et fuit systématiquement le danger. Son étude constante est la recherche du repos. Il pousse la conscience jusqu'à se leurrer lui-même, et toutes les fines reparties qu'on cite de lui, touchant son âge, sont, à mon sens, non pas le résultat d'une organisation intellectuelle supérieure, mais l'affirmation d'un parti-pris de jeunesse et de verdeur... »

Pour ce qui est de son régime alimentaire, M. Auber ne déjeune pas, mais, au rebours de Cornaro, il dîne plantureusement et copieusement, soit chez lui avec des invités, soit au café Anglais. On lui sert là des mets qu'il aime, et qu'il arrose d'un certain bordeaux à un louis la bouteille, dont le flacon est désigné, dans le café, sous le nom de *biberon du petit père Auber*.

L'hôtel qu'il occupe, n° 14 de la rue Saint-Georges, a l'apparence extérieure d'un immeuble de province. A l'intérieur, tout respire le calme : les portes s'ouvrent et se referment sans grincements, et le doux silence, qui règne dans les appartements, révèle des précautions de sybarite plutôt que des exigences de malade. Pourtant, les allées, les venues, l'agitation, la vie ne manquent point chez le directeur — si admirablement conservé — de notre Conservatoire.

Si tard qu'il ait veillé, il est invariablement levé dès l'aube, et se livre à son barbier qui le rase. (Il se rasait encore lui-même l'an dernier.) Il prend ensuite une tasse de thé et travaille jusqu'à huit heures.

Le jour de la première représentation de son dernier ouvrage : *Un premier jour de bonheur*, son jeune ami, Adrien Marx, l'ayant rencontré dans la rue trottant menu, guilleret et rasé de frais, « je ne vous ai jamais vu si jeune qu'aujourd'hui », lui dit-il.

« Parbleu ! fit le juvénile vieillard, ça n'est pas étonnant ; je n'ai *pris* que quarante ans sur moi. Tous les matins, quand je sors, je me dis : Voyons, combien vais-je emporter de lustres ? Aujourd'hui, j'ai laissé quarante-sept printemps dans le tiroir de mon secrétaire, et je me suis muni du reste... Si vous avez besoin de quelques années, ne vous gênez pas avec moi... ; nous rentrerons à mon logis, je vous remettrai la chose et vous me rendrez ça quand vous voudrez... »

Cette éternelle gaieté du quasi-centenaire, jointe à son éternelle jeunesse, est-elle entretenue par l'éternel usage de la *chair fraîche*, dont je développerai la théorie dans le chapitre VIII ? Je le croirais assez.

Ce qu'il y a de sûr, c'est qu'il s'en approche souvent de la chair fraîche, au moyen des rieuses escouades de jeunes filles qui viennent journellement solliciter de lui leur admission au collége de la rue Poissonnière, et qui lui font comme une couronne de fleurs, sans cesse renouvelées.

M. Auber, dit à ce sujet le médecin fantaisiste que j'ai cité en commençant, ne se contente pas de prendre beaucoup d'exercice et de se donner peu d'heures de sommeil ; il a surtout le souci très-intelligent de s'entourer de jeunesse, de grâce et de santé.

Les vieillards mal avisés vivent entre eux, et s'étiolent vite dans leur atmosphère sénile.

M. Auber, lui, respire un air assaini, embaumé et sans cesse renouvelé par le souffle frais et vigoureux de son jeune entourage.

Le soir où l'on représenta, pour la première fois, au théâtre du Gymnase, *les Vieux garçons* de Victorien Sardou, le vieil Anacréon, comme si la comédie nouvelle ne le concernait pas, se fit un charmant plaisir d'assister à la représentation, dans une avant-scène, entouré de belles jeunes filles, et jamais on ne le vit sourire plus finement, aux traits décochés contre les vieux garçons, toujours jeune qu'il était, lui, et toujours gai, de cette gaieté qui tient l'âme en un épanouissement toujours fleuri.

A l'exemple du poëte épicurien, le célèbre maïstro est toujours couronné de fleurs... animées.

Et voilà pourquoi la mort oublie ce malin réfractaire, coquettement caché dans un bouquet dont il est l'immortel... le.

P.-S. Hélas! depuis que ceci est écrit, *l'immortel... le* vieillard a cessé de vivre (12 mai 1872).

Il ne put que mourir, dès que la fermeture de l'Opéra, ordonnée par l'odieuse Commune, lui eut enlevé le bouquet de fleurs animées, dont le parfum de chair fraîche embaumait et prolongeait ses heureux jours.

CHAPITRE VII

DE L'AMOUR DANS LA VIEILLESSE, CONSIDÉRÉ COMME INGRÉDIENT
DE LONGUE VIE.

Comment et à quelle condition.

« Le châtiment de ceux qui ont trop aimé les femmes, dans leur jeunesse, est de les aimer encore dans leur vieillesse », a dit un écrivain.

Châtiment ?... Entendons-nous.

Châtiment, pour ceux qui conservent, dans leur vieil âge, le sentiment de l'amour, sans conserver la faculté physique de s'y livrer ? Oui ; car, alors, chaque fois qu'ils s'y abandonnent, sans le pouvoir, « c'est une pelletée de terre qu'ils se jettent sur la tête », comme l'a écrit le cardinal Maury ; et comme ne l'a que trop fait le révérend Lawrence Sterne, dans ses multiples amours (86).

Châtiment, pour celui dont la verte vieillesse a su ménager ses *vires in posse*, de manière à en faire des *vires in actu* toujours ? Non, non ; car, alors, au sentiment conservé de l'amour il joint la faculté perpétuée d'en jouir... Et c'est précisément ce que l'oracle, consulté par es Spartiates, entendait dire, quand il leur commanda d'élever une statue à Vénus, avec cette inscription : *Vénus qui retarde la vieillesse*.

Si donc il est vrai que : *fortes adjuvat ipsa Venus*, comme le dit Tibulle en ses *Élégies* (l. II, 16), il ne l'est pas moins que : Vénus aussi réconforte les faibles, les vieillards, du nectar de sa divine coupe;

Mais, à une condition : c'est qu' « ils y prendront tout juste ce qu'il leur en faut », ainsi que l'enseignait Cabanis, au sein de l'Académie (37).

C'est la règle *Uti, non abuti*, si essentielle en amour, à tous les âges.

Cette règle, sagement, intelligemment observée, est, pour la vieillesse, la plus sûre fontaine de Jouvence.

C'est pour avoir su y puiser « tout juste ce qu'il lui en fallait » que le comte de Laigle, mort récemment, en son château de Tracy, dans le département de l'Eure, âgé de 101 ans, a dû, dit-on, de pouvoir prolonger si loin son heureuse existence.

L'auteur de l'*Anatomie de l'Amour* a écrit là-dessus un chapitre des plus curieux, et surtout des plus utiles à consulter, pour les vieillards en qui le sixième sens, « ne voulant pas dételer », survit obstinément aux cinq autres (67).

C'est pourquoi je n'ai rien de plus ni de mieux à en dire ici.

Mais, à ce qu'il n'a pas dit, je suppléerai par les considérations du présent chapitre, et du suivant, dont la théorie appliquée a aussi sa valeur et son importance.

§ 1ᵉʳ.

Théorie de l'Amour sénile.

Amour des vieux et des jeunes.

« Il y a, dans le bonheur des jeunes années, quelque chose de violent qui précipite la sensation, je ne sais quoi d'excessif qui met une saveur âcre au fond même du plaisir. Livré à la fiévreuse activité du sang, on ne s'arrête point aux joies, on les traverse.

« C'est seulement quand le temps a amorti cette fougue, entre l'âge mûr et la caducité, que nous pouvons être heureux à l'aise.

« Il y a un printemps de la vieillesse, qui est la véritable prise de possession des jouissances paisibles ; jusqu'à elle, on a dépensé en prodigue ; alors, enfin, on arrive à connaître la monnaie du bonheur. »

Ainsi s'exprime l'auteur des *Souvenirs d'un Vieillard* (22).

L'huile de la lampe.

L'auteur de l'*Anatomie de l'Amour* ne pense pas tout à fait de même sur le juvénile amour des vieux, et comme je tiens à ne rien laisser ignorer de ce qui concerne cette face nouvelle de l'hygiène gérocomique, ou gérontocomique (112), je citerai et commenterai ici quelques passages du livre de ce penseur, sur une matière que nul n'a plus profondément étudiée que lui.

« L'amour, dit-il, n'a pas d'âge, c'est-à-dire qu'il est de

tous les âges. C'est pourquoi la mythologie le représente sous la forme d'un dieu enfant, restant toujours enfant, avec son carquois toujours plein, et son arc toujours tendu, c'est-à-dire son flambeau toujours allumé.

«Seulement, dans la vieillesse, le flambeau de l'amour ne jette plus que des lueurs qui ressemblent à celles d'une lampe funéraire fumant près d'un cercueil ; et ses flèches font l'effet de ces petits rameaux de buis vert, qu'on voit baignant dans l'assiette à eau bénite, la veille d'un enterrement. »

Monsieur ! monsieur ! Moi, qui vous parle, je connais, et pourrais vous montrer, plus d'une lampe quasi séculaire qui ne fume pas encore, et dont la lueur est quasi celle du... pétrole ; je sais, en outre, plus d'un vieux rameau de buis, qui, pour être de buis, n'en est que plus vert, et que plus fait, dès lors, pour s'arroser de toute autre chose que d'eau bénite, — sachez cela ! — et dans un tout autre vase qu'une assiette funéraire,... — sachez encore ça !

Le moucheron de la chandelle.

Autre flèche, décochée, par le malin physiologiste, contre la cible de l'amour ; mais non pas seulement de l'amour sénile, cette fois :

« Stimulant, par qui l'esprit vient aux filles, l'amour, pour l'homme, est un stupéfiant, par qui tout son esprit s'en va. A la fois, chez la femme, allumette et mouchettes de la chandelle intellectuelle, l'amour, chez l'homme, en est le moucheron et l'éteignoir. La femme amoureuse, d'imbécile devient rusée. L'homme amoureux, de savant devient idiot. »

Oui : mais, dans quel cas? Précisément quand l'homme mâche ou fume l'amour, comme il mâche ou fume l'opium, inconsidérément, avec excès, et sans pratiquer la science du dosage;... tout est là.

Le blutoir à farine.

«On ne peut s'imaginer, continue l'anatomiste cité, à quel degré d'avilissement et de honteuse niaiserie peut descendre l'homme, surtout le vieillard, — même le plus haut placé, même le plus intellectuellement doué,—lorsqu'il est colaphisé par le démon de la chair.

«Un exemple, entre mille, nous en est donné par le célèbre docteur en droit canon, *Lux doctorum normaque morum*, comme on l'appelait, Jean André, conseiller à la Chambre des comptes, dont il est question dans les *Cent Nouvelles Nouvelles*, — lequel, tombé amoureux fou, dans son vieil âge, d'une jeune boulangère, fut surpris, près d'elle, par sa femme,... affublé d'un tablier blanc, armé d'un large bluteau, et blutant voluptueusement de la farine, tout enfariné de son amour.

«Que de vieux et de graves magistrats, dont on ne se doute pas, seraient trouvés accoutrés et englués de non moins ridicule sorte, si la cachette, où ils prennent leurs ébats secrets, n'était hermétiquement fermée aux regards des gens, leurs justiciables, qui croient à leur austère vertu ! »

Bien dit, et bien vrai ! Seulement, reste à savoir, si

l'amour enfariné du conseiller Jean André a nui ou servi à sa santé et à sa longévité, — question qui seule, ici, nous intéresse.

Pour moi, je ne doute pas qu'en blutant ainsi son amour, le vieux docteur n'ait, en même temps, bluté sa vie, c'est-à-dire extrait la fleur de farine, du son grossier de l'existence, pour en composer un pain blanc et frais, propre à prolonger ses jours.

Non, certes, que je veuille, par là, conseiller à tous les magistrats d'en agir ainsi, dans leur ménage ; mais, morale et ridicule à part, et physiologiquement parlant seulement, je soutiens que ceux qui le font s'en trouvent physiquement très-bien.

Mais, je soutiens aussi, qu'en blutant leur amour et leur vie avec leurs femmes, surtout si elles ont la chair fraîche, comme l'avait la jeune boulangère du conseiller, ils s'en trouveraient encore mieux. Car, si l'on trouve le plaisir dans les amours illégitimes, on n'y trouve jamais le bonheur.

Or, le bonheur, fondé sur la conscience tranquille, est le vrai prolongateur moral de la vie ; —

D'autant que nous avons vu, dans la première partie, que l'amour dans le mariage est un brevet de longévité, souvent plus que séculaire, pour ceux qui en savent et qui en peuvent éterniser ainsi le doux nœud.

§ 2.

De quelques couples de vieux amoureux.

Amours de vieux à jeunes.

J'ai connu, je connais, plus d'un amoureux sexagé-naire, voire plus que septuagénaire, qu'on croit glacé par l'âge, parce que l'horloge menteuse des quatre âges vulgaires de la vie a sonné pour lui l'heure de l'hiver, dont l'automne continué du cœur et des sens ne fait que se maintenir plus chaud, sous la couche de neige qui le couronne, d'autant que la neige a son calorique aussi, comme je l'ai dit et prouvé plus haut (80).

Tels sont, entre autres moins connus ou inconnus, que je pourrais nommer : — Auber, à qui la théorie appliquée de la chair fraîche, telle que je la développerai plus loin, a si longévitalement profité ; — Paul de Kock, qui a dû le même privilége longévital à la même cause ; — Michelet, qui puise encore, à l'heure qu'il est, le même privilége à la même source ; — ainsi que plusieurs autres, dont l'auteur précité de l'*Anatomie de l'Amour* nous exhibe les pièces probantes et curieuses.

> Vous me traitez, Emma, sans conséquence,
> Et vous jouez avec mes cheveux blancs.
> A mes regards vous livrez, sans défense,
> Ce que l'on cache à des yeux de vingt ans.
> Vous souriez, quand ma main se hasarde
> A rajuster un fichu dérangé.
> Vous souriez, Emma,... prenez-y garde !
>   Je ne sais pas l'âge que j'ai.
>
> DE ROUGEMONT.

Amours de vieux à vieilles.

Mais, ce sont là des amours de vieux à jeunes, — amours pour lesquels on a toujours vingt ans dans quelque coin du cœur, — ce qui explique, chez ceux qui en sont favorisés, les heureux effets de l'amour sénile, entendu et pratiqué comme il doit l'être, pour devenir un adjuvant de longue vie.

Or, c'est d'amours de vieux à vieilles, de vieilles à vieux, que j'entends parler dans le présent paragraphe, et le même bienfait longévital n'en peut résulter qu'en des cas rares, et chez des individualités exceptionnelles.

Sous cette face gérontocomique nouvelle, l'amour n'en est pas moins intéressant à étudier. Étudions-le donc, dans les couples qu'il produit.

1.

SAINT-ÉVREMOND ET NINON DE LENCLOS.

Saint-Évremond, l'un des esprits les plus distingués du 17ᵉ siècle, dont récemment l'Académie française a mis l'éloge au concours, avait 30 ans quand il devint l'amant de Ninon de Lenclos. Il l'était encore à 75 ans, et, c'est avec cet amour, et grâce à cet amour au cœur, qu'il mourut, en 1703, âgé de 90 ans.

C'est de Ninon qu'il écrivait : « Dans l'habitude d'un commerce continuel, elle fait sentir toutes les tendresses et les douceurs d'une passion naissante. C'est la seule femme pour qui l'on puisse être éternellement constant et avec laquelle on se donne, à toute heure, le plaisir de l'inconstance. »

Or, l'amoureux avait 70 ans, quand il écrivait cela, et l'amoureuse en avait 60;... mais c'était Ninon!... et sa chair éternellement fraîche.

«Prononcez, lui disait-il, le mot d'amour hardiment, et que celui de vieille ne sorte jamais de vos lèvres. Il y a tant d'esprit dans vos lettres, que vous ne laissez pas même imaginer le commencement du retour.»

La plus chère des idées de Saint-Évremond, devenu vieux, était qu'on aime à tout âge.

« Le plus grand plaisir, qui reste aux vieillards comme aux jeunes gens, c'est de vivre ; et rien ne les assure aussi bien de leur vie que leur amour. *Je pense, donc je suis*, de Descartes, est une conclusion pour eux bien froide et bien languissante. *J'aime, donc je suis*, est une conséquence toute vive, tout animée, par où l'on rappelle les désirs de la jeunesse, jusqu'à s'imaginer quelquefois être jeune encore (31). »

Et le célèbre septuagénaire faisait plus que s'imaginer être jeune, quelquefois. Il était jeune, toujours. Mais il faut dire, qu'en cela, il ne confondit jamais une illusion qu'il est permis de nourrir, avec une prétention de pouvoir plaire, qu'il serait ridicule d'avoir ; ridicule que se donnent tant de vieux Céladons qui, parce qu'ils sont toujours amoureux d'eux-mêmes, se persuadent qu'on ne peut ne pas les adorer toujours.

Le vieux Saint-Évremond, quelque bien qu'il fût de sa personne, n'a jamais donné dans ce travers. Dans sa correspondance, comme dans sa conduite avec les femmes, il se tint toujours très-habilement sur la limite de ce faux pas. Il badine et marivaude, sans qu'on songe jamais à voir en lui le barbon galant.

Mais, c'est là un exemple périlleux à suivre, quand on n'a pas tout l'esprit qu'il faut pour le savoir imiter.

Aussi ne le conseillé-je point, à vous, Céladon sur les dents, qui me lisez, et dont la fatuité dépasse la sottise.

Vous mourriez plus tôt, au lieu de vivre plus tard , à ce jeu.

2.

Mme DU DEFFANT ET LE PRÉSIDENT HÉNAULT.

La belle et spirituelle marquise du Deffant, qui fut « l'image du siècle de la Régence », et qui, à ce titre, pendant la maladie dont elle mourut, put dire au curé de Saint-Sulpice, qui était venu pour la confesser : « Monsieur le curé, vous allez sûrement être content de moi ; mais, si vous voulez que je le sois de vous, faites-moi grâce de trois choses : ni questions, ni raisons, ni sermons ; » — Mme du Deffant, après avoir été successivement, ou simultanément, la maîtresse du Régent, de Diderot, de Voltaire etc., le fut, en dernier lieu, — sauf plus tard d'Horace Walpole, — du président Hénault, l'auteur de l'*Histoire chronologique de France*, à qui, à ce titre, et à un autre moins connu, Voltaire adressa ces deux vers plaisants :

> Hénault, fameux par vos soupers,
> Et par votre chronologie.

La liaison qui s'établit, entre le président et la marquise, fut une liaison publique, un mariage, — un mariage d'alors, — c'est-à-dire sans passion, sans amour, presque sans sympathie, et ne gênant en rien aucun des deux contractants dans ses caprices.

Drôle d'amour !

« A dire vrai, écrivait le président Hénault à son amie, je commence à m'ennuyer beaucoup, et vous m'êtes un mal nécessaire. »

« Je ne ferai, ni au président ni au rouge, l'honneur de les quitter, » écrivait de son côté l'amie.

Et, en effet, ne songeant pas plus à quitter son rouge que son président, la marquise continua à être à lui, sans l'aimer, jusqu'à ce qu'il mourût ; ce qui arriva en 1770.

Or, le président avait 85 ans, et la marquise, alors, 73.

Ce qui fit qu'elle eut de la marge encore, pour convoler à de nouvelles amours : car, née en 1697, elle ne mourut qu'en 1780, c'est-à-dire âgée de 83 ans.

Certes, si ce n'est pas cet amour-là qui l'a fait vivre si longtemps, elle et son vieil amant, ce n'est pas non plus cet amour-là qui les a fait mourir si tard tous les deux.

3.

Mme DU DEFFANT ET HORACE WALPOLE.

Vieillie, fanée, frappée de cécité et, pour cela, moins courtisée, — mais plus que jamais aimable et attrayante, et moins que jamais, pour cela, repentie, — la marquise du Deffant avait 68 ans, lorsque Horace Walpole, venu à Paris, sollicita, comme tous les étrangers de distinction, et obtint l'honneur d'être présenté à la célèbre aveugle.

Alors, il se passa une chose étrange. La vieille marquise, qui jamais, même au temps de sa jeunesse folle, n'avait senti battre son cœur, fut toute troublée, au contact de ce froid et sceptique Anglais (né en 1678, mort en 1757). Elle devint jeune tout à coup, et tout à coup amoureuse.

Oui, amoureuse ; et les lettres qu'elle écrit à son amant sont pleines des délicatesses, du charme, de la docilité à la fois et de la passion, que dicte seul le véritable amour.

Mais, hélas pour elle ! l'Anglais est loin de répondre à cet amour. Sa sénilité lui en montre et lui en fait craindre le ridicule. Il est d'autant plus froid que sa vieille amoureuse est plus ardente. Il est même brutal avec elle. N'importe ! Cette septuagénaire, dont Walpole repousse les tendresses, est célèbre ; cette célébrité rejaillit sur lui ; il en est fier ; et c'est lui, certes, si Mme du Deffant poussée à bout avait rompu ces singulières relations, c'est lui qui aurait demandé à les renouer.

Amour britannique !

Dernier cri de la malheureuse : au verso d'une page étincelante d'esprit et de sentiment, elle écrit à son amant, — son amant ! — « Vous voulez que j'espère vivre 90 ans. Ah ! bon Dieu, quelle maudite espérance ! Ignorez-vous que je déteste la vie, que je me désole d'avoir tant vécu, et que je ne me console point d'être née ? Je ne suis point faite pour ce monde-ci. Quant à l'autre... Je ne sais pas s'il y en a un autre ; en cas que celui-ci soit, quel qu'il puisse être, je le crains... Le néant est bon, parce qu'on ne le sent pas... Je ne trouve en moi que le néant... » (81).

Le néant de son amour surtout, amour de vieille, amour à vide, amour rentré. Ce qui ne l'a pas empêché de vivre jusqu'à 83 ans, et son phlegmatique amant jusqu'à 79.

4.

LES ROSES JAUNES.

Sous ce titre, Alphonse Karr a fait représenter au Théâtre-Français, en avril 1867, une charmante petite comédie en un acte et en vers, où, comme dans toutes les comédies, l'amour joue le principal rôle. Mais, dans celle-ci, les deux amoureux ont soixante ans. C'est après quarante ans qu'ils se retrouvent ; ils en avaient chacun 20, quand ils s'étaient forcément quittés.

Deux roses jaunes, échangées avant la séparation, avaient été le double anneau de l'alliance éternelle jurée. Quoique désséchées, au retour, elles ont retrouvé les deux mêmes cœurs également brûlants du même feu. La longue absence n'avait fait qu'en raviver la flamme. En se retrouvant, ils se disent :

> Causons à cœur ouvert, parlons avec franchise ;
> Nettoyons les vitraux de la vieille maison,
> Rouvrons-les au soleil de la verte saison ;
> Qu'il vienne réveiller, dans nos âmes glacées,
> Nos jeunes sentiments, sous nos vieilles pensées...

Et les jeunes sentiments, dit Jules Janin, ayant repris le dessus, les vieilles pensées s'envolèrent, pour ne plus laisser de place, à l'âtre toujours entretenu chaud du foyer de leur hiver, qu'aux joies amoureuses de l'automne, plus succulentes, au dire des gourmets, que les plus savoureuses amours du printemps.

La vieille dame surtout, en son renouveau de bonheur, a retrouvé dans les roses jaunes un peu de l'ancien parfum, et la voilà qui nous avertit de prendre garde à nous :

> Je dois vous prévenir que, ce soir, j'ai vingt ans.
> Je ne prends pas les gens en traître. — Qu'on se gare !...

Mais, qu'est-ce que cela?... Le renouveau des amours de monsieur et madame Denis.

5.

MONSIEUR ET MADAME DENIS.

Il y a, dans l'adorable chanson de cette légende, une observation physiologique profonde, qu'on n'y cherche pas ordinairement.

Laissez-moi le plaisir de vous rappeler, en preuve, quelques fragments des plus jolis couplets.

En amour, surtout en amour sénile, c'est toujours la femme qui provoque, et toujours l'homme qui résiste — et pour cause. Elle est toujours prête, elle ; tandis que lui,... va-t'en voir !

Ainsi dans la légende :

> MADAME DENIS.
>
> Quoi ! vous ne me dites rien ?
> Mon ami, ce n'est pas bien ;
> Jadis c'était différent...
> Souvenez-vous-en, souvenez-vous-en.

MONSIEUR DENIS.

Mais, m'amour, j'ai sur le corps
Cinquante ans de plus qu'alors...
Car, c'était en mil sept cent...

MADAME DENIS.

O culotte de velours,
Que je regrette toujours!
Comme, en dansant le menuet,
Vous tendîtes le jarret!
Ah! vous alliez joliment!!...
Aujourd'hui nous sommes lourds...

MONSIEUR DENIS (*soucieux*).

On ne danse pas toujours.
        (*S'animant.*)
Comme votre joli sein
S'agitait sous le satin !
Il était mieux qu'à présent...

MADAME DENIS.

Vous me pinciez doucement...
Mais, à présent, nuits et jours,
C'est moi qui pince toujours.

MONSIEUR DENIS (*bâillant*).

Mais, on fait, les premiers jours,
Ce qu'on ne fait pas toujours.

MADAME DENIS.

Mais, c'est demain la Saint-Jean,
Souvenez-vous-en, souvenez-vous-en.

MONSIEUR DENIS.

Quoi! c'est demain la Saint-Jean !...
Époque où j'ai des retours,
Qui me surprennent toujours.

MADAME DENIS.

Oui, jolis retours, ma foi !
Votre éloquence avec moi,

> Éclate une fois par an...
> Encor votre beau discours
> Ne finit-il pas toujours...

C'est à quoi, en effet, aboutit souvent, même quand elle n'a lieu qu'une fois l'an, l'*éloquence*... ratée de tout Philémon suranné, devant sa Baucis vieillie. Oh! si c'était devant Galathée!...

6.

LES AMOUREUX DE SAINTE-PÉRINE.

L'institution de Sainte-Périne, située d'abord à Chaillot, dans l'ancien couvent de religieuses qui lui a donné son nom, l'est aujourd'hui, à Auteuil, dans les magnifiques bâtiments, construits *ad hoc*, qui lui sont affectés.

Cette institution donne lieu souvent, dans les journaux, à des méprises et à des sarcasmes, que seules peuvent se permettre l'ignorance ou la malveillance, à l'endroit d'un asile, qui est celui de la vieillesse honorée et honorable, et qui, à ce titre, mérite les égards et le respect de tous.

Sainte-Périne n'est ni un hôpital ni un hospice, comme on se plaît parfois à l'appeler, et si elle dépend de l'Assistance publique, c'est administrativement seulement et par une assimilation regrettable, qui pèse à tous les pensionnaires, et dont l'administration, d'ailleurs, prend tout le soin possible d'alléger l'inconvénient.

Sainte-Périne est une institution fondée par l'impératrice Joséphine, à l'occasion de la rentrée en France des émigrés, en faveur des sexagénaires des deux sexes, d'une honorabilité constatée, que des revers politiques ou de fortune ont fait déchoir de leur position sociale et qui, aujourd'hui, moyennant 950 fr. de pension annuelle, trouvent là, au nombre de 300 admis, dont les deux tiers de dames, l'existence la plus confortable et la plus heureuse que puissent ambitionner leurs vieux jours.

Institution admirable, qui n'existe qu'en France, que l'étranger nous envie, et dont le personnel, depuis sa fondation jusqu'à ce jour, a dignement répondu à son but (107).

Cependant, un journaliste français s'est rencontré qui a osé, dans un article non moins odieux de fond que de forme, jeter le sarcasme d'une raillerie malsaine sur les cheveux blancs des dames de Sainte-Périne, qui comptent, parmi elles, nombre de femmes. bien nées, et distinguées à tous égards (108).

Sans être ni aussi mal appris, ni aussi impertinent, un autre écrivain, M. Champfleury, n'a été ni moins mal inspiré, ni moins injuste, en prêtant aux pensionnaires de Sainte-Périne de Chaillot, dans un livre, dont le titre est celui que j'ai placé en tête du présent article, des passions amoureuses que ce couvent laïque de sexagénaires ne comporte pas (82).

A en croire cet écrivain, il n'est pas rare de voir se former, dans ce couvent, des unions érotico-sentimentales de vieilles tourterelles et de vieux pigeons, à sang chaud, qui trouvent délicieusement ainsi à y perdre leur dernière séve avec leurs dernières plumes.

C'est là une appréciation libidineuse tout à fait du cru de l'auteur, et sans fondement sérieux en réalité. Jules Sandeau lui a donné sur ce point, dans le *Livre des Cent-un* (t. XIV), un exemple de réserve et de convenance, qu'il eût mieux fait d'imiter.

Qu'il y ait, dans une aussi nombreuse réunion de macrobites des deux sexes, vivant sous le même toit, et journellement ensemble, sauf la nuit seulement, au réfectoire, au salon, au parc, dans les jardins privés, à la chapelle; qu'il y ait, dis-je, des sympathies individuelles, des amitiés particulières, des attractions réciproques fondées sur des rapports d'origine, d'opinions, d'éducation, de simple préférence, cela se conçoit, cela peut être, cela est; le surprenant serait que cela ne fût pas.

Il y a même des dévouements de femme à homme, d'homme à femme, que je crois pouvoir dire n'exister, à un plus haut degré, nulle part ailleurs. En ce moment surtout, il en est donné plusieurs exemples que je ne crains pas d'appeler admirables, j'oserais presque dire héroïques, tant il faut d'abnégation et d'oubli de soi-même pour se livrer aux soins qui en sont la manifestation.

Mais, en tout ceci, c'est le cœur qui agit, sans que les sens y aient aucune part; et, quoi de plus louable en soi, quoi de plus doux pour celui qui l'éprouve, qu'un sentiment mutuel ainsi ressenti, ainsi exprimé!

Disons, d'ailleurs, que les sentiments de cette nature-là, même de ceux qui se bornent à une pure affection à deux, sont exceptionnels à Sainte-Périne, et que, généralement, en grande majorité, les pensionnaires n'en éprou-

vent nul autre que celui qui est propre aux vieillards :
celui de s'individualiser et de n'aimer que soi. « A notre
âge, on n'est plus aimé que de soi-même, » fait dire
spirituellement Edmond Gondinet au sexagénaire Briar,
dans sa jolie comédie de *Christiane.*

C'est cet amour-là, qui fit vivre Fontenelle jusqu'à
plus de cent ans (v. ci-dessus p. 206), et qui fait que l'on
vit si longtemps à Sainte-Périne.

Pour ce qui est de l'amour, proprement dit, le tableau
qu'en a tracé M. Champfleury, chez les pensionnaires de
la Sainte-Périne de Chaillot, est chargé de couleurs érotiques aussi fausses que grotesques.

A côté du faux, il y a du vrai, pourtant, dans les pein-
tures de son roman ; car c'est un roman, où tout est sup-
posé, faits et noms. Tel est, notamment, l'amour du vieil
avare Lobligeois pour la gentille Rosette ; amour dans
lequel se fondirent ses écus, comme beurre au soleil, par
cette raison : que M. Lobligeois devait devenir amoureux
avec d'autant plus de force, qu'il s'était maintenu vierge
plus longtemps, si bien qu'à la fin, sa chasteté, tenue sous
clef par l'avarice, dut céder à l'amour, qui en sut forcer
la serrure. Ceci est nature, et d'observation physiologique
vraie.

Tel est encore l'amour, d'un autre genre, de M. Destailleur pour Mlle Chaumont. Ce M. Destailleur, ancien
directeur d'assurances, était le plus poli des septuagénaires de la maison. Comment était-il devenu l'esclave de
la vieille Mlle Arsène Chaumont, aussi laide que sotte ? On
ne sait ; mais il l'était ; et il l'était au point qu'elle ne

pouvait faire un pas sans s'en faire suivre, — devoir dont il s'acquittait, avec une obséquiosité de politesse qui ne s'était pas démentie un seul instant, et qui se renouvelait chaque jour, toujours la même, depuis plus de six ans que leur entrée simultanée les avait fait se rencontrer par hasard. Chaque fois qu'il l'abordait, c'était toujours chapeau bas, avec salut jusqu'à terre, accompagné de paroles galantes qui ne variaient pas. Quand Mlle Chaumont, qui l'avait quitté la veille au soir, à l'heure venue de son coucher, lui demandait le matin, après l'heure venue de son lever (car ils ne se quittaient que la nuit) : « Comment vous portez-vous ? » Il ne manquait jamais de répondre : « Avec plus de crainte que jamais de vous déplaire, mademoiselle. » Et elle, de se rengorger toute fière et toute heureuse d'être aimée d'un être aussi adorablement parfait. Et tous deux de s'épancher, sous le flot des chuchotements railleurs de toute la maison, en un flux intarissable de paroles dont personne n'a jamais pu saisir ni un sens ni un mot. Et cela, depuis six ans de la vie opalisée la plus mutuellement tendre qui fut oncques, chez deux vieillards. Voilà, certes, un portrait d'après nature des plus amusants, et sans tache aucune à effacer. C'est la verité toute pure prise sur le fait.

Il en est de même des lignes acérées que l'auteur lance contre la vieille Mme Gibassier et sa coterie féminine, dont les langues étaient autant de vrilles ou d'emporte-pièces, qui perforaient et déchiraient les réputations les plus solidement établies de l'institution. La table, autour de laquelle on se réunissait, semblait un marbre de dissection où était étendu tour à tour chaque pensionnaire. Vous pouvez juger dans quel état étaient mis les sujets, qui tombaient ainsi sous le scalpel de la ténébreuse opératrice et de ses acolytes.

Tout ce qu'écrit l'auteur, à ce sujet, est parfaitement observé, et malheureusement trop vrai, dans toutes les communautés de vieilles femmes. Du reste, rien de tout cela, Dieu merci, n'existe plus dans la Sainte-Périne actuelle.

Mais où la vérité fait complétement défaut à l'auteur, c'est lorsqu'il représente la grande majorité des pensionnaires de Sainte-Périne de Chaillot, comme piquée d'une sorte de tarentule, qui leur donne à tous la fringale d'amour, et qui les fait tous se livrer, avec passion, aux fureurs érotiques de Vénus, absolument comme si les soixante et soixante-dix hivers qui glaçaient leurs sens n'en avaient pas, depuis longtemps, éteint le foyer.

Quoi de plus outré, par exemple, quoi de plus extravagant, que ce qu'il raconte de ce vieux papillon de Perdrizet, soupirant des vers, à 70 ans, sous les fenêtres d'une « belle » qui en avait 65, et cela, à une heure du matin, et les pieds dans la neige ? — Et qui peut croire, comme l'auteur l'écrit, que cet ancien chef de bureau, transformé en Lovelace ou en Joconde, non-seulement courait après toutes les vieilles périnettes dont il se disait amoureux, mais encore était couru par elles toutes, — toutes brûlant d'amour pour lui ! Or, ce séducteur édenté, outre ses 70 années, portait des lunettes à branches d'or, avec un crâne pelé, des oreilles de faune, et d'épaisses lèvres rouges tombantes... Si, en effet, la grasse Aurore de la

Gorgette, dont la riche et double éminence pectorale justifiait le nom, — si surtout la maigre et sèche Clarisse Miroy, dont la virginité de 65 ans était un fulminate conservé n'attendant que l'allumette pour prendre feu, étaient réellement éprises d'amour pour cette vieille culotte de bureau (et la vieille vierge martyre l'était effectivement, au dire de l'auteur, au point de s'abandonner à son endroit aux extravagances échevelées d'une vierge folle), cet amour certes ne pouvait qu'avoir nom hystérie, érotomanie, tératologie, car, dans ces conditions-là, l'amour est une monstruosité, une maladie, dont l'exception ne fait que confirmer la règle contraire.

—————

Ainsi en est-il, à mes yeux, de tout amour de vieux à vieille, de vieille à vieux, à qui manquent les chaudes émanations de la chair fraîche, dont je parlerai dans le chapitre suivant, — condition essentielle de la fonte des neiges dans l'hiver de l'âge.

En dehors de cette condition, l'amour sénile n'est et ne peut être qu'un revenez-y voir de lubricité, sans rien de réel que le semblant ; et si ce semblant est réel, tant pis pour la tête chenue qu'atteint cette réalité surannée ; ce n'est pas la vie prolongée qu'il y trouvera, mais la mort anticipée.

Je sais qu'on peut m'opposer les illustres exemples que je citais tout à l'heure, et ceux que j'ai cités plus haut, pages 19, 25, 33, joints à ceux plus nombreux que je pourrais citer encore (83).

: Mais, outre que ces exemples sont tout à fait exceptionnels, et rentrent dans le cas de tératologie érotique dont
je viens de parler, — les Saint-Évremond et les Ninon de
l'Enclos sont encore à paraître à Sainte-Périne, et jusque-
là je persisterai dans mon incrédulité de saint Thomas, à
l'endroit de l'amour effectif, de l'amour physilogique
entre sexagénaires, tant à Sainte-Périne de Chaillot qu'à
Sainte-Périne d'Auteuil, pour les cas particuliers qu'on
pourrait avoir à me citer et à m'objecter, dans l'une ou
l'autre maison.

Trompe-l'œil, singerie d'amour, que tout cela. Reminis-
cence peut-être, amour point. Existât-il, par hasard, en
réalité? Tératologie, alors, répéterais-je.

. Remarque : — Généralement les hommes de Sainte-
Périne ne croient point à ces amours de vieux, et ils
haussent les épaules quand on les leur signale. Généralement, au contraire, les femmes y croient, et ce sont
elles toujours qui en parlent les premières, en criant à
l'abomination. D'où vient cette différence dans l'appréciation des deux sexes sur ce point? J'en dirais bien la
raison ; elle est toute physiologique. Mais les vieilles
dames s'en offenseraient.

Quant aux quelques mariages qui se font parfois à
Sainte-Périne, ces mariages justifient ma thèse d'incrédulité à l'endroit des amours de vieux à vieilles. C'est, en
effet, l'amitié seule et l'estime mutuelle qui sont la base
de ces unions vénérables. Ce qui le prouve, c'est le bon-

heur inaltéré qui en est le couronnement. Rien de plus édifiant que les exemples de paix et de concorde qu'elles offrent à tous les yeux.

Ces exemples, j'aime à le rappeler, sont la continuation de celui qu'ont laissé, dans le souvenir de tous ceux qui les ont connus, M. d'Olmont et Mme de Melval, dont les amours et le mariage sont racontés, avec beaucoup de charme, dans le livre intéressant qu'a écrit M. Valery, en 1826, sous le titre : *Sainte-Périne, Souvenirs contemporains*, livre dont je recommande la lecture à M. Champfleury, pour une édition rectifiée du sien.

Ces amoureux-là, je les comprends. Aussi, est-ce pour eux que je traduis ici les vers suivants d'un poëte latin, que je leur offre, et les prie d'accepter, à titre d'épithalame.

« Blanche Concorde, demeure assise toujours au chevet de leur lit ! Immortelle Vénus, attèle-les l'un et l'autre à ton char, sous le joug d'un amour toujours nouveau ! Il est vieux, lui, c'est vrai, et vieille aussi, elle. Mais qu'importe ! Ils n'en sont pas moins amoureux, de l'amour que comporte leur âge, et le miel de cet amour leur refait, à tous deux, une égale juvénilité. »

----

§ 3.

Les vieilles amoureuses.

Mon anémie à leur endroit.

Autant mon cœur se sent de penchant à aimer d'amitié,

même d'amitié tendre, telle et telle vieille femme aimable, autant mes sens sont frappés d'anémie pour telle ou telle vieille femme amoureuse. Pourquoi ?

Parce que, d'abord, il y a de cela des raisons physiologiques que je ne puis développer ici, — raisons que vous trouverez indiquées, si vous êtes curieux de les connaître, dans l'*Anatomie de l'Amour* ci-dessus cité ;

Parce que, s'il est vrai que l'amour et l'amitié sont frère et sœur, ils ne le sont pas du même lit ;

Parce qu'il est encore plus vrai que, vieux nous mourons, comme enfants nous naissons, sans cheveux, sans dents et sans illusions ;

Parce que, enfin, chez toutes les vieilles nymphes de Cithère que j'ai eu l'occasion de fréquenter, le nu de la vérité l'a toujours emporté, dans mes sens, sur le fard du mensonge.

Voyez Gellia ! Elle se dit *puppa* (pucelle) ; et pourtant, ce n'est qu'une vieille marguerite, depuis longtemps effeuillée :

> Puppa se dicit Gellia cum sit anus.

En voici deux autres. Celles-ci, ne pouvant plus se fabriquer de jeunesse, s'efforcent de se fabriquer de l'esprit. Mais l'une n'en est que plus ridicule, et l'autre que d'un arome plus montant :

> Altera ridicula est, altera putidula (41).

Il en est d'autres, et c'est le plus grand nombre, qui, par manque d'esprit, cherchent à conquérir l'amour des hommes, par le subjuguant attrait de leurs accoutrements,

18

de leurs chatteries. Mais, accoutrements et chatteries sont impuissants à convertir, en fleurs printannières, les âpres glaçons de l'âge, du mauvais âge, comme disaient les Latins :

> Mala ætas nulla delinimenta capit.

Et, de fait, si tous les hommes pouvaient se laisser capter par les *delinimenta* des vieilles femmes, toutes les vieilles femmes auraient des amants :

> Si possint homines delinimentis capi,
> Omnes haberent nunc amatores anus (42).

Or, c'est à une autre glu que les oiseaux, surtout les vieux, sont portés à se laisser prendre. Et c'est tant mieux pour leur hiver.

Pour moi, comme pour le docteur Hayley, qui a écrit un *Essai sur les vieilles filles*, — « Toute vieille femme, veuve, ou demoiselle, qui se pomponne de fleurs, perles et rubans, me semble être un vieux navire en danger, qui déploie ses signaux de détresse pour inviter le premier aventurier à venir à son secours. »

Et je passe outre, laissant à Barbey d'Aurevilly, sans l'envier, sa *Vieille maîtresse*.

Du reste, si les femmes savent moins être vieilles que les hommes, c'est que nous ne leur laissons guère ignorer qu'elles ne valent, à nos yeux, que par les avantages de la jeunesse; et elles en abusent.

Elles en abusent d'autant plus que, aujourd'hui, les jeunes gens ne demandent plus aux femmes d'être jeunes, mais seulement d'être belles; et alors les femmes ne s'occupent plus que de leur beauté.

« Et alors, dit un profond observateur, la beauté disparaissant avec la jeunesse, et les hommes disparaissant avec la beauté, à partir d'un certain âge, les femmes, qui ne peuvent se faire à l'idée de la solitude et de l'abandon, entament avec la nature, à force d'onguents, de blanc, de rouge, de poudre, de faux cheveux et de cheveux teints, une lutte quotidienne et ridicule, et, oubliant qu'elles sont mères et quelquefois grand'mères, elles viennent, comme des fantômes, à travers le bruit du bal et sous le feu des bougies, disputer aux jeunes femmes les plaisirs de leur jeunesse et s'arracher entre elles un dernier amant attardé (72). »

Proh pudor !

« Si le libertinage est dégradant chez les vieillards, dit le docteur Francis Devay, s'il attire le mépris et l'ignominie sur les têtes que l'âge a dépouillées ou blanchies, il est plus que tout cela chez la femme âgée; il est ignoble et dégoûtant. »

Au demeurant, sans même qu'il soit question chez elles de libertinage, mon anémie, à l'endroit des vieilles amoureuses, est telle que je ne puis pas même faire, pour les plus retenues, ce que fit, un jour, pour l'une d'elles, le poëte bel esprit athénien Ménandre.

Comme il hésitait à boire un peu de lait qu'elle lui présentait, parce que ce lait était ridé :

— Soufflez sur les rides, lui dit la dame, et buvez le dessous.

Et Ménandre souffla, et but le dessous. Heureux Ménandre ! Il trouva le lait pur.

Malheureux que je suis ! En vain je soufflerais sur la coupe où tout est ridé ; la ride est à la surface, parce qu'elle est aussi au fond ; et le vase, pour moi, n'a pas gardé une seule goutte de la douce et fraîche liqueur.

L'âge critique et l'âge de retour.

Mais voici le temps de la retraite qui sonne, pour l'amour de la femme, à l'horloge de sa vie, par deux coups funèbres qui s'appellent : l'âge critique et l'âge de retour.

On confond à tort l'âge critique de la femme avec son âge de retour.

L'âge critique spécifie la période où la ménopause (*men*, mois, *pausis*, cessation) annonce à la femme que sa vie sexuelle est finie, et amène, dans sa santé, les dérangements, souvent les dangers, qui en sont la conséquence naturelle.

Ces dangers se produisent surtout chez les femmes mondaines, de qui l'on a dit que l'âge critique est « leur enfer », en ce qu'elles doivent renoncer, alors, sous peine de mort, à Satan, à ses pompes et à ses œuvres, spécialement aux œuvres de chair.

L'âge de retour indique, au contraire, l'époque où, une fois le détroit de l'âge critique passé, la santé se rétablit, pour ne plus s'altérer par les influences de la menstruation, et commence pour la femme une phase de vie nouvelle.

Cette phase, pour beaucoup de femmes, est un retour à la gaieté. C'est que, en effet, arrivées à cette époque de leur vie, elles n'ont plus ces inquiétudes de chaque jour auxquelles les soumettait la période sexuelle. Leur sexe, pour ainsi dire, a disparu avec leur sang.

Cette période aussi est, pour beaucoup, un retour à la jeunesse. Du moins, l'accumulation de graisse, que le repos sexuel et une nutrition plus énergique amènent dans le tissu cellulaire, leur donne, pendant un certain nombre d'années, à la faveur d'un riche embonpoint, une fraîcheur et une fermeté de chairs, qui offrent l'apparence d'une seconde jeunesse.

Malheureusement, cette phase dure peu ; d'autant que cette sorte de renaissance juvénile fait souvent illusion aux vieilles femmes, au point de vue de l'amour ; et la désillusion, dans cette voie, ne tarde pas à leur venir.

Ce qui s'en va.

Alors, ce qui s'en va, chez elles, leur est d'autant plus sensible, que l'art, qu'elles emploient pour en arrêter la chute, ne contribue qu'à la hâter.

Alors, cet embonpoint dont elles étaient fières n'est plus qu'une graisse surabondante et molle, qui les envahit de tous côtés, quand une maigreur extrême ne fait pas tout fondre.

Alors, la taille s'épaissit ou se dessèche. Les formes perdent leur grâce, leur attrait. Les mouvements sont lourds, quand ils ne sont pas abruptes, anguleux. Les yeux deviennent mornes, et, s'ils restent vifs, ils sont vitrés.

Alors, la voix prend un timbre qui ressemble à celui d'une cloche fêlée. Elle chevrotte. La lèvre supérieure, que nuançait un imperceptible duvet de son ombre légère, se hérisse d'un poil viril, qui frondesce et brindille, et émaille souvent le menton.

Alors, dans le cœur qui s'égoïse, l'amour s'éteint sous les glaces de l'âge, et s'il se ravive parfois, ce ne peut être que sous le souffle épuisant du désir non satisfait, ou plutôt de l'imagination surexcitée, qui en communique le souvenir aux nerfs ;

Et, dans ce cas, l'amour, au lieu d'être un ingrédient de longue vie, devient, pour celle qui l'éprouve, un ferment malsain qui en abrége la durée.

Ce qui reste.

Il faut que la femme âgée en prenne son parti.

Maintenant, c'est à l'amitié, à consoler de la mort de l'amour la femme devenue vieille, qui, sans elle, ne pourrait se consoler de l'avoir perdu.

Maintenant, la vive sollicitude, dont les vieilles mères entourent leurs petits-enfants, leur refait une maternité nouvelle, et les sociétés aimables, les cercles d'amis qu'elles savent se choisir, leur font oublier, au grand avantage de leur longévité, les fiévreuses passions du jeune âge, en faisant germer pour elles quelques fleurs d'arrière-saison, plus douces qu'on ne pense à cueillir.

Maintenant, enfin, par la culture assidue de cette douce fleur de toute saison, — l'amitié, — et par les tendres sentiments qui en découlent, la femme, même âgée, et, en raison même de son âge, toujours ingénieuse dans l'art de plaire, trouve encore le moyen de conserver, de conquérir son empire. Seulement, en changeant d'essence, cet empire change de formule, et, sous celle-ci vraiment, il est aussi dominateur que l'autre, quand c'est par les parfums de vertus qu'il comporte, que son pouvoir s'exerce sur les cœurs.

Une femme à soixante ans.

C'est ce qu'a délicieusement exprimé le marquis de Foudras, dans une pièce de vers charmante, adressée à une dame de soixante ans, vers que j'ai abrégés et arrangés quelque peu, pour conclusion de ce chapitre :

> Vous avez, dites-vous, aujourd'hui soixante ans ;
> Vraiment je l'ignorais ; merci de me l'apprendre,
> Car votre esprit si vif et votre cœur si tendre
> Me le feraient encore ignorer bien longtemps.
>   Enfin, vous avez soixante ans !
> Oh ! que je vous sais gré de n'en plus avoir trente !
> Je serais amoureux ; vous seriez mécontente,
> Et je ne jouirais, dans mon demi-bonheur,
> Ni de tout votre esprit, ni de tout votre cœur.
> Vous avez soixante ans ! Sans qu'on puisse en médire,
> Chacun peut vous aimer, chacun peut vous le dire.
> Vous avez soixante ans ! Donc tout vous est permis :
> Les jeunes amoureux comme les vieux amis.
> Vous avez soixante ans !... Ce mot n'a rien de sombre ;
> Alors qu'on est aimée, un âge, c'est un nombre,
> Un chiffre ; rien de plus. Qu'importe que la fleur,
> Qui garde son parfum, ait perdu sa couleur ?
> Qu'importe que l'hiver vienne chez une femme,
> Quand elle a la jeunesse et le printemps de l'âme ;
> Quand elle est bonne, et douce, et souriante au temps ?...
> Oh ! que vous m'êtes chère, avec vos soixante ans !

Ceci soit dit pour vous, mesdames, à l'effet de ramener vers moi celles d'entre vous, de cet âge, que mon anémie à l'endroit des vieilles amoureuses aurait pu, mal interprétée, en éloigner.

Votre absolution, s'il vous plaît !

CHAPITRE VIII

En quoi consiste.

Non-seulement quand on est jeune, mais encore quand on est vieux, même surtout quand on est vieux, le corps affaibli, languissant, a besoin de se réchauffer, de se raviver, dans les flots d'une atmosphère chaude, remplie des émanations restaurantes qu'exhalent des corps jeunes et pleins de vigueur.

De là, ma théorie de la *chair fraîche*, laquelle consiste dans l'absorption de ces émanations mêmes, par l'imprégnation de leurs principes vitaux dans tout l'organisme, au moyen de la double action — du contact et de l'inhalation.

C'est ce que je me propose d'expliquer, dans les trois paragraphes suivants :

§ 1er.

Imprégnation vitale par contact.

Imprégnation dans la jeunesse.

Tout le monde sait l'influence vitale des émanations et

du contact journalier des viandes fraîches sur ceux qui les manipulent. Voyez le teint rosé des garçons bouchers et l'embonpoint appétissant des belles bouchères.

Rien donc de plus naturel de penser que le contact de la chair fraîche humaine doive produire le même résultat.

C'est, d'ailleurs, ce que l'expérience nous enseigne.

Au rapport de Galien, les médecins grecs avaient reconnu, dans le traitement des différentes consomptions, l'avantage de faire téter une nourrice jeune et saine.

De même, Forestus rapporte qu'un jeune Bolonais, tombé dans le marasme, avait été retiré de cet état, en passant les jours et les nuits auprès d'une nourrice de vingt ans.

De même, Cappivaccius conserva l'héritier d'une grande maison d'Italie, atteint du même mal, en le faisant coucher entre deux filles jeunes et fortes (37).

Ainsi faisait Robert d'Arbrissel pour lui-même, en couchant entre deux religieuses. Seulement, c'est spirituellement, et par un raffinement de combat de la chair tout à fait singulier, qu'il prétendait en agir ainsi, en ce qu'il disait que ce n'était pas pour céder aux tentations de la chair fraîche, mais bien, au contraire, pour y résister, afin que, par là, il eût auprès de Dieu un mérite d'autant plus satisfactoire que le danger était plus prochain, et le désir plus ardent (45).

Mais, corporellement, il n'en put pas moins que tirer grand profit de ce partage habituel de son lit avec deux religieuses, d'autant que, de son point de vue spirituel, il les choisissait nécessairement parmi les plus appétissantes.

Imprégnation dans la vieillesse.

Les vieillards se ressentent, encore plus avantageusement que les jeunes gens, de l'influence vitale qu'exerce sur eux le contact immédiat de la chair fraîche humaine.

«C'est que, dit à ce propos un vieux médecin, très-expert en matière d'amour physiologique, c'est que le corps d'une jeune fille de 15 ans est d'une efficacité suprême, quand nous l'appliquons au nôtre, dans la vieillesse ; car il nous communique sa chaleur, qui est de la même espèce, mais plus vivifiante que celle que nous avons; et l'expérience de David nous fait bien voir qu'il n'y a point au monde de meilleur remède que celui-là (44). »

C'était, en effet, le remède qu'avait coutume de s'administrer le « modèle des rois », comme l'Écriture appelle David, lequel, ainsi qu'il est raconté dans le IIIe livre des Rois, pour se réchauffer et se redonner un peu de force, couchait, dans son extrême vieillesse, avec la jeune et belle Sunamite Abisag.

Vingt-six siècles plus tard, Boërhave appliquait, avec succès, le même procédé à un vieux bourgmestre d'Amsterdam. Seulement, en raison de la nature phlegmatique de son client, il avait cru devoir doubler la dose, en faisant coucher le vieux malade entre deux jeunes Néerlandaises (37).

Haller dit, à ce sujet : «La cohabitation habituelle des jeunes femmes avec les vieillards amenant assez généralement l'altération de leur fraîcheur, on en conclut que le vieillard absorbait à son profit les esprits vitaux de la jeunesse ; qu'en conséquence, il y aurait pour lui tout à gagner, s'il couchait avec des jeunes filles, surtout non déflorées. Ce fut dans cette croyance que Frédéric Barberousse, et d'autres souverains du moyen âge, donnaient place, dans leurs couches, à de jolies filles, qui devaient les ragaillardir (4). »

Danger du moyen.

Malheureusement, heureusement plutôt, les vieillards de nos jours n'ont pas, comme le roi David, et comme son fils le « sage » Salomon, de la chair fraîche à discrétion ;

Car, s'il peut être vrai que, sachant en prendre « juste ce qu'il faut », leur vie à tous serait aussi longue que celle des patriarches ;

Il est certainement plus vrai que, — l'amour n'étant, comme le dit Chamfort, que le contact de deux épidermes, — l'application de la théorie longévitale de la chair fraîche par contact doit, infailliblement chez les jeunes, presque infailliblement chez les vieux, amener la phosphorescence sexuelle de l'un des deux épidermes en contact, sinon des deux à la fois, et alors, le « tout juste ce qu'il en faut prendre », devient impossible à pratiquer.

Aussi, est-ce au second moyen, moins compromettant pour le vieillard, et plus à sa portée, qu'il lui est prudent de s'en tenir.

§ 2.

Imprégnation vitale par inhalation.

A défaut de l'une, l'autre.

J'ai cité plus haut l'influence vitale du contact et des émanations des viandes fraîches de nos boucheries.

Celle de l'air lacté des étables à vaches n'est pas moins bienfaisante, pour les poitrines faibles qui le respirent. Tout le monde sait cela.

Eh bien ; l'air aspiré, provenant des effluves cutanés ou pulmonaires de corps jeunes et sains, doit nécessairement produire le même effet sur l'organisme affaibli du vieillard, surtout quand c'est de corps féminins que les effluves lui arrivent.

Donc, à défaut de chair fraîche à palper, pour en exprimer le suc vital et se l'assimiler par contact immédiat, — moyen dont je viens de signaler le danger,— les vieillards peuvent, plus facilement, plus efficacement même peut-être en raison de leur âge, y suppléer par l'inhalation, c'est-à-dire en respirant l'oxygène vitalisé d'haleines jeunes et pures.

Hermippus redivivus.

La théorie que j'expose ici n'est pas de mon invention. Elle est tirée d'une inscription tumulaire, retrouvée sur un vieux marbre romain, et constatant que : Clodius Hermippus, qui se livrait à l'éducation des jeunes filles, avait vécu jusqu'à 115 ans, *puellarum anhelitu*, c'est-à-dire par « l'haleine » de ses pensionnaires (1).

. Or, en rapprochant cette inscription, de l'anecdote biblique du vieux roi David et de la jeune Abisag rappelée plus haut, un médecin allemand, le docteur Cohausen, de Munster, a trouvé la base d'un système longévital dont il exposa les principes, en 1742, dans un livre de fantaisie, intitulé : *Hermippus redivivus*, où l'à-propos ingénieux des exemples s'unit au pittoresque des idées.

« On admet généralement, dit-il, que, dans le cas des maladies épidémiques, l'infection est propagée par les haleines corrompues. Or, si la respiration humaine est si fétide, et si puissamment nuisible, quand elle émane de personnes malsaines, pourquoi ne concevrions-nous pas qu'elle pût être de quelque efficacité salutaire, de la part des personnes qui jouissent d'une santé aussi franche que vigoureuse?

« Il est, je crois, dès longtemps convenu, de la part des vrais initiés dans les secrets de la nature, qu'il est un mouvement aussi preste que vivace dans le sang des personnes jeunes, auquel, conformément aux lois de l'économie animale, sont attribuées la santé et la vigueur ; et que, d'un autre côté, le déclin de ce même mouvement, conséquemment une circulation plus lente, qui, par degrés, se ralentit dans les moindres vaisseaux, est la principale cause de ces engourdissements de nerfs, ainsi que de la pénible lassitude du décroissement de force, qui constituent les incommodités du vieil âge.

« Il n'est donc point absurde de penser que les chaudes, actives et balsamiques particules, que poussent dans l'air les poumons des jeunes personnes, étant pour ainsi dire pompées par un vieillard, puissent communiquer à son sang appauvri, ainsi qu'à sa circulation, un degré de chaleur et de vigueur qui le ramène à une sorte de jeunesse rétroactive. »

Ainsi s'exprime le docteur Cohausen par son traducteur. Après une argumentation assez compliquée il passe aux exemples à l'appui de sa thèse.

Haleine aspirée de jeunes garçons.

A cet égard, le docteur remarque que plusieurs personnages notables qui, comme Hermippus, se sont occupées d'enseignement et qui, par conséquent, ont vécu dans la compagnie de la jeunesse, ont atteint un âge très-avancé, ce qu'il attribue à cette atmosphère juvénile.

Parmi les exemples cités, j'ai relevé ceux-ci :

D'abord, chez les anciens, Gorgias, le professeur d'Iso-crate, dont j'ai parlé page 104, qui, après avoir passé sa longue vie, 108 ans, à enseigner la jeunesse, donnait encore des leçons dans ses dernières années, avec toute la sérénité, toute la lucidité d'esprit d'un jeune homme.

Puis, chez les modernes, l'aïeul de l'helléniste Platerus, qui, durant de longues années, instituteur de jeunes gens de famille, s'était maintenu, grâce à ses relations journalières avec eux, dans un tel état de force de corps et de tête, qu'il put épouser, à 100 ans, gaillardement, une jeune veuve qui n'en avait que 30, et se comporter avec elle maritalement plusieurs années encore.

Plus récemment, le lord maréchal comte de Stair, qui conserva toute sa vivacité et toute sa bonne humeur, jusque dans un âge très-avancé, « grâce à ce qu'il rechercha toujours la compagnie des jeunes gens des deux sexes, avec lesquels il resta toujours aussi gai qu'obligeant, et dont il ne cessa d'être recherché et chéri. »

Tel fut encore, et ainsi fit, le très-célèbre et très-âgé maréchal de Schomberg, lequel se plaisait à dire que, dans sa jeunesse, il aimait à fréquenter les vieillards pour acquérir près d'eux la maturité qui lui manquait, de même que, dans sa vieillesse, il recherchait la compagnie des jeunes gens pour obtenir, de leur contact, la chaleur de vie qui le quittait (24).

Tel fut, et ainsi fit également, le vieux Cornaro, qui se rajeunissait dans et par l'entourage de ses onze petits-fils, dont l'éducation était la plus chère de ses occupations, et qui avait inhalé d'eux une juvénilité telle qu'elle lui avait rendu sa voix de jeune homme, au point qu'il chantait avec eux « avec une voix plus claire et plus harmonieuse qu'elle ne l'avait été dans sa jeunesse », comme il l'a écrit lui-même, à 95 ans (V. p. 235).

Ainsi, la seule fréquentation des jeunes gens suffit à communiquer aux vieillards une insufflation de jeunesse qui fait rétrograder leurs années.

Haleine aspirée de jeunes filles.

Combien donc cette insufflation doit être plus active, quand c'est de jeunes filles qu'elle provient !

A ce sujet, le docteur Cohausen cite un seigneur français, dont il regrette de ne pouvoir dire le nom, qui, instruit sans doute du secret de l'*Hermippus* romain, avait recueilli et gardait dans son hôtel, sous prétexte de charité, dix à douze jeunes filles pauvres, dans la société desquelles il se tenait presque constamment ; ce qui le rendait gai, heureux et dispos. Mais, alors qu'il se flattait de goûter encore longtemps les fruits doux et bienfaisants de ce genre de vie, voici que des jaloux, des envieux, des fanatiques de scrupules, se mirent à lui faire entrevoir que c'était là une œuvre pie qui pouvait dégénérer en œuvre du démon. Sur quoi, la conscience alarmée du vieux gentilhomme lui fit renvoyer ses *anges gardiens*, comme il appelait son troupeau de jeunes vierges ; ce qui fit que, peu après, tombé dans le marasme, il mourut. Il avait 90 ans.

A cet exemple le traducteur de l'*Hermippus redivivus* ajoute celui de sir Coverly, fameux maître d'un pensionnat de jeunes demoiselles dans *Queen Square*, à Londres, lequel, sous l'influence de cette atmosphère virginale, conserva sa santé, sa vigueur, son bon sens d'esprit, jusqu'au delà de la centième année ; époque à laquelle, ses enfants l'ayant forcé à quitter son pensionnat pour prendre du repos, ce fut le repos de la mort qui le prit, dès que son atmosphère de jeunes filles lui manqua.

C'est le cas, précisément, où s'est trouvé, par d'autres causes, notre vieux jeune Auber, ainsi que nous l'avons vu page 248.

Et aussi le cas analogue où s'était également trouvé le

vieillard de Téos, cinq siècles avant notre ère, en ce que l'insurrection politique qui le força de quitter Athènes, le força, par cela même, de quitter l'atmosphère amoureuse où s'écoulait délicieusement sa poétique vieillesse, et à laquelle nous devons ces perles fines connues sous le nom d'*Odes d'Anacréon ;* ce qui fit qu'il mourut de la privation de son air vital, à 80 ans, bien plus que du pepin de raisin qui s'arrêta dans son gosier.

Plus heureux, au même âge, fut un poëte anglais de notre temps, Waller, lequel mourut, comme il avait vécu, écrivant encore, à 80 ans, que « son plus grand bonheur était de pouvoir se réchauffer aux rayons de la jeunesse et de la beauté. » De là, les vers qu'il nous a laissés aussi jeunes en son hiver qu'en son printemps (85).

Haleine virginale condensée.

Le docteur Cohausen était si convaincu de l'influence longévitale qu'avait le *puellarum anhelitus* sur les vieillards, que c'est à lui que nous devons de connaître l'appareil de distillation de *l'eau des Vierges*, que j'ai décrit ci-dessus page 138.

De cet appareil, et de ses effets, je ne dirai rien de plus ici, si ce n'est que l'auteur de l'*Hermippus redivivus* ne recommande l'emploi de l'essence de respiration virginale, ainsi obtenue, qu'en s'appuyant sur le témoignage de plusieurs personnages scientifiques célèbres, notamment sur celui du grand chimiste Robert Boyle, qui disait avoir obtenu, d'un *extrait* analogue, les plus merveilleux résultats.

Quelque chimiste de nos jours essayera-t-il d'ajouter aux recettes de Jouvence, dont les annonces remplissent la 4ᵉ page de nos journaux, celle d'un *extrait* provenant *ex puellarum anhelitu*, à l'usage des vieux qui veulent rester jeunes ? Pourquoi non?... On découvre aujourd'hui tant de choses !

----

§ 3.

Mon mode particulier d'en user.

Maintenant, voulez-vous savoir l'usage que je fais, en mon particulier, de la théorie d'exhalation et d'inhalation virginale que je viens d'exposer ?

Je m'en vais vous le dire :

Calorique de la neige.

Tout en me gardant bien de lustrer ma tête chenue d'aucune de ces teintures menteuses qui, par leur contraste de couleur avec la peau, ne font que lui donner un *lustre* d'âge de plus, je tire une sorte de vanité coquette de la réalité soignée du brillant argenté de mes cheveux blancs, surtout quand je puis ajouter au calorique de leur neige (vous savez que la neige a son calorique propre (80)), celui qui me vient, par surcroît, des « chaudes, actives et balsamiques particules que poussent dans l'air de jeunes poumons », comme dit le docteur Cohausen, — particules que je recueille, avec soin, du jeune sexe d'où elles émanent, et duquel je m'approche, à cet effet, le plus près et le plus souvent qu'il m'est donné de le pouvoir.

Mon faible.

Est-ce à cela que je dois ma « verte vieillesse » ? On me le dit, et je prends plaisir à me le persuader, tout en étant médiocrement flatté de cette appellation de « verte vieillesse » dont on se plaît à qualifier ma persistante juvénilité.

Que voulez-vous ! Ce mot « vieillesse », quand on me l'applique, me parait toujours une personnalité, intentionnellement blessante.

Par contre, rien ne peut me flatter plus que de m'entendre dire que je ne vieillis pas ; surtout d'être reconnu, de prime abord, par d'anciennes connaissances, que j'ai perdues de vue depuis 40 ans, que je ne reconnais pas, moi, qui me reconnaissent, elles, en s'exclamant surprises : Vous n'êtes pas du tout changé ! Oh ! ce mot me va au cœur, et je leur dis : Répétez-le-moi, je vous en prie.

C'est là mon faible ; chacun a le sien. Saint Augustin et J.-J. Rousseau ont confessé des péchés plus gros. Je puis bien confesser celui-là !

Sic oculos, sic illa manus.

Ce faible, d'ailleurs, est entretenu, chez moi, par les illusions que me donnent les gracieusetés avec lesquelles on veut bien m'accueillir, dans le monde où je me plais le plus, celui où se rencontrent le plus de jeunes femmes, surtout de jeunes filles, surtout de jeunes filles enfants.

Sur ce dernier point, je vous dirai que cet aimant, qui m'attire vers les jeunes filles enfants, s'explique par la puissance magnétique du souvenir, — celui de la fille adorée que j'ai perdue.

Je suis de ceux qui croient à la transmigration des âmes. Lors donc que je rencontre un regard, un sourire, des cheveux, une main, une taille, un esprit, des talents, un timbre de voix qui me rappellent ma fille, morte à 15 ans, — *sic oculos, sic illa manus, sic ora ferebat*, — je me sens irrésistiblement entraîné vers l'être charmant qui possède l'un des traits, l'un des charmes de la chère pleurée (je n'en ai pas encore rencontré qui les possédât tous). Alors, je me dis : « C'est peut-être une parcelle d'elle-même qui s'est fixée là, » et je me prends à l'aimer, en secret, sans oser l'embrasser malheureusement, sauf quand elle est toute petite... Oh! alors, je m'en donne à cœur joie, en mêlant bonbons aux caresses, et, parfois, larmes rentrées aux bonbons.

Réussite.

Au demeurant, et abstraction faite de ce souvenir paternel, j'aime les jeunes femmes, j'aime les jeunes filles pour elles-mêmes, en raison du rajeunissement que j'en retire ;

Car je suis encore de ceux qui pensent que le *puellarum anhelitus* est une insufflation souveraine contre les caducités de la vieillesse.

Aussi, recherché-je cette insufflation avec un soin qui témoigne de l'importance que j'y attache.

Et, pour me la procurer, je fais tout ce qu'il est donné à un vieillard de faire, pour se bien faire venir, avec ses cheveux d'argent, des cheveux d'or ou des blondes, châtaines et noires chevelures, qui rayonnent autour de lui.

Et je réussis, le plus souvent.

C'est que, il faut le dire, la place, aujourd'hui, est plus facile à prendre que de mon temps ;

De mon temps, les jeunes filles ne chômaient pas de jeunes gens, empressés à leur plaire et à se mêler à leurs jeux ;

Tandis qu'aujourd'hui elles en chôment ; le cigare leur faisant concurrence, et le salon étant déserté pour le fumoir, quand ce n'est pas pour le cercle, le café, ou... Mabile.

Même abandon, pour même cause, de la société des jeunes dames, réduites, dès lors, à caqueter entre elles ; — car la causerie sans hommes ne peut être que caquetage.

Rien de plus facile, alors, aux Gérontes verts galants, de se faufiler parmi les délaissées.

C'est ainsi que leurs rangs me sont ouverts, — avec plaisir, si j'en crois les apparences ; — faute de mieux.

Ce que je fais pour cela.

Pour cela, mon Dieu, je fais tout simplement ce que ne font pas, ce que ne font plus, les jeunes gens, et ce qu'ils feraient certes beaucoup mieux que moi, ou que tout autre vieux barbon, s'ils daignaient en prendre la peine, je veux dire s'en donner le plaisir.

Pour cela, donc, tout d'abord, je ne laisse ignorer à personne du jeune monde féminin que je hante de préférence, que mon plus grand bonheur est de me trouver au milieu d'un cercle de visages avenants et frais ; — ce que je prouve ; et l'on m'en sait gré.

Je le prouve, comment ? Beaucoup moins par les attentions, les prévenances, les petits soins, dont le beau sexe est toujours friand, que par l'action réflexe qu'exerce sur mon jeune entourage le bonheur même qui me vient de lui.

Poésie.

Et puis, outre les causeries douces, aimables, spirituelles quelquefois, dont il m'attribue le mérite quand c'est encore à lui que ce mérite est dû, — je récite des vers, — toujours plus agréables à entendre qu'à lire, quand ils sont bien dits, — grâce à mon excellente mémoire qui les apprend et les retient avec sa facilité, avec sa fidélité d'autrefois ; et cela, que le morceau soit long ou court, sérieux ou badin ; qu'il s'appelle le *Rêveur*, ou les *Pauvres gens* de Victor Hugo ; la *Grève des Forgerons*, ou la *Bénédiction*, de François Coppée ; la *Robe*, d'Eugène Manuel ou les *Prunes*, d'Alphonse Daudet ; la *Levrette en paletot*, d'Auguste de Châtillon ou la *Femme de soixante ans*, du marquis de Foudras ; ou bien que ce soit un sonnet, comme ceux de Sainte-Beuve ou de Joséphin Soulary, ou celui d'Arvers, qui n'en a fait qu'un, et que cet un a fait célèbre, etc., etc.

De plus, je récite aussi parfois des vers de mon cru, et ceux-ci ne sont pas les moins bien accueillis, — bien qu'ils ne soient pas les meilleurs, certes, — car ils s'adressent à la fille ou à la maîtresse de la maison, sous une forme personnelle qui plaît toujours, avec flatteries obligées, comme celles du peintre de portraits le plus fidèle, obligées surtout quand c'est la perfection du modèle qui les commande — ce qui fait qu'on est toujours flatté d'être flattée, même quand on n'en a pas besoin ; — et ce qui fait par conséquent que mes acrostiches, — car ma muse n'a jamais été plus haut que cela — sont les acroche-cœurs dont je me sers, quand je veux « séduire une belle. »

Mon alambic condensateur.

Si je vous dis tout cela, c'est pour vous bien faire comprendre que, n'ayant pas à ma disposition le *puellarum anhelitus* en bouteille, force m'est, pour me le procurer, de chercher à le distiller, à mon usage, par le seul condensateur que je possède. On ne peut l'obtenir par aucun autre alambic que je sache.

Ce qu'il y a de curieux, dans cette candide manœuvre de ma part, c'est que personne ne se doute, en me voyant m'y livrer, que ce n'est pas de la poétique amoureuse que je fais, mais de l'hygiène — de l'hygiène gérocomique — et de l'hygiène à la façon d'*Hermippus redivivus*.

Combien me tourneraient le dos, leur joli dos, de celles qui m'accueillent avec le plus de faveur, si elles savaient que le charmant hiatus, que je provoque de leurs lèvres rieuses, est une potion que j'en attends ; et que les sons divins de leur larynx flattent plus mon pharynx que mon oreille, et me vont plus à l'œsophage qu'au cœur !...

Adoration, Odoration.

De grâce, chère belle dame qui me lisez, et qui vous croyez, comme vous l'êtes en effet, l'objet de mes plus douces tendresses, de grâce ne vous offensez pas de vous trouver ainsi, à votre insu, matière à mes cornues sécrètes, et de vous savoir ainsi l'un des sujets les plus précieux de mes opérations de chimie longévitale inhalatoire.

Je vous adore, c'est très-vrai, et de toute mon âme; mais non à la façon des quiétistes qui aiment Dieu pour lui-même, abstraction faite des bienfaits qu'ils en reçoivent. Moi, dont l'amour secret ne peut rien pour votre bonheur, que puis-je faire de mieux, que de vous aimer pour celui que je retire de vous aimer?

Pour moi, vous adorer c'est vous odorer; c'est vous inhaler dans tout ce que dégage, de vapeur vitale pour moi, l'effluve embaumé de votre délicieuse personne.

Vous en aimé-je donc moins réellement, pour cela? Tout au contraire, c'est bien réellement pour cela que je vous aime plus; et pour cela aussi que je puise la vie près de vous, sans rien épuiser de la vôtre, en vous aimant.

Cela entendu, vous me pardonnez de vous aimer ainsi, n'est-ce pas? — Merci! — Puissiez-vous avoir à me pardonner de vous aimer de même, pendant de longues années encore!...

Tout n'est pas dit sur ce sujet.

Effets de vue.

Il est un autre ordre d'imprégnation longévitale que

peuvent se procurer les vieillards, et dont je ne me fais pas plus faute que de l'autre, pour ma part.

Vous rappelez-vous ce charmant tableau, reproduit par la gravure, représentant un jeune homme malade, au lit, sur son séant, pâle, amaigri, miné de consomption, auquel, pour le guérir, son médecin avait fait amener une candide jeune fille, fraîche, innocemment jolie, une vraie églantine des champs?... A sa vue, un jet de vie nouvelle s'infiltre dans les veines du moribond. Quel rayonnement sur son visage transfiguré! On dirait une transfusion du sang effectuée par la seule vertu du regard qui le pompe... Le remède a opéré. Le médecin, tapi dans un coin du tableau, ne se sent pas d'aise...

Eh bien! le même effet vital peut être produit, par la même cause, sur le vieillard, dont l'abus de la vie n'a émoussé ni les sens ni le cœur.

Rappelez-vous cette double phrase, que j'ai écrite à propos d'Auber :

« Les vieillards mal avisés vivent entre eux et s'étiolent vite, dans leur atmosphère sénile.

«M. Auber, lui, respire un air assaini, embaumé et sans cesse renouvelé, par le souffle frais et vigoureux de son jeune entourage. »

Eh bien, ce souffle, non-seulement il est salutaire de l'aspirer par la bouche, mais il l'est encore d'aspirer, par les yeux, la personne même d'où il émane.

C'est ce que dit si bien le vieux médecin La Framboisière, dans son naïf langage, dont j'ai donné un extrait ci-dessus (p. 123).

C'est ce qu'exprime encore mieux la jeune Casilda, lorsqu'elle dit à la reine, dans *Ruy-Blas*, de Victor Hugo :

> Je crois que la vieillesse arrive par les yeux,
> Et qu'on vieillit plus vite à voir toujours des vieux.

Rien de plus vrai. Retournez le sens de ces vers, et faites dire à un Géronte intelligent : « Je crois que la jeunesse arrive par les yeux, et que l'on rajeunit à voir toujours de jeunes visages », et ce sera chose encore plus vraie.

C'est pourquoi, comme Horace vieillissant, je chante, à mon tour :

> Esclave, apporte-nous des roses,
> Le parfum des roses est doux.

Et pas seulement le parfum, mais la vue. Rien ne rassérène l'âme comme la vue des fleurs.— L'âme, d'ailleurs, respire au dehors par les yeux, qui en sont à la fois le conducteur et le miroir.

Et puis, voir, n'est-ce pas quasi toucher !... aspirer !...

———

Telle est ma théorie appliquée de l'imprégnation vitale du vieillard : par une haleine pure et fraîche, *puellarum anhelitu ;* et, de plus, par la vue de celles qui en exhalent l'arome bienfaisant.

J'y crois fermement, comme au meilleur des élixirs longévitaux, dans la vieillesse.

TROISIÈME PARTIE

———

RÉSUMÉ

DU

SECRET DE LONGUE VIE

———

CHAPITRE PREMIER

RALLONGE POSSIBLE A LA TABLE DE LA VIE.

Peut-on mettre une rallonge à la table écourtée du banquet actuel de la vie? Oui ; cent fois oui ! Je l'ai prouvé surabondamment dans les pages précédentes. Je vais achever de le prouver dans celles-ci qui les résument.

§ 1ᵉʳ.

Faits de longévité centenaire.

J'ai démontré que la limite d'âge, fixée par les. lois générales de la nature pour la durée de la vie humaine, est le terme moyen de cent ans (114) ; terme qui, souvent, est dépassé, même quelquefois doublé (115).

Un premier siècle de vie ordinaire, un demi-siècle en sus et même, parfois, un second siècle de vie extraordinaire, telle est donc la perspective longévitale que la science de l'homme offre à l'homme ici-bas.

Et cette perspective, ce n'est pas seulement la théorie qui en fait miroiter l'illusion aux yeux de notre esprit, c'est une série continue d'exemples probants qui en établit la réalité effective dans le domaine positif des faits, tant en France qu'à l'étranger, dans les temps anciens comme dans les temps modernes (V. p. 13 et suiv.).

Or, ces exemples, auxquels j'en puis ajouter d'autres (96) forment un faisceau de faits indiscutables de longévité centenaire et plus que centenaire, lesquels, tout exceptionnels qu'ils soit, n'en démontrent pas moins, par leur continuité et par leur nombre, qu'ils sont de nature à pouvoir s'étendre à la généralité des cas de macrobie humaine, puisque c'est de la nature humaine même qu'ils procèdent, et qu'ils pourraient ainsi d'exception devenir règle, pour peu que la règle se modelât sur la virtualité de l'exception.

C'est là tout le secret de la longue vie de quelques-uns, pratiquement applicable à tous.

------

§ 2.

Longévité des travailleurs de la pensée.

Le génie favorable à la longévité.

Par *génie* j'entends l'intelligence poussée, chez l'homme, à un *summum* plus ou moins élevé d'intensité, de perfection.

Chez l'homme, la pensée c'est la vie; car vivre sans penser, c'est végéter comme la plante, et non vivre.

Les idées, les pensées sont les fleurs de l'arbre vital; plus elles sont riches et nombreuses, plus la séve intellectuelle qui les produit est féconde et puissante.

Mais les fleurs, par leur richesse même, n'épuisentelles pas l'arbre dans son essence ; et n'en hâtent-elles pas d'autant la mort ?

Non ; elles le font vivre au contraire, et vivre d'autant plus longtemps qu'elles-mêmes sont plus vivaces ; car, dans l'étude de l'homme, en se plaçant au point de vue d'une de ses fins, qui est d'apprendre, de savoir, *scire*, on ne peut ne pas pas conclure, avec l'anatomiste Sœmmering, que la culture des facultés intellectuelles, poussée au plus haut degré possible de production, ajoute à la vitalité des organes, et augmente leur résistance à la destruction (57).

En général, dit Francis Devay, tous les modificateurs moraux qui agissent dans le sens de la destinée absolue de l'individu sont favorables à sa longévité.

Loin donc que l'exercice habituel des facultés de l'esprit soit une dépense des forces organiques, c'en est un adjuvant d'une efficacité puissante.

« En remplissant les vides de l'existence, a dit un profond penseur, l'exercice habituel des hautes facultés amoindrit la part de la mort et fait participer l'organisme à la jeunesse éternelle de l'âme (58). »

N'est-ce pas, d'ailleurs, ce que prouvent les nombreux exemples de longévité que nous trouvons parmi les hommes d'élite, qui vécurent de cette activité de vie d'intelligence supérieure ?

Et n'est-ce pas, en même temps, la preuve que l'inertie, la langueur et la passivité de l'âme et de l'esprit doivent laisser la vie organique plus exposée à toutes les causes extérieures qui l'altèrent, la minent et la conduisent plus rapidement à la mort ?

Un journal anglais dit excellemment à ce propos : « Nous croyons qu'un travail d'esprit nul ou insuffisant conduit à une mortalité prématurée, et que des milliers d'hommes meurent à 60 ans, qui auraient vécu 10 ans de plus, si leurs facultés intellectuelles avaient été cultivées avec soin, et s'ils en avaient fait un usage convenable (11). »

Donc, il importe de garder ses facultés les plus actives en constant exercice, afin de donner au cerveau la pâture de pensées, sans laquelle la vie humaine ne peut que s'é-teindre.

§ 3.

Tableau longévital des travailleurs de la pensée, morts.

De ce qui précède il résulte que, à part les causes trou-blantes dont nous parlerons plus bas, la longévité sécu-laire peut s'associer aux plus hautes aspirations de l'âme, aux plus sublimes travaux de l'esprit. Je l'ai démontré plus haut page 103. J'achèverai de le prouver ici par de nouveaux exemples.

Temps anciens.

Outre Hésiode et Epiménide, qui moururent, dit-on, le premier à 130 ans, le second à 157 ; Démocrite, ce grand scrutateur des secrets de la nature, doué d'ail-leurs d'un fond inépuisable de gaieté, mourut à 109 ans, d'abstinence mal réglée, dit Lucien.

Le botaniste Castor cultivait son jardin à 103 ans, sans

avoir eu aucune infirmité, et avec une ardeur toute juvénile, dit Pline.

Solon, Thalès et Pittacus, trois sages de la Grèce, sont
morts centenaires, ainsi que Zénon, le chef des Stoïciens.

De même Pythagore, Démonax et Xénophile de Chal-
cide, lequel à 105 ans paraissait à peine en avoir 50.

Numa, Xénophon, Hippocrate, atteignirent pareillement la centième année et plus.

De même le critique Aristarque, lequel disait : «Je ne
puis écrire ce que je voudrais, et je ne veux pas écrire ce
que je pourrais. »

De même Sophocle, le célèbre poëte tragique : « tel Sophocle à cent ans charmait encore Athènes... »

Socrate marchait vers la centaine quand il but la
ciguë.

Platon, Protagoras d'Abdère, Diogène le Cynique, moururent octogénaires.

De même Varron, ami de Cicéron, qui passait pour le
plus savant des Romains de son temps.

Plutarque, lui, mourut à 90 ans.

Parmi les anciens ermites et religieux, saint Antoine
vécut 113 ans ; saint Jean, l'apôtre, et saint Paul, l'ermite,
93. Saint Athanase et saint Jérôme devinrent plus qu'octogénaires, etc.

Mais tous les travailleurs des temps anciens n'ont point
atteint cet âge élevé. Ainsi sont morts âgés seulement de :
Aristote, 63 ans ; Demosthène et Ovide, 59 ; Horace, 57 ;
Virgile, 54.

Temps modernes.

Dans les temps modernes, pareillement, la vieillesse a posé, selon l'expression des Livres Saints, sa couronne d'honneur sur la tête d'un grand nombre d'hommes de talent et de génie.

Voici le tableau, curieux et intéressant à plus d'un titre, que j'ai dressé, par âges et par noms, des macrobites de génie ou de talent qui sont morts, en France et à l'étranger, dans le cours des XVIIe, XVIIIe et XIXe siècles ; — moins les artistes dramatiques, mentionnés déjà pag. 61, qui font l'objet d'une note à part (100).

Quant aux peintres, musiciens, poëtes, savants médecins, etc., qui y seraient omis, v. les notes 99, 116 à 121.

XVIIe SIÈCLE.

116 ans. Le conseiller Le Boucher (v. p. 27).
105 — L'aïeul du grand Arnaud (v. p. 51).
104 — Le curé de Nastrongue (v. p. 238).
100 — Le médecin Ledorme (v. p. 18).
99 — Le Titien (v. p. 18).
98 — Marquis de Saint-Aulaire (v. p. 163).
95 — L'évêque d'Angers Arnaud (v. p. 51).
94 — Mademoiselle de Scudéri.
92 — Michel-Ange (mort en 1563). Hobbes.
91 — Winslow.
90 — Ninon de Lenclos. Saint-Évremond. Cardinal Fleury.
89 — Morgagni.
87 — Brantôme. Villeroy.
86 — Le président Hainault.
85 — Arnauld d'Andilly. Le Père La Chaise. Lamothe-Levayer. Newton. Mignard (P.). Quesnel.

84 ans. Madame de Maintenon. Séguier (Pierre). **Teniers** (le jeune). Vincent de Paul. Thomas Corneille.

83 — L'abbé Fleury. Arnaud de Port-Royal (v. p. 51).

82 — Dangeau. Le Lorrain. Waller.

81 — Caldéron. L'abbé de Marolles. Maréchal de Villars.

80 — Duc de Saint-Simon. Vertot.

79 -- Harvey. Chapelain. Arnauld (Ant.). Loysel. Massillon. Ménage. Le P. Daniel.

78 — L'abbé Cottin. Le P. Tournemine. Bachaumont. Bacon (François). Galilée. Corneille (Pierre).

77 — Malebranche. Patru. Bossuet. Louis XIV.

76 — Le P. Jouvency. Le P. Letellier. Martin (le peintre).

75 — Boileau. Larochefoucauld. Le P. Mabillon. Perrault.

74 — Le P. Bouhours. Vauban. La Fontaine. Marquis de Mirabeau.

73 — Mézeray. Tallemant des Réaux. ·

72 — Bourdaloue. Crevier. Locke. Marlborough. Molé (Matthieu). Puget. Lemaistre de Sacy.

71 — Dacier. Gui Patin. Poussin. Linnée.

70 — Domat. Jouvenet. J. B. Rousseau. Saumaise. Madame de Sévigné. Talon (Denis).

69 — Madame Dacier. Galland. Cervantès.

68 — De Foë.

67 — Santeuil. Teniers (le vieux). Van Helmont.

66 — Malpighi. Milton. Madame de Montespan. Pradon. Madame Scudéri.

65 — Carrache. Le grand Condé. Le P. Cotton. Dancourt.

64 — Colbert. Cardinal de Retz. De Thou.

63 — Gassendi. Mansart. Rubens. Fénelon.

62 — Charron. Puffendorf. Abbé de Saint-Cyran. Comte de Ségur (H. F.). Talon (Omer).

61 — Loyseau. Vanloo (J. B.). Galvani.

60 — Duchesse de Longueville.

59 — Racine. Cromwell.

57 — Cardinal de Richelieu.

56 — Madame Deshoulières. Bergier. Dante.

54 — Descartes. Regnard.

53 — Jansenius. Quinault. Molière.

52 — La Bruyère. Shakspeare. Tournefort. Le Tasse

50 ans. Louvois. Scarron. Voiture.

Au-dessous de cet âge, sont morts : à 45 ans, Spinosa ; — à 41, Rotrou ; — à 40, Mathurin Regnier.

XVIIIe SIÈCLE.

117 ans. Le médecin Le Beaupin (v. p. 33).

110 — Le médecin Sainte-Catherine (v. p. 199).

100 — Fontenelle. Madame Lullin (v. p. 31).

96 — Gossec.

95 — Jean Martineau, aïeul maternel de l'auteur.

94 — Vien.

93 — Béraud-Bercastel. Ruish.

92 — Morellet. Duc de Richelieu.

91 — Alphonse de Liguori.

88 — L'abbé Sieyès.

87 — Bonstetten. Montyon.

86 — Halley. Goldoni. L'abbé Guenée. Mackensie. L'abbé Prevost. Saint-Lambert.

85 — Dom Calmet. Bernstorf. Walter. Franklin. Hénault.

84 — Daubenton. Bentham. Dumouriez. Garat. Grimm. Herschell. La Chalotais. Lebrigant. Merlin (de Douai). Métastase. Palissot. Swedenborg. Voltaire. Jean Young (le poëte). Piron.

83 — Brueys. D'Aguesseau. Ducis. Comtesse d'Houdetot. Jefferson. Raynal. Watt. Madame Du Deffand.

82 — Bergasse. Astruc. Bougainville. Hoffmann. Destutt de Tracy.

81 — L'abbé de Chaulieu. Mesmer. Nougaret. Rameau. Buffon.

80 — Dulaure. Dumarsais. Gaillard. Godwin. Greuze. Grimod de la Reynière. Kant. Maurepas. Le P. Patouillet. Proudhon (Jean-Baptiste). Quesnay. Réal. Rollin. de Sacy (Sylvestre). L'abbé Sicard. L'abbé Terrasson. Tronchet. Wieland. Young (l'agronome).

79 — Daunou. L'abbé Barthélemy. Cardinal de Bernis. Adanson. Gosselin. Klopstock. Le prince de Ligne. Lesage. L'abbé Poulle. Vieussens. Walpole (Horace).

78 — Denon. Chevalier de Boufflers. Dupont de Nemours. Laplace. Lebrun. Madison. De Maupeou. Murphy. Muratori.

Pougens. Prudhomme. Swift. Cardinal de Tencin. Comte de Tressan. Crébillon. Sedaine. Vernet (Claude).

77 ans. David. Berruyer. Lafayette. La Fontaine (Aug.). Lagrange. L'abbé de l'Épée. Oberkampf. Ségur (marquis de).

76 — Hecquet (Phil.). Lebeau. Bitaubé. Mably. Marmontel. Parmentier. Thouin. Valmont de Bomare. Vico. Euler.

75 — Gluck. Johnson. Lalande. Marivaux. Monroë. Lefranc de Pompignan. Paziello. Parseval Grandmaison. Raynouard. Sabbathier. Saurin. Vernet (Claude). Haendel.

74 — Hamilton (comte de). Destouches. Frédéric II. Hufeland. Jenner. Klaproth. De Lametherie. Malouet. Mercier. Penn (Guillaume). Réaumur. Wilberforce.

73 — Delambre. Charles Bonnet. L'abbé Gautier. Lacretelle (aîné). Pfeffel. De Sacy (Louis). Target. Vaucanson.

72 — Chandler. Barthez. Beauzée. De Boisgelin. Diderot. Grétry. De Jussieu (Antoine). Laya. Lady Montague. Naigeon. De Sartine. Van Swieten.

71 — Levaillant. Cardinal Maury. Thomas Paine. Palaprat. Priestley. Racine (Louis). Servandoni.

70 — Boissy d'Anglas. Leibnitz. Montgolfier. L'abbé Nollet. Servan. Boerhaave. Dryden. Haller. Lesage.

69 — Cowper. Berkeley. Léon XII. Rothschild Ier. Tissot. Viotti. Beaumarchais.

68 — Gresset. Heuzet. Le P. de Lasalle. De Maistre (Joseph), Malthus. Madame de Tencin. Treilhard. Thomson.

67 — Catherine II. Dupuis. Ginguené. Hogarth. Papin. Lhomond. Llorente. Mackintosh. Marsollier. Smith (Adam). Soufflot. Washington. Marquis d'Argens.

66 — D'Alembert. Baron d'Holbach. Montesquieu. Rousseau (J. J.). Séguier (Ant. L.).

65 — Hume. Sheridan. Vigée.

64 — Howard (John). La Harpe. De Sevelinges. Louis XV.

63 — Berton. Prudhon. L'abbé Terray.

62 — Nicholson. Portalis.

61 — Maupertuis. Schmidt (Christ.). Parni.

60 — Le P. Ducerceau. Vanloo (C.). Lavater.

59 — Herder. Law. Millin. Millot. L'abbé Rozier. Bayle.

58 — Kotzebue. Macpherson. Steeles. Stradivarius.

57 — Fox. Gibbon.

:56 ans. Helvetius. Pope. Goldsmith (on a imprimé par erreur 140 ans, p. 36).

55 — Beethoven. Niebuhr. Sterne.

54 — Le P. Brunoy. Fourcroy. Turgot.

53 — Méhul. L'abbé de Montgaillard. Thomas. Chamfort. Turgot.

52 — Cagliostro. Fichte. Lessing. Letourneur.

51 — Collin d'Harleville. Davy. Legraverend. Malte-Brun. Ricardo. Smollet.

50 — Fulton. Sauval.

Au-dessous de cet âge, sont morts : à 48 ans, Rivarol ; —à 42 ans, madame de Pompadour.

XIXe SIÈCLE.

120 ans. Le médecin Dufournel (v. ci-dessus, p. 33).

109 — Le docteur Von den Fischveiler (v. p. 174).

102 — Le baron de Posant (v. p. 37).

101 — Le comte de Laigle (v. p. 250).

100 — L'avocat Bury (v. p. 112). La sœur de Chateaubriand (v. p. 31). La maréchale Lauriston, morte à 100 ans 3 mois, en janvier 73.

99 — Le docteur Routh, d'Oxford. Mgr du Belloy (v. p. 240).

98 — Le docteur Lordat, de Montpellier.

97 — Henrion de Pansey.

95 — Le duc Pasquier.

94 — Mitscherlich. Quatremère de Quincy.

92 — Barbé-Marbois.

91 — Fontaine. Isabey (J. B.).

90 — Lantier. Portal. Lasteyrie (Ch.). De Humboldt. Lord Brougham. Duc de Broglie. Général d'artillerie Daullé. Général Jomini.

89 — Beautemps Beaupré. Hahnemann. Lacretelle (Ch.). Thibaudeau. Vaublanc. Morgagni. De Kératry. Baron Charles Dupin.

88 — D'Orbigny père. Blumenbach. De Jussieu (Laurent). Dupont (de l'Eure). Gaudin. De Maistre (Xavier). Biot. De Rambuteau.

87 — Houdon. L'abbé Guillon. De Bonald. La reine Marie-Amélie.

86 — Madame Lebrun. Madame Bonaparte (Lœtitia). Suart. Tissot.

85 ans. Marquis de Semonville. De Norvins. Chanoine Schmid. Baour-Lormian. De Barante. Carafa. Villaret de Joyeuse.

84 — Lord Cochrane. Huzard. De Pastoret. Talleyrand. Berryer père. Jay. Wellington. Villenave. Madame de Genlis. Madame Cottin. Herschell. Émile Deschamps. Cordier. D. Bretonneau.

83 — Van Praet. Feletz. Carnot. Lakanal. Sirey. Dupin aîné. Royer-Collard. Maréchal Soult. Maréchal Vaillant. De Montlosier.

82 — Deleuze. Pigault-Lebrun. Cherubini. Chaussier. Heeren. Jouy. Lingard. Locré. Gœthe. Ingres.

81 — Pinel. Grégoire XVI. Monteil (Alex.). Pardessus. Walckenaer. De Villèle. Baron Thénard. L'amiral Werhuel.

80 — Chateaubriand. Brunel. Bernadotte. Wordsworth. Lord Palmerston. Villemain. Cormenin. Vernet (Horace).

79 — Guyton-Morveau. Hauy. Charles X. Bouilly. L'abbé Barruel. Miss Edgeworth. Azaïs. Schelling. Lamartine.

78 — Amaury Duval. Lerebours. De Pradt. Schlegel (A. G.). Berton (Henri). Beuchot. Jackson. Le Père Loriquet. Docteur Récamier. Princesse de Salm. Zschokke. Vicomte Vash. Berryer. Babinèt. Felix Voisin.

77 — Berchoux. Lameth (Alex.). Piis. Droz. Brongniart. Champeint. Aligre (marquis d'). Artaud. Frayssinous. Louis-Philippe. Laffitte (Jacques). Pariset. De Théis. Béranger. Paul de Kock. Rossini.

76 — Chaptal. Bréguet. Cardinal Bausset. Madame de Souza. Defaucompret. Dupaty (Ém.). Bonaparte (Joseph). Percier. Berriat Saint-Prix. Francœur. Franck. Larrey. Las Cases. De Senancourt, Saint-Aulaire. Berville. Flourens. Meyerbeer. Baron de Rotschild.

75 — Desgenettes. Bigot de Préameneu. Lameth (Ch.). Duval (Alex.). Bertin aîné. Delille. Regnault (le baron). Molé. Cardinal Fesch. Vicat. Cousin. Delamarre.

74 — Berthollet. Barras. Delessert (Benjamin). Beugnot. Burdet. Docteur Roux. Andrieux. Capefigue.

73 — Fellemberg. Blainville. Duchesse d'Angoulême. Jullien (de Paris). Labarraque. Spontini.

72 — Michaud. Esquirol. Cambronne. Gay-Lussac. Geoffroy Saint-Hilaire (Étienne). Gouffé. Magendie. Moore (Thom.). Lamennais. Madame Récamier. Robert Peel.

71 — Cambarcérès. Alibert. Ancillon. Brillat-Savarin. Campenon. Bertin de Vaux. Général Bertrand. Voyer d'Argenson.

Baillot. Ballanche. Fodéré. Guilbert de Pixerécourt. Jouffroy (marquis de). Rude. Virey. Scribe.

70 ans. Carnot. Jacotot. Bignon. De Gérando. Girard. Joubert. Madame Adélaïde d'Orléans. Gall. De Fontannes. Le père Enfantin. Hector Berlioz.

69 — Beurnonville. Louis XVIII. Favard de Langlade. Fourier (Ch.). Lacépède. Delvincourt. Dumersan. Burnouf. Berzélius. De Laborde (Alex.). Sismondi. Général Gourgaud.

68 — Pigeau. Regnier. Duc de Massa. Bonaparte (Louis). Cardinal Cheverus. Golbery. Niepce. Arnault.

67 — Consalvi. Fouché, duc d'Otrante. Spurzheim. D'Arcet. X. de Saintine. Étienne. Campbell. Arago (François). Stephenson. Comtesse Dash. Alexandre Dumas.

66 — De Chauvelin. Broussais. Vauquelin. Boncenne. Bory de Saint-Vincent. Balbi. Mathieu de Dombasle. Orfila. Bignon. Mérimée. Sainte-Beuve.

65 — Bonaparte (Lucien). Bourienne. Canova. Bellart. Saint-Simon (Henri). Say (J. B.). Maréchal Bugeaud. Pellico (Silvio). Raoul Rochette. Gavarni. Napoléon III.

64 — Daru. Kreutzer. De Savigny. Nodier (Ch.). Cuvier. Ampère. Roger de Beauvoir. Nestor Roqueplan.

63 — Constant (Benjamin). De Montlosier. Saint-Ange. Senefelder. Daguerre. Du Sommerard. Candolle. Beudant. Visconti. Le P. Gratry.

62 — Maréchal Berthier. Fourier (J. B.). Richter (Jean-Paul). Cooper (Fenimore). Forbin. Laville de Mirmont. Théophile Gautier. Marquis de Foudras. Adolphe Guéroult. De Rougé.

61 — Hégel. Richerand. Bell (Ch.). Gannal. Martin (Aimé). Letronne. Rossi.

60 — Toussaint Louverture. Ancelot. Pradier.

59 — Guérin (Pierre). Regnaud de Saint-Jean-d'Angely. Forbin-Janson. Guiraud. Macarel. Nicolas Ier. Soumet (Alex.). Stendhal (Henri Beyle). Paillet.

58 — Dupuytren. Baudrillart. Montalembert.

57 — Canning. Royer-Collard. Schlegel (Fréd.). Genoude. Lisfranc. Decamps. Delaunay.

56 — Martignac. Paganini. Duc de Richelieu. Madame Tallien. Cortot. Blanqui (Adolp.). Vatout. Proudhon.

55 — Martainville. Buchon. Comte (Ch.). D'Orbigny (Alcide).

54 ans. La reine Hortense. Maine de Biran. Ponsard. Brisebarre. Michel Carré.

53 — Courier (Paul-Louis). De Rigny. Charlet. Bertin (Armand). Bazin. Roqueplan (Camille). Comtesse d'Abrantès.

52 — Napoléon Ier. Brazier. Marrast. Charles Beaudelaire.

51 — Cabanis. Madame de Staël. Tallien. Balzac.

50 — Général Foy. Camille Jordan. Casimir Delavigne. Donizetti. Madame de Girardin.

Au-dessous de cet âge, sont morts : à 49 ans, Bastiat ; — à 48, Legouvé. Mounier. — A 47 ans, Chenier (M. J.). Nicolo. Pitt. Sigalon. Saint-Priest. — A 46 ans, Marchangy. Bernard (Charles de). Soulié (Fréd.). Jouffroy (Théodore). — A 45 ans, Saulnier. Feutrier. — A 43 ans, Grandville. Charles Dickens. — A 40 ans, Champollion. Weber.

Macrobies comparées.

Le professeur anglais Sylvester s'est donné la peine de réunir les noms et les âges d'un certain nombre de mathématiciens et de pareil nombre de poëtes et de peintres, décédés de 70 à 90 ans, et de chercher, dans leur comparaison, quel est celui des deux groupes qui vit le plus longtemps. Or, du tableau qu'il a dressé, il résulte que les mathématiciens n'ont eu qu'une moyenne de 79 ans, tandis que celle des poëtes et des peintres a été de 85 ans (116).

Qu'induire de là? Que l'imagination l'emporte en longévité sur la calculation, comme dit l'auteur; mais ce n'est pas le cas toujours, ainsi qu'on peut s'en convaincre par les noms et les âges mêmes que j'ai cités.

Mêmes chiffres comparatifs sont posés et supputés par le docteur Foissac, à l'égard des poëtes (117), des peintres et des musiciens (118), des savants (119), des gens de lettres (120), enfin des philosophes (121).

La seule conclusion à tirer de tous ces chiffres, c'est celle que j'ai posée au début du précédent paragraphe, à savoir : que le génie, dans toutes ses manifestations, voire les plus hautes, est compatible avec la plus extrême longévité ; — et que la culture de l'esprit, le développement des facultés intellectuelles, est aussi nécessaire à la longévité de l'homme, que l'est la séve et la culture à la longévité de l'arbre.

----

§ 4.

Tableau longévital des travailleurs de la pensée, vivants.

Longévites et macrobites actuels.

Je hasarde le mot *longévite*, bien qu'il soit exclu du *Dictionnaire de l'Académie*, parce qu'il est employé par plusieurs auteurs (109) et parce que, ici, dans ma pensée, il dit moins que *macrobite*, comme *macrobie* dit plus que *longévité* (110).

Longévité, c'est longue vie. *Macrobie*, c'est la vie prolongée au delà du terme ordinaire.

En général, longévité et macrobie, par rapport au génie individuel, ont quelque peu diminué à notre époque troublée.

Toutefois, bon nombre de travailleurs de la pensée sont encore debout, dont la vie pleine de séve et les hautes facultés intellectuelles semblent défier, pour longtemps encore, la lime de l'âge et la faux du temps.

Voici, non moins intéressant que le précédent, le tableau des longévites et macrobites, — écrivains, savants, artistes, notabilités diverses, — dont les noms et les âges me sont connus, et qui sont existants *au 1ᵉʳ janvier* 1873.

Toujours moins les artistes dramatiques, pour lesquels je renvoie à la p. 61 et à la note 100.

Centenaires.

107 ans. Le peintre Waldeck (v. p. 38).

Nonagénaires.

93 ans. Comte Philippe de Ségur.
92 — Le frère Philippe. Le général d'artillerie Paulin.
90 — Mathieu (Claude).

Octogénaires.

88 ans. Lebrun.
87 — Chevreul. Naudet. Elise Voyart ?
86 — Guizot. D'Audiffret.
85 — Becquerel.
84 — Baron Taylor.
83 — Cloquet. De Plasman.
82 — Odilon Barrot. Baron de Bourgoing.
81 — Pie IX. Cardinal Gousset. Rœss, évêque de Strasbourg. Le P. Ventura. Lord John Russel. Espartero.
80 — Patin. Chasles. Passy (Hipp.). Laurentie. Général Changarnier. L'abbé Noirot. Laurent (de l'Ardèche). Yzabeau.

Septuagénaires.

79 ans. Guigniaut. Garcin de Tassy. Renouard. Léon Cogniet. Gilbert. Général Baraguay-d'Hilliers. Docteur Piorry.
78 — Lesueur. Hesse. Delafosse. Cardinal Donnet. Raspail. Ragon. Poirson. Docteur Trélat. Duponchel. Madame Tastu ?
77 — Mignet. Bouillaud. Cardinal Mathieu. Crémieux. Général de Palikao. Cahen. Fazy. Amédée Pichot. Quetelet. Théodore Anne.
76 — Thiers. De Rémusat. Dumas (J. B.). Andral. Duhamel. Robert Fleury. De Viel-Castel. Quérard. Docteur Turck. Guillaume Iᵉʳ. Thierry (Amédée).

75 ans. Dufaure. Duvergier de Hauranne. Michelet. Élie de Beaumont. Feuillet de Conches. Comte Jaubert. Dupeuty. Madame Abel de Pujol.

74 — Buchez. Henri Monnier. Chapus (Eugène).

73 — Paulin Pâris. Mohl. Claude Gay. Milne Edwards. Cardinal de Bonnechose. Docteur Ricord. Glais-Bizoin. De Leuven. Biard. Dantan jeune ?

72 — Littré. De Sacy. Saint-Marc Girardin. La Saussaye. D'Avezac. Brongniart. Laugier (Stanislas). Hélie (Faustin). L. Reybaud. Labrouste. De Montalivet. De Saint-Georges. Guillard (Achille). Bouillet. De Flavigny. Docteur Guérin. Gatien-Arnoult. Carnot. Taschereau. Docteur Foissac.

71 — Dupanloup. Victor Hugo. Vitet. Cuvillier-Fleury. Noailles (duc de). Boussingault. Ballard. Morin. Giraud. Duc. Cardinal Wiseman. L'abbé Ratisbonne. Madame Charles Reybaud. Edgar Quinet. Émile de Girardin. Bescherelle. Paillard de Villeneuve. L'abbé Gaume. Docteur Sichel. Ortolan. Achille Comte. Étienne Arago. Commerson.

70 — Buloz. Léon de Maleville. Ch. Lucas. Saint-Chéron. Liebig. Docteur Yvan. De Corcelles.

Sexagénaires.

69 ans. De Carné. De Champagny. J. Janin. Lélut. Régnier. Signol. Georges Sand. Paul Musset. Rouher. L'abbé Moigno. Général Ambert. Henri Berthoud. Isabey. Bulwer. Demolombe. Docteur Moreau (de Tours).

68 — Aug. Barbier. De Wailly. Barthélemy Saint-Hilaire. Valette. Ballard. Drouin de Lhuys. Daniel Stern, (Comtesse d'Agout, née de Flavigny). De Lesseps. Abdel-Kader. Alloury. Auguste Blanqui. Nettement. Gaillardet. Léon Gatayes. Baron de Larcy. De Kerdrel. Docteur Baillarger.

67 — Liouville. Rossignol. Ch. d'Orbigny. Michel Chevalier. Magne. Malgaigne. Paul Lacroix (bibliophile Jacob). Winterhalter. Lachambaudie. Henri Herz. Duprez. Cardinal Antonelli.

66 — Legouvé. Dulaurier. Saulcy. Decaisne. Coste. Nélaton. De Laborde (Léon). Lucas (Hipp.). Nicolas (Aug.). Longfellow. Garibaldi. Victor Schœlcher.

65 — Nisard. Couder. Maréchal Mac-Mahon. Granier de Cas-

sagnac. Alphonse Karr. Amaury Duval. Bréguet. Elwart. Ledru-Rollin. Corbon.

64 ans. Comte d'Haussonville. Marmier (Xavier). Jules Favre. Brunet de Presles. Rénier. Franck. Vacherot. Husson. Léonce de Lavergne. Général Canrobert. Fourichon. Baron Haussmann. Latour-Saint-Ybars. Maréchal Lebœuf. Liszt. Francisque Michel. Ernest Alby. Laya (Alex.). Frémy (Arnould).

63 — Quatrefages. D'Abbadie. Regnault. Martin (Henri). Wolowski. David (Félicien). Lefuel. Daumier. Paul Foucher. Louis Jourdan. De Lasteyrie. Le P. Félix. De Gasparin (Agénor). Jubinal (Achille). Nicolas (Michel). De Nieuwerkerke. Poitevin. Galoppe d'Onquaire.

62 — De Falloux. Sandeau (Jules). Laboulaye. Le Verrier. Thomas (Ambroise). De Pontmartin. Barbey d'Aurevilly. Hœffer. Clairville. D'Ennery. Léo Lespès. Altaroche.

61 — De Laprade. Octave Feuillet. Camille Doucet. Miller. Wallon. Cabat. Jurien de la Gravière. Laugier. Péligot. Favé. De Lalandelle. De La Villemarqué. Ch. Louandre. Rapetti. Henri Conscience. Villemessant. A. Peyrat. Flotow. Marc Michel. Savinien Lapointe. Ferdinand Dugué.

60 — Autran. Claude Bernard. Ravaisson. Egger. Pils. Meissonnier. Cahours. Eugène Pelletan. Louis Veuillot. Auguste Maquet. Forgues. Joseph Garnier. Alexandre Weill.

Quinquagénaires.

59 ans. Frémy. Ch. Sainte-Claire Deville. Daubrée. Faye. Jules Simon. Duc de Nemours. Quicherat. Lehmann. Guessart. Frédéric Thomas. De Biéville. Amédée Achard. Esquiros. Hetzel. De la Bédollière. Siraudin. Verdi. Eugénie Niboyet. Teysserenc de Bort. De Biéville. Docteur Noirot.

58 — De Parieu. Tulasne. Taxile Delord. Léon Plée. Xavier Eymar. Houssaye (Arsène). John Lemoine. Gonzalès (Emmanuel). Labiche. Émile Perrin. Général Trochu. Madame Agénor de Gasparin. Marquis de Belloy. Élie Berthet. Eugène d'Auriac. Couture. Hostein (Hipp.). Labiche (Eugène). Julien Lemer. Joséphin Soulary.

57 — De Longpérier. Bersot. Dupuy de Lôme. Général Bourbaki. De la Guéronnière. Edmond Texier. Victor Séjour. Eugène Nus. Philibert Audebrand. Albéric Second.

56 ans. Alfred Maury. Jourdain. Wurth. Louis Blanc. Édouard Charton. Paul Féval. Pierre Larousse. Pierre Zaccone.

55 — Loménie. Jamin. H. Sainte-Claire Deville. Lévêque. Le prince de Joinville. Alexandre II. Gounod. Lachaud. Barni (Jules). Marc Fournier. De Calonne. Gustave Aymard. Vacquerie. Docteur Tardieu. Duc de Gramont.

54 — Fizeau. Lenepveu. Serret. Bonnet (Ossian). Figuier. Docteur Chenu. Cham. Édouard Fournier. Vapereau. Offenbach. Victoria I. Clément Caraguel.

53 — Émile Augier. De Rozière. Blanchard. Becquerel (Edmond). Puiseux. Le comte de Chambord. Victor-Emmanuel. Forcade La Roquette. Lacaussade. De Banville (Théod.). Bertall. Clésinger. Leconte de Lisle. Litolf. Nadar. Fefftzer. Allou. Nadaud. Paul Meurice. Armand Barthet. Busquet (Alfred). Castille (Hipp.). Delacour. Deslys. Eugène Fromentin.

52 — Ch. Robin. Rousset. Baudrillart. De Mazade. Champfleury. Gustave Flaubert. Édouard Plouvier. Deschanel. Ernest Feydeau.

51 — Duc d'Aumale. Duc de Broglie. Bertrand. Hermite. Pasteur. Defrémery. Napoléon (Jérôme). Barbier (Jules). Rosa Bonheur. Maxime Ducamp. De Goncourt (Edmond). Victor Massé. Erckman-Chatrian.

50 — Renan. Cabanel. Paul Janet. Vitu. Laurent-Pichat. Théod. Barrière. Mario Uchard. Xavier Aubryet. Paul Avenel. Robert Wallace (jeune encore ainsi, je le suppose, mais bien plus vieux par ses bienfaits).

Au-dessous de cet âge et tendant à y arriver et à le dépasser bien au delà, figurent, en première ligne, au 1ᵉʳ janvier de cette année :

49 — Alexandre Dumas fils. Louis Enault. X. de Montépin. Jouvin ?

48 — Raymond Deslandes. Ernest Dréolle. Francis Magnard. Charles Monselet.

47 — Émile Montégut. Léon Say.

46 — Assolant.

45 — Batbie. Édmond About. Taine. Francisque Sarcey.

Puis viennent, en groupe, ou à la suite les uns des autres, comme dans le *Panthéon Nadar*, les jeunes célébrités contemporaines, dont le talent double le nombre des années : Maurice

Sand, Victorien Sardou, Auguste de Châtillon, François Coppée, Gustave Doré, Paul de Saint-Victor, Charles Bataille, Georges Bell, Paul Bocage, Charles de Courcy, Édouard Delessert, Paul Deltuf, Isidore Halévy, Adolphe Dupeuty, Aurélien Scholl, Auguste Laugel, Édouard Hervé, Saint-Genez, Dufeuille, Auguste Léo, Charles Yriarte, etc., etc.

Hors ligne.

Du tableau que je viens de tracer des macrobites et des longévites de notre temps, il y en a trois qui s'en détachent, et que je puis présenter comme types des travailleurs intellectuels dont la splendide vieillesse n'est que la virilité continuée : — *Chevreul, Guizot, Thiers.* — C'est pourquoi je pense qu'on ne pourra que lire avec intérêt les détails suivants sur chacun d'eux.

Chevreul.

C'est l'illustre professeur du Muséum, que, récemment, ses collègues de l'Académie des Sciences, à l'occasion du 56e anniversaire de sa nomination, ont rendu l'objet de la manifestation la plus touchante, en lui offrant une médaille comme témoignage de leur respectueuse affection pour sa personne et de leur admiration pour ses travaux. (Séance publique de sept. 1872.)

Dans cet espace de cinquante-six ans, pas un jour, pas une heure qui n'ait été consacrée au travail par le vénérable doyen de l'Académie, qui s'intitule modestement « le doyen des étudiants français, » et qui, de tous les honneurs, n'en a jamais ambitionné qu'un, celui d'être et de rester savant.

M. Chevreul n'a pas seulement enrichi la science d'une foule de révélations se rattachant aux sujets les plus divers; il a doté l'industrie de procédés ou de produits nouveaux.

Il nous suffira de rappeler que c'est à lui qu'on doit d'avoir pu substituer la bougie à la chandelle dans les plus humbles ménages; et que la teinture des étoffes lui est redevable des progrès les plus importants.

Chez M. Chevreul, la droiture du cœur, la noblesse du caractère sont unies à toutes les qualités de l'esprit, et pendant les tristes jours du siége et de la Commune, il a montré une fermeté d'attitude et un mépris du danger qui n'ont pas peu contribué à sauver les deux grands établissements placés sous sa direction : le Jardin des Plantes et les Gobelins.

Ce beau vieillard de 86 ans a conservé intactes ses merveilleuses facultés, et il les conservera telles, long-temps encore, tout porte à l'espérer; — ce qui prouve que le travail constant de l'esprit, même excessif, alimente son feu sans l'épuiser, quand d'autres excès n'en viennent pas ralentir ou éteindre la flamme.

Guizot.

Au même ordre de travailleurs, quoique dans une sphère intellectuelle différente, appartient M. Guizot, cet autre macrobite de 86 ans, qui porte ses années sans en sentir le poids, et dont la vie entière n'a été qu'une vie non interrompue de travaux de hautes pensées, dont l'adéquate austérité de ses mœurs a été comme l'arome et l'aliment conservateur.

Donc lui aussi a eu la passion du travail psychique, et c'est cette passion, préservée par l'absence de toute autre contraire, qui lui permet de s'y livrer encore aujourd'hui avec la sérénité et l'amplitude de conception de ses plus viriles années.

Rien d'admirable comme de voir cet illustre vieillard, bientôt nonagénaire, consacrer ses dernières années, dans sa laborieuse retraite, à résumer, pour ses petits-enfants, ces belles leçons d'histoire qui ont nourri notre jeunesse et fait, on peut le dire, la forte génération de 1830.

« L'histoire paraît plus profonde et plus vénérable en passant par cette voix d'aïeul qui a déjà l'expérience et l'autorité du passé », a dit à ce sujet un écrivain du *Moniteur*. « C'est, ajoute-t-il, un spectacle grave et touchant que celui de ce grand esprit s'inclinant, sans s'abaisser, vers des intelligences enfantines. »

Quant au troisième macrobite, bien que moins chargé d'années que les deux précédents, il est encore plus chargé de gloire ; et comme cette gloire, due à son génie, le fait la providence actuelle de la France, je crois devoir m'arrêter plus longtemps sur sa personnalité puissante. Elle vaut bien qu'on lui consacre un paragraphe à part.

§ 5.

M. Thiers.

Son portrait, d'après J. Reynaud.

« Cette figure, cette petite taille, sont connues de tous. Les portraits et les caricatures, les caricatures surtout, ne lui ont pas manqué. Au premier abord, on est frappé par ce regard pétillant, ce *plissement* significatif de la paupière, ce teint pâle et mat qui rend plus brillant encore le noir ardent de la prunelle. On devine une intelligence hors ligne.

« Un second examen donne à ces traits irréguliers, à cette bouche moqueuse, un grand charme de bonté ; une excessive bienveillance rayonne sur cette physionomie. Les bonnes femmes diraient que M. Thiers a le cœur sur le visage.

« Son front, parfaitement modelé, explique ce qu'il y a de complet dans son talent. Les facultés de la comparaison y sont jointes aux facultés de la mémoire, c'est-à-dire les facultés qui produisent aux facultés qui reçoivent.

« Autant le corps est petit et mièvre, autant le cerveau est développé : toute la vitalité de l'individu est là (104). »

Son portrait, d'après Lamartine.

Nous compléterons ce portrait par celui, bien autrement saisissant, que Lamartine a tracé de M. Thiers,

alors qu'il n'avait que trente-trois ans, c'est-à-dire peu
de temps avant la révolution de Juillet.

« C'était un petit homme, taillé en force par la nature,
dispos, d'aplomb sur tous ses membres, comme s'il eût
été toujours prêt à l'action, la tête bien en équilibre sur
le cou, le front pétri d'aptitudes diverses, les yeux doux,
la bouche ferme, le sourire fin, la main courte, mais
bien tendue et bien ouverte, comme ceux qui, selon l'expression plébéienne, ont le cœur sur la main.

« Les hommes vulgaires auraient pu prendre cette physionomie pour de la laideur. Mais je ne m'y trompai pas
un instant. C'était la beauté intellectuelle triomphant
des traits, et forçant un corps rebelle à exprimer une
splendeur d'esprit.

« Cet esprit était, comme ce corps, d'aplomb sur toutes
ses faces, robuste et dispos. Peut-être, comme un homme
du Midi, avait-il seulement un sentiment un peu trop en
saillie de ses forces.

« La modestie est une vertu du Nord ou un fruit exquis
de l'éducation. Il parlait le premier, il parlait le dernier,
il écoutait peu les répliques; mais il parlait avec une
justesse, une audace, une fécondité d'idées qui lui faisaient pardonner la volubilité de ses lèvres. On voyait
qu'il avait été accoutumé de bonne heure par ses condis-
ciples à être écouté.

« Je ne doutai pas un instant de sa grande fortune; il
y a des hommes qui se prophétisent au premier regard :
c'est l'évidence de la supériorité. Jamais elle ne fut écrite
pour moi en traits plus lisibles, et j'ajoute franchement

en traits plus séduisants : car le courage et la franchise d'esprit sont pour moi la première des séductions.

« Nous dînions pour la première fois ensemble, dans un petit salon du restaurant Véry, au Palais-Royal. Sa parole, parfaitement familière et appropriée à l'abandon de l'heure et du lieu, n'avait ni prétention ni éloquence. C'étaient l'esprit et le cœur qui coulaient.

« Nous avions en vain exclu la politique de l'entretien ; elle rentrait avec l'air par la fenêtre ouverte. Il s'abandonna au courant du jour ; il jugea sans haine, mais avec une sévérité tempérée seulement par ses égards pour moi, la situation de Charles X et celle du duc d'Orléans, dont il me montrait de la main les fenêtres, de l'autre côté du jardin.

« On voyait qu'en secouant le vieux tronc, il tenait déjà une monarchie dynastique en réserve, dans ce palais des révolutions. Il semblait l'évoquer du geste, dans la certitude anticipée de la gouverner.

« Quant à moi, j'avoue que je prévis qu'il y avait assez de salpêtre dans cette nature pour faire sauter dix gouvernements.

« Mais ce qui me frappa surtout et, oserai-je le dire, ce qui me convainquit de la supériorité immense de ce jeune homme sur toutes les médiocrités de l'opposition aux Bourbons, c'est le mépris de son propre parti, vertu de vieillesse à laquelle on arrive ordinairement avec les années, mais qu'il professait hautement avant l'âge, par la seule justesse et par la seule fierté de son esprit (87). »

Ce portrait du jeune homme de 1830 n'est-il pas encore celui du vieillard de 1873!...

Sa vie, à l'état libre.

Le secret de la vitalité de M. Thiers réside dans l'habile ordonnance de sa vie.

En étudiant ce qu'elle était en dehors du pouvoir, nous comprendrons parfaitement comment et pourquoi elle continue à être ce qu'elle est aujourd'hui, avec et nonobstant le poids du pouvoir qui lui incombe.

Voici qu'elle était sa vie domestique, il y a dix ans, d'après le récit exact qu'en a fait un écrivain contemporain.

M. Thiers se lève à cinq heures du matin, l'hiver et l'été; il travaille jusqu'à midi, et cela tous les jours, à moins d'un empêchement invincible. Il aime le travail comme on aime un plaisir favori; il est heureux au milieu de ses livres; il repose son esprit en l'occupant.

Il reçoit ensuite des visites intimes ou des gens d'affaires; c'est le moment de lui parler, non pas longuement peut-être, mais fructueusement. Il déjeune de fort peu de chose; il est généralement sobre. Sa santé est excellente, il ne la soigne que par une existence parfaitement réglée et un régime qui n'a rien de particulier.

M. Thiers se promène de deux heures et demie à six heures. On peut le rencontrer un peu partout dans l'après-midi. Il flâne quelquefois sur les boulevards; il va voir les nouveautés curieuses, les tableaux, les expositions; ou bien il retourne à ce qu'il connaît déjà pour y chercher un souvenir, une anecdote.

C'est pendant ces instants de repos qu'il fait ses visites ; chaque année, quelque belle dame a le privilége de le recevoir assidûment dans son salon vers quatre heures. Il la choisit ordinairement parmi les plus haut placées, les plus estimées, parmi celles qui donnent le moins de prise à la médisance ou à la calomnie, car cette fréquentation quotidienne ne doit révéler au monde qu'une sympathie d'esprit, assez changeante, j'en conviens...

Sa femme a un grand empire sur lui ; la grâce de l'une et la bonté excessive de l'autre rendent cet intérieur d'un calme parfait : c'est la première condition de bonheur, et les autres n'y manquent point.

A six heures, M. Thiers rentre chez lui, il s'enveloppe dans un manteau, se met autour du feu et s'endort jusqu'à sept heures et demie. Son valet de chambre arrive, il fait sa toilette et va dans le salon, où presque toujours l'attendent quelques convives amis. La causerie est vive et animée. M. Thiers écoute souvent, recueille les nouvelles, résume celles qu'il a apprises dans la journée, et rien n'est perdu pour ce collectionneur de faits.

Avant de se mettre au lit, c'est-à-dire de onze heures et demie du soir à une heure du matin, il travaille...

Et cela, ainsi, toujours, depuis quarante ans...

Vous avez, par là, le secret de ces prodigieux travaux, dont les plus renommés, qui ont fait sa gloire et sa fortune, sont : l'*Histoire de la Révolution française*, et l'*Histoire du Consulat et de l'Empire*.

Sa vie, au pouvoir.

En regard de ce portrait, tracé il y a dix ans, plaçons celui, non moins fidèle, de M. Thiers, Président de la République, et nous verrons qu'il n'y a rien de changé dans les traits saillants de sa vie.

On peut croire, et l'opinion est généralement accréditée, que M. Thiers, ayant à sa disposition des secrétaires et des rédacteurs, dicte ses documents financiers et diplomatiques, les relit, les revise, les augmente et les corrige et les livre ensuite à l'expédition.

C'est une erreur.

M. Thiers écrit tout du long, lui-même, les mémoires, rapports et tous autres actes. Il ne dicte jamais une seule ligne à ses secrétaires, et c'est sur la minute écrite entièrement de sa main que les expéditions sont faites par les secrétaires de la Présidence.

L'écriture du Président de la République est peu élégante, mais bien formée, liée, droite, rapidement tracée et lisible. Il y a peu d'alinéas, les périodes sont allongées, les phrases arrondies et clairement accentuées.

M. Thiers écrit comme il parle. Sa plume court comme la parole et fait sur le papier un frou-frou très-tapageur.

M. Thiers parle, soit en public, soit dans ses réceptions, des heures entières sans éprouver la moindre fatigue. Il écrit de même des heures entières sans se lasser.

Nous n'avons pas la prétention de rien apprendre à personne en disant que M. Thiers est le plus ardent travailleur qui se puisse imaginer; mais ce qui surprendra, sans aucun doute, c'est le peu de temps que M. Thiers consacre au sommeil.

Pour lui, dormir est une perte de temps irréparable, et cela par un motif bien simple, c'est que ce sont justement les heures de la nuit que M. Thiers emploie au travail.

Le Président de la République écrit, compose, lit, étudie, fait sa correspondance avant de se mettre au lit ; c'est-à-dire, comme nous l'avons dit, de onze heures et demie du soir à une heure du matin, car ce n'est guère que vers onze heures et demie que se terminent ses soirées, et encore, bien souvent, après la sortie des personnes qui ont passé la soirée, M. Thiers garde auprès de lui tel et tel membre du cabinet avec lequel il s'entretient d'affaires urgentes.

M. de Cissey, ministre de la guerre ; M. de Larcy, ancien ministre des travaux publics ; M. de Rémusat, ministre des affaires étrangères, peuvent en dire quelque chose.

M. Thiers, en toute saison, est levé à six heures du matin. Il se remet alors au travail jusqu'à l'heure du conseil, qui se réunit vers onze heures et demie. Toutefois, certaines audiences matinales, des voyages à Paris, des visites aux camps avoisinant Versailles, etc., modifient ses occupations de la matinée.

Il est difficile, on le voit, de remplir plus laborieusement et plus utilement les heures de la journée.

C'est-à-dire que cela est prodigieux, joint surtout à son patriotique et lointain voyage, en plein hiver, à Londres, à Vienne, à Berlin, à Saint-Pétersbourg, après le désastre de Sedan — et aux luttes parlementaires qu'il a à subir, à la tribune nationale, depuis deux ans.

Sa puissance intellectuelle.

A quarante-trois ans de distance du portrait tracé par Lamartine, M. Thiers nous apparaît avec la même « vertu de vieillesse mûre avant l'âge, » mais, de plus, mûrie par l'âge ; avec la même « immense supériorité, » mais accrue de toute celle que donne l'expérience des années ; — supériorité que nous voyons s'exercer, avec la même « splendeur, » la même « justesse, » et la « même fierté d'esprit, » sur les mêmes « médiocrités d'opposition, » accrues de toute l'infatuation que donne aux partis triomphants l'ignorance même qui a fait leur triomphe.

C'est au point que, à l'heure qu'il est, Président de la République française, M. Thiers, « taillé en force par la nature, » et « d'aplomb d'esprit et de corps, sur toutes ses faces, » possède en lui « assez de salpêtre » aujourd'hui comme alors, pour « faire sauter » toutes les résistances, dynastiques ou autres, qui s'opposeraient à la consolidation du pouvoir, tel qu'il le conçoit, tel qu'il le veut, pour l'avenir et la prospérité de la France, reconstitué sur sa vraie base.

L'influence qu'il exerce sur l'opposition de droite, comme sur l'opposition de gauche, dans les questions qu'on soulève contre lui avec le plus d'acharnement, tient de l'incantation.

Même impression, dans maintes circonstances graves, sur l'esprit des journaux les plus hostiles :

L'un d'eux, après la lecture du fameux Message à l'Assemblée nationale, dans la séance du 13 novembre 1872, ne put, malgré qu'il en eût, que résumer son impression d'un mot : « Admirable ! »

Un autre se sentit entraîné à qualifier M. Thiers « d'homme merveilleux. »

« Quand on vient de lire le Message, on ne trouve pas que le mot de « merveilleux » soit excessif, écrit un troisième. Il est merveilleux, en effet, qu'à l'âge où est parvenu M. Thiers, parmi les périls d'une situation extraordinairement troublée et chancelante, sous le feu des partis et sous l'épée de l'étranger, un chef d'État, chargé de pourvoir à tout lui seul, garde ce sang-froid, cette sérénité et cet art exquis. Peu d'hommes, même de grands hommes, et dans la force de l'âge et du génie, ont su parler de cette façon de la chose publique. Il règne sur tout le Message un ton de simplicité magnifique et de modestie fière, qui est bien fait pour nous relever à nos propres yeux et aux yeux de l'Europe. Il semble que nous soyons moins vaincus et moins malheureux, quand nous entendons parler de nos malheurs et de nos défaites avec cette noblesse..... (105). »

Et après son célèbre discours du 29 novembre, sur la Commission des Trente, un autre opposant s'écrie, d'un accent de dépit rentré : «Cet homme est d'une habileté prodigieuse..., d'une habileté qui tient du génie; car il en a...!! (AUG. LÉO.)

Victor Hugo, dans une de ses préfaces, dit qu'au théâtre, comme dans la vie, « la vieillesse doit être toujours grande.»

Quelle vieillesse plus grande, et plus pleine, et plus active, et plus simple, que celle de M. Thiers, âgé aujourd'hui de 76 ans !

On prête à M. Thiers un mot plein de finesse adressé au feu duc Pasquier, octogénaire et toujours verdoyant :

— Vraiment, vous rajeunissez tous les jours, dit l'historien du *Consulat et de l'Empire.*

— Oui?... Mais... rien ! répliqua le vieux duc, en secouant la tête.

— Allons donc ! reprit M. Thiers... On ne rajeunit jamais sans motif.

Il a son motif, aussi lui, paraît-il, et bien puissant, car il rajeunit à vue d'œil, depuis que l'acclamation de la France l'a fait Président de la République, — pour lui? — Non : pour la France qu'il a sauvée.

Je ne crois point aux hommes providentiels ; mais je crois aux hommes nécessaires. Chaque époque orageuse en a un, surgi de l'orage même. M. Thiers est cet un–là, pour nous, en ce moment.

Sa puissance vitale.

Il y a un curieux rapprochement à faire, sous ce rapport, entre M. Thiers, président de la République française, et le cardinal Fleury, premier ministre sous Louis XV.

En 1726, Louis XV enfant ayant besoin d'un homme habile et fort, pour gouverner la France démoralisée, cet homme se rencontra dans un vieillard de 75 ans, le cardinal Fleury, qui fut choisi pour premier ministre.

En 1871, la République naissante ayant besoin d'un homme habile et fort, pour réorganiser la France démembrée, cet homme se rencontra dans un vieillard de 75 ans, M. Thiers, que la nation acclama par ses représentants, pour être placé à sa tête.

Ambo pares ætatibus.

Autre rapprochement : Le cardinal Fleury garda, sans faiblir, jusqu'à l'âge de 90 ans, le pouvoir qu'on peut dire suprême ;

Et, sans faiblir, jusqu'au même âge, très-certainement, M. Thiers gardera le même pouvoir, avec le génie en plus, que le cardinal Fleury n'avait pas.

Très-certainement, ai-je dit ; — car nous n'avons rien à redouter de l'éventualité de la brochure : *Si monsieur Thiers mourait*, — laquelle, déférée au jury, a été déclarée sans danger pour les précieux jours qu'elle menaçait d'un fin prochaine.

Pourquoi, en effet, cette fin prochaine ?

Est-ce que toute la virtualité vitale n'est pas concentrée dans ce petit corps, dans cette tête blanchie, dont on peut dire avec le poëte : *Jam pallida, morte futurâ ?*

Futurâ, oui : mais non *proxima.*

Est-ce donc à cause de son âge qu'on pourrait le dire menacé de mort ?

Une parole charmante sur M. Thiers, à ce sujet, a été inspirée récemment à la reine de Hollande, qui l'honore, depuis longtemps, de son estime particulière.

On parlait du Président, en petit comité, chez l'intel-

ligente souveraine. Quelqu'un vint à prononcer le mot de
« vieillard. »

— Lui, un vieillard ! — se récria la reine Sophie. —
Point ! Il n'a pas vieilli ; il a vécu, voilà tout.

Avec cette acuité qui distingue l'esprit féminin, la
reine a caractérisé ainsi, en M. Thiers, toute une race
d'hommes qui fait l'étonnement de notre génération : les
Guizot, les Rémusat, les Mignet, les Renouard, les Barthélemy Saint-Hilaire, les Noailles, les Ségur et *tutti
quanti*.

« Au lieu de faire d'eux des vieillards, les années n'ont
fait que viriliser davantage leur esprit et tremper plus
profondément leur âme. Le moment de la crise arrivée,
ils se sont trouvés tout naturellement les plus propres à
y porter remède. Alors que des mains de trente ans laissaient le pays aller à la dérive et se montraient impuis-
santes devant l'orage, eux, affermis par l'expérience,
inaccessibles aux surprises de l'émotion, ont su l'empêcher de sombrer (106). »

Il y a quelques jours, on causait de la santé de
M. Thiers, dans une réunion de médecins, parmi lesquels
se trouvait un des professeurs les plus distingués de la
Faculté de Montpellier.

« Non-seulement, dit le professeur, M. Thiers, dans
l'état actuel de sa santé, est en droit de compter sur de
longues années, mais encore il est *assuré* de conserver,
quinze ans et peut-être davantage, ses facultés intellectuelles dans les conditions exceptionnelles de lucidité, de
vigueur et de fécondité où il les a maintenant. »

« Quand l'homme, continue le docteur de Montpellier, est arrivé à l'âge de M. Thiers, aussi parfaitement bien portant, son cerveau ne vieillit pas. Au contraire, l'existence tempérée qu'il doit mener alors, sous peine de tout compromettre, donne à son intelligence une vigueur nouvelle et en redouble la pénétration.

« L'antiquité avait ce sentiment, quand elle incarnait la sagesse sous les traits d'un vieillard. Un vieillard sage — sur toute la ligne — est en effet la sagesse même. Sa pensée plonge plus avant, sa raison est plus libre que dans l'âge viril où il subit encore l'influence de ses passions.

« Voyez, autour de nous, que de vieillesses fécondes et fortes : M. Guizot, le maréchal de Moltke, le général Changarnier, le cardinal Billiet et tant d'autres ! Croyez-moi, il n'y a de vraiment jeunes que les octogénaires. »

- C'est que, comme nous l'avons vu plus haut, l'exercice habituel des hautes facultés, en remplissant les vides de l'existence, amoindrit la part de la mort et fait participer l'organisme à la jeunesse éternelle de l'âme.

Ainsi raisonne la science même. D'après cela, dit un journal, « il est consolant pour nous, au moment même où la France a ses destinées confiées à un ministère dont l'âge additionné de ses membres forme plus de trois siècles, de penser que la vieillesse peut encore être bonne à quelque chose. »

A vrai dire, quand, à côté de M. Thiers, les affaires de l'État sont confiées à l'esprit si délié, si fin, si délicat de M. de Rémusat, au talent si nerveux, si logique, de M. Dufaure, et à tant d'autres vieilles intelligences, vigoureuses ou exquises, toutes alertes, toutes fleuries, toutes énergiques comme aux plus beaux jours de leurs jeunes années, nous ne pouvons que répéter avec Buffon :

« La vieillesse est un préjugé. »

§ 6.

Conditions de longévité.

Pour que la vieillesse soit réellement « un préjugé » et pour qu'on puisse dire avec Ménandre « qu'il est beau de vieillir et de ne pas vieillir » (111), il faut nécessairement remplir les conditions organiques, hygiéniques et circonstancielles sans lesquelles la constitution humaine ne peut fournir une longue carrière.

De ces conditions que j'ai énumérées plus haut (p. 49 et suiv.) en ce qui touche l'influence qu'exercent sur la longévité : les professions (122) ; la richesse et la pauvreté (123); le climat (124) ; le séjour à la ville ou à la campagne (125), enfin l'hérédité (126); — et de celles relatives à la constitution organique des individus (p. 73 et suiv.) — conditions que je formulerai plus bas (chap. II ci-après), — je ne mentionnerai ici que les suivantes, qui en sont la base et le couronnement.

Condition organique.

Voici le portrait-type de l'homme à longue vie, tel que l'a tracé Hufeland.

Généralement, l'homme destiné à une longue vie est d'une stature bien proportionnée, sans être trop haute. Il est plutôt de taille moyenne et un peu mince.

Son teint n'est pas trop fleuri, un teint vermeil et frais dans la jeunesse étant rarement un signe de longévité.

Ses cheveux approchent plus du blond que du noir.

Sa peau est rigide sans être rude.

Sa tête n'est pas trop grosse. Son cou pas trop long.

Il a de larges veines aux extrémités ; ses épaules sont plutôt rondes que plates ; son ventre ne doit pas proéminer.

Ses mains sont larges, sans que les doigts soient trop écartés.

Ses pieds sont plutôt courts que longs, ses jambes rondes et fermes.

Sa poitrine large et arquée.

Sa voix est forte, avec pouvoir de retenir la respiration longtemps sans difficulté.

Son pouls est lent et régulier.

Une harmonie complète règne dans toutes ses parties.

A ce portrait, certes, on ne peut ne pas reconnaître les heureux de la nature. *Beati bene nati !*

Mais, bien que ce soit là une condition excellente de vitalité, ce n'en est pas la condition essentielle, ainsi que je l'ai démontré déjà page 74 et que j'en vais fournir ici de nouvelles preuves.

Défectuosités physiques.

Parmi les hommes qui se sont fait, qui se font, un nom, par leur extrême intelligence, beaucoup se sont

rencontrés, beaucoup se rencontrent, affligés d'une défectuosité ou d'une faiblesse extrême de corps, sans que
leur corps en ait souffert dans sa vitalité ; —

Phénomène étrange, que j'ai signalé déjà et expliqué
plus haut.

Pour ne parler que des anciens : Cicéron était d'une
complexion très-faible ; Plotin, le célèbre philosophe
platonicien, était valétudinaire ; saint Basile le Grand
dut à sa mavuaise santé son goût très-prononcé pour
l'art médical.

Érasme avait un corps grêle et une complexion maladive qui souffrait du moindre changement de température.

Fernel, archiâtre du roi Henri II, un des plus illustres médecins français, passa une grande partie de sa vie
dans la mélancolie et la souffrance.

Descartes accuse, à diverses reprises, dans ses écrits,
la faiblesse native de sa constitution.

Pascal, Boileau, J.-J. Rousseau, Thomas, furent toujours aux prises avec les infirmités...

Pour ce qui est des défectuosités organiques :

Aristote, cet homme encylopédique, avait les membres inférieurs très-grêles ; avec cela, il était passable-
ment laid, et de plus il était bègue.

Tout le monde sait les difformités de la taille d'Esope,
de spirituelle mémoire.

Pope, un des plus grands poëtes, et l'un des plus beaux
génies qu'ait produits l'Angleterre, était bossu et de sa
personne fort dégoûtant.

Horace et Dante étaient fort petits ; ce qui a fait dire d'eux que la nature, en les formant, avait prodigué l'esprit et économisé la matière.

Il semble qu'Homère ait eu conscience de cette sorte de loi organique en donnant à son Ulysse, doué de toutes les qualités de l'esprit, des qualités de corps très-minces.

Pline, le naturaliste, explique ces anomalies de défectuosités physiques unies aux hautes perfections morales, en disant que la nature a plus d'énergie lorsque la sphère de son activité est plus bornée ; et que ce que les animaux d'une grande masse gagnent en force, ils le perdent en agilité et en finesse : *Nusquam magis quam in minimis tota est natura ;* —

Fiche de consolation pour les petits, mais qui ne ravale pas, pour cela, les grands, comme j'aurai l'occasion de le prouver ailleurs en traitant de l'influence morale de la taille. (V. l'*Appendice.*)

L'observation de Pline n'en est pas moins précieuse à recueillir, en ce qu'elle repose sur les principes de la théorie intellectuelle exposée ci-dessus, principes d'après lesquels nous devons n'être plus surpris de rencontrer si souvent une prédominance de grandeur morale associée en quelque sorte à une inférorité, à une défectuosité physique caractérisée.

Aurea mediocritas.

La parole est d'argent et le silence est d'or, dit un proverbe indien. La modération aussi est d'or, *aurea mediocritas,* comme la qualifiait Horace, — d'or surtout pour prolonger la vie. *Omnia mediocria ad vitam prolongandam sunt utilia*, est-il dit dans la *Macrobiotique* d'Hufeland ; c'est-à-dire : modération, médiocrité, juste milieu, moyen terme, dans le climat, dans le boire, dans le manger, dans la condition, dans le tempérament, dans le travail, dans la santé, dans l'esprit, dans l'amour, dans tout ce qui est inhérent ou attenant aux agissements de l'homme en société : *Medio tutissimus ibis, inter utrumque tene*.

C'est là, c'est dans cette modération, dans cette médiation en toutes choses, que gît pour l'homme le secret de sa longue vie, *the greatest secret of becoming old*, comme dit Erasmus Wilson (92). Tout ce qui est extrême, en haut comme en bas, en bien comme en mal, en trop ou trop peu, met obstacle à la longévité, et en abrége le cours.

Mariage.

C'est pourquoi le mariage est plus favorable à la longévité que le célibat. Le célibat lâche la bride à l'appétit sexuel ; le mariage en est le frein.

Cet appétit renferme en lui-même une grande puissance vitale. Aussi longtemps qu'il dure, la vie dure et se prolonge ; mais, pour qu'elle se prolonge, il faut en ménager, non en gaspiller l'emploi. C'est précisément ce que fait l'amour réglé dans le mariage et ce qu'est loin de faire l'amour libre dans le célibat. Aussi arrive-t-il rarement, jamais pourrait-on dire, qu'un célibataire poursuive sa vie jusqu'à la centaine, tandis que tous les centenaires, et plus que centaires, se trouvent parmi les gens mariés.

Il y a même, à cet égard, une remarque curieuse à

faire : c'est que, chez les gens mariés, le nombre des années, vécues jusqu'aux limites ou au delà des limites de la centaine, est en proportion du nombre de fois qu'on s'est marié, en plus des premières noces, — et cela, quel que soit l'âge reculé qu'on ait atteint ou dépassé, chez la femme comme chez l'homme.

Nous en avons vu des exemples frappants ci-dessus p. 14, 15, 17, 18, 19, 20, 21, 23, 25, 29, 33, 34, 36, et j'en pourrais encore citer d'autres (98).

De tout quoi il résulte : qu'un contrat de mariage, voire plusieurs contrats de mariage, est ou sont, dans la plupart des cas, autant de brevets de longévité.

Travail et sobriété.

Je laisse au fantaisiste auteur du livre anglais *The secret of long life*, le paradoxe par lui soutenu que le *far niente*, « l'enchanteresse nonchalance » (*enchanting Idleness*) et la « bonne chère » (*eating and drinking*) constituent le suprême ingrédient de longue vie ; — le contraire seul pouvant constituer un spécifique de longévité.

C'est, en effet, dans la classe des travailleurs pauvres et parmi ceux qui n'ont jamais commis d'excès de table, ou autre, en aucun genre, que se trouvent presque tous les centenaires. Des légumes cuits, du laitage, des fruits, peu de viande, point de boissons excitantes, tel est, joint au labeur de chaque jour, le régime du plus grand nombre d'entre eux; ainsi que nous l'avons vu (p. 14 et s.).

Donc il est faux de prétendre que la longévité est le privilége de l'oisiveté riche et du sybaritisme repu. C'est

au contraire la mort avant l'heure qui les frappe. Et si
les « porcs du troupeau d'Épicure » vivent aussi longtemps
que leur patron, c'est pour traîner, comme lui, une vieillesse paralysée et devorée par la gravelle.

La vieillesse saine, comme la vie longue, appartient exclusivement aux macrobites qui en ont puisé les éléments
à son unique source, — le travail, soit des mains, soit de la
pensée, uni à la tempérance, et à la fuite de l'excès en
tout.

----

§ 7.

Causes troublantes.

C'est, comme on sait, à l'illustre Flourens, qu'est due
la vulgarisation en France de la notion physiologique :
que la durée normale de la vie de l'homme est cent ans.

Remarquez, à cet égard, que le savant professeur ne dit
pas combien de temps l'homme vit, dans nos sociétés
faites commes elles sont, dans nos vies réglées, ou plutôt
déréglées, comme elles sont ; — il dit combien d'années
l'homme doit vivre, dans une société qui ne le tue pas
avant terme, dans une vie que lui-même n'abrége pas
en se tuant par des excès, physiques, moraux ou intellectuels, qui en tranchent le fil avant le dévidage complet
du peloton.

La vie de l'homme, dans tout le cours de sa durée, est
constamment entourée d'amis et d'ennemis, les uns con-
tribuant à la prolonger et à l'embellir, dans ses manifestations intimes ou externes, les autres travaillant sans cesse

à en flétrir les fleurs, et à en faire périr l'arbre dans sa séve et dans ses racines.

Les premiers sont les moyens mis en œuvre pour aplanir les rugosités de l'existence et asseoir la santé du corps sur les bases hygiéniques qui lui garantissent bien-être et durée ;

Les seconds, sont les procédés en sens et en résultats tout contraires, le mal être et l'abréviation des jours qui nous sont comptés étant la conséquence immédiate de leur virus caché, ou des agissements ostensibles de leur pratique pernicieuse.

Des premiers j'ai décrit, dans la seconde partie, les formules préservatrices, que je résume dans le chapitre II de celle-ci.

Des seconds, dont j'ai fait connaître quelques-uns (p. 49 et suivantes), j'indiquerai ici les causes funestes les plus connues, sous le nom générique de *causes troublantes* qu'elles ont reçu (73).

Pensée de la mort.

La pensée de la mort, qui, chez le vieillard, s'offre d'autant plus présente et pressante qu'il s'approche plus près de l'heure suprême marquée, pour le plus grand nombre, sur le cadran de la vie, est pour beaucoup une cause troublante permanente, qui doit en avancer l'aiguille... (voy. ci-dessus p. 206).

Mais pour quiconque a médité la vie, la pensée de la mort ne peut en abréger le cours. Pour moi, elle me sert à le prolonger.

Il est vrai que la mort, avec son lugubre appareil, semble faite pour le troubler. Il est vrai que, semblable à ces fées des légendes, qui voilaient sous des haillons repoussants leur jeunesse et leur beauté, elle tourne du côté du ciel sa face radieuse et ne montre aux yeux des hommes que son sinistre épouvantail.

Mais si, en effet, au premier abord, l'apparente destruction dont elle semble être l'implacable ministre, la revêt d'un caractère formidable, un examen plus attentif perce ces terribles dehors et nous rassure, en nous découvrant sa vraie nature.

« En réalité, la mort n'a mission de rien détruire. Il suffit, pour s'en convaincre, d'arrêter son regard sur un être quelconque, le brin d'herbe qui pousse ou l'insecte qui rampe à nos pieds, et de voir, au signal mystérieux du Maître invisible, les éléments qui le composaient, non se détruire, mais se transformer, non disparaître, mais s'échapper pour aller autre part, l'un à deux pas, l'autre à mille lieues, remplir une fonction nouvelle (22). »

Ces transformations, la nature les laisse plutôt deviner qu'elle ne les rend visibles à tous les yeux. Il y a des heures où elle n'aime pas à se laisser surprendre ; il y a des secrets qu'elle veut se réserver, et c'est pour cela qu'elle y répand quelque chose de funèbre. Seulement, toutes les créatures, même les plus humbles, semblent comprendre son vœu et s'y conformer.

Quand le moment est venu de mourir, le chevreuil s'enfonce au plus profond de la forêt, le passereau se cache dans le taillis le plus touffu, l'insecte s'enferme dans son impénétrable cellule de soie pour y ensevelir le mystère de sa métamorphose.....

Ainsi fais-je dans ma cellule (pas de soie, mais pas de Mazas), encore bien que le moment de mourir soit d'autant moins venu encore pour moi, que je crois faire tout ce qu'il faut pour en éloigner l'heure, tout en l'attendant, mais en l'attendant sans la craindre, sûr moyen de la retarder sur l'horloge du temps.

Tranquille sur la destinée de mon corps, comment ne le serais-je pas sur celle de mon âme? Ici j'avoue que la nature ne me fournit aucunes preuves palpables. Mais la conscience intime que j'en ai n'en est-elle pas une?

Pouvoir dire *moi;* me connaître moi-même; vivre et sentir ma vie; y coopérer par l'assentiment joyeux de ma volonté, n'est-ce pas assez? n'est-ce pas tout?

« Mourir, ce n'est donc autre chose que partir et changer de patrie? Oh! quel voyage et quelle destination! Traverser, avec la conscience de soi-même, les espaces incommensurables de l'univers! rouler dans le torrent des êtres, pour devenir une autre créature! aller, avec le consentement d'une volonté librement soumise, se placer soi-même, matière intelligente, entre les mains de l'Ouvrier divin! A cette perspective, j'éprouve un sentiment indéfinissable : c'est une sorte d'attente solennelle, traversée par des tressaillements de joie. J'éprouve ce que doit éprouver un voyageur prêt à s'embarquer pour l'Orient : il aime encore le rivage natal qu'il presse d'un pas tremblant, et il aime néanmoins d'avance la belle contrée dont il pressent les splendeurs (22). »

« Ils fleuriront de la terre comme l'herbe des champs, » dit le psalmiste, en parlant des morts.

Avec ces idées-là au cœur, la pensée de la mort est pour le vieillard, non une cause troublante, mais une cause exhilarante du voyage au long cours appelé longévité, qu'il a à faire.

Maladies.

Que les maladies, auxquelles est exposée notre pauvre humanité, soient dues à notre propre faute, ce qui arrive le plus souvent, ou à la faute de notre propre nature, — dans l'un et l'autre cas, c'est une cause troublante fréquemment ajoutée à toutes celles qui rendent inaccessible, pour le plus grand nombre d'entre nous, la terre promise de la longévité séculaire.

Cependant, la maladie offre à la vieillesse des avantages, des compensations, qu'il est juste de lui reconnaître.

D'abord, la maladie n'est pas le partage exclusif de la vieillesse, et quand elle vient à la frapper, ses coups sont beaucoup moins poignants, par la raison que les causes en sont moins aiguës que dans la jeunesse (128).

J'ai parlé (p. 74) de certaines maladies utiles. J'ajouterai qu'à mon sens, en général, on calomnie la maladie. A moins qu'elle ne soit accompagnée de souffrances vives et permanentes, ce qui est rare, elle n'a rien de si redoutable. C'est de leurs tourments d'esprit que souffrent surtout la plupart des malades ; au lieu d'accepter ce qu'ils ne peuvent éviter, ils s'indignent, ils se révoltent ; plutôt que de recevoir de bonne grâce l'hôte auquel ils ne peuvent fermer leur porte, ils aiment mieux se venger de sa présence en l'accablant de malédictions. Pourquoi ne pas subir sans résistance une force supérieure et inconnue? En s'y laissant aller, en s'y abandonnant, on peut goûter un certain repos d'esprit au sein de cette fatigue corporelle, et en tirer profit pour son bien-être longévital.

Pareillement, de bien douces compensations sont attachées à la maladie, en ce que c'est elle qui nous conquiert la sympathie, la bienveillance qui, sans notre coopération, nous arrive de tous côtés.

Les hommes sont ainsi faits qu'il faut quelque chose, une impulsion, une secousse, pour que leur bonté se réveille et s'exerce. Nous ressemblons aux disciples du Christ, qui, livrés à eux-mêmes sur la montagne, retombaient toujours dans leur assoupissement. Eh bien, la maladie, par la compassion qu'elle excite, réussit admirablement à secouer ce sommeil de la bonté. On nous aime parce qu'on nous plaint, nous aimons parce qu'on nous aime ; et ainsi s'établit une affection réciproque, une communion bienfaisante, entre les âmes qui, sans cet appel de la pitié, se fussent toujours traitées en étrangères.

Un philosophe religieux a dit que la providence de Dieu comptait, pour s'accomplir, sur la charité de l'homme (22). Je comprends, pour ma part, toute la profondeur de cette pensée, et, puisque la charité humaine ne naît pas d'elle-même, j'absous et je remercie les maux apparents qui la suscitent et la développent.

Et ce que je dis ici de la maladie, je le dis de la faiblesse constitutive du corps, laquelle, loin de nuire, aide plutôt à la prolongation de la vie, en même temps qu'aux facultés de l'esprit, ainsi que j'en ai fourni la preuve plus haut.

Abus des sens externes.

Des diverses causes qui font que l'homme meurt avant terme, la plus active est l'abus qu'il fait des sens dont la nature l'a doué pour le faire longtemps vivre : —

Du sens de la vue, par l'usage immodéré des lumières artificielles, et la substitution, par là, de la nuit au jour ; —

Du sens de l'ouïe, par les cris, les clameurs, les sonorités éclatantes que comporte la vie tapageuse dans laquelle nous nous plaisons ; —

Du sens de l'odorat, par l'emploi des odeurs fortes et des essences nauséabondes des parfumeries équivoques, jointes au tabac puant qu'on se fourre dans la bouche, ou dans le nez ; —

Du sens du toucher, par les cosmétiques et les empois dont on déprave la peau, joints à l'immodestie des nudités de corps dont la modestie féminine se fait parure ; —

Du sens du goût, par la surabondance de mets, d'épices et de boissons dont est blasé le palais, et surchargé l'estomac ; —

Ce qui fait que, dans leur harmonie d'ensemble, d'organes de vitalité que les a faits la nature, les cinq sens deviennent ainsi organes de mortalité, sous l'empire des surexcitations passionnelles de toutes sortes, qui sont le trait caractéristique de ce temps.

Et je n'ai rien dit du sixième sens, dont l'abus entraîne

des désordres d'organisme bien plus essentiellement funestes !

Autant l'amour, pris à doses et en temps convenables, est un cordial favorable à la vitalité, autant il lui est un poison mortel, bu à pleines gorgées, inconsidérément, incessamment, jusqu'à la lie, surtout quand, pour remplir la coupe vide, le désir a recours aux moyens factices qui cherchent à forcer la source à donner ce qu'elle n'a plus.

C'est dans la jeunesse qu'il importe de ménager cette source précieuse, et c'est dans la jeunesse qu'on se délecte immodérément à la mettre à sec.

De là, tant de jeunes vieux qui, dans la force de l'âge, en ont la caducité. De là, tant de vieillards, encore verts, dont les *vires in actu* sont complétement annihilées, par ce fait que leurs *vires in posse* ont été complétement épuisées, en quelques années de folie de leur jeunesse, alors que leurs réservoirs, plus sagement ménagés, eussent eu de quoi abreuver leur vieil âge, tout le long et jusqu'au bout du cours le plus extrême de la vie.

« Petit bon homme vit encore. » Ceux là seuls peuvent se prévaloir de ce mot, dans leur vieillessse, qui ont usé de tout, sans jamais avoir abusé de rien dans leur jeunesse, parce qu'ils se trouvent à même, par là, de siroter encore quelque peu l'amour, dans ce qui en reste au fond du verre, ne fût-ce qu'en l'aspirant, à défaut de réalité, par les procédés que j'ai dits, dans ma théorie de la *chair fraîche*.

Abus des sens internes.

Le sens de l'amour et les cinq autres, dits sens externes,

aboutissent, par les nerfs, au cerveau, qui en est le centre commun ; et non-seulement les sens externes, mais aussi les sens internes, ou facultés intellectuelles, dont le cerveau est le laboratoire et le creuset.

Non que j'entende dire, par là, que le cerveau sécrète la pensée, comme l'a écrit Cabanis. Mais : —

De même que l'estomac digère les aliments matériels dont la présence le stimule et en assimile les sucs à la nature physique du corps ;

De même le cerveau digère les aliments moraux que la sensibilité physique lui apporte, sensibilité dont le stimulus l'active, et dont il assimile les sucs à la nature immatérielle de l'âme.

C'est dire que les sens internes sont aussi à ménager que les sens externes, et que c'est d'eux surtout que l'abus passionnel porte une atteinte grave au cerveau, et constitue la cause troublante qui interrompt le plus généralement le cours de la vie des hommes livrés aux travaux de l'esprit.

Je ne vais pas jusqu'à dire que « le génie est une névrose, » comme l'a écrit mon compatriote Moreau (de Tours), c'est-à-dire une maladie nerveuse ; — je dis seulement que le génie, l'intelligence, ayant pour organe unique le cerveau, tout ce qui affecte le cerveau affecte nécessairement l'intelligence. D'où cette conséquence, que si l'intelligence y trouve l'activité, la vie, elle y trouve aussi l'atrophie, la mort.

« Quel abîme que ce pandæmonium de la pensée, dit un écrivain, en parlant du cerveau. Ici la vie, ici la mort ; ici le génie, ici l'hébétement !... Tout en vient, tout y entre, tout en sort : la joie et la douleur, l'intelligence et le néant, l'inspiration et la stupeur (97). »

« L'homme ne vaut que quand il est ému, » disait Montaigne. « Une grande pensée est le son que rend une grande âme, » ajoute un sage. « La sensibilité fait notre génie, » a dit un philosophe.

Oui, mais cette émotion d'une grande âme et cette irritante sensibilité sont souvent mortelles, et, pour les affronter toute sa vie, il ne s'agit pas seulement de vivre, mais encore, et surtout, de se bien porter.

Or, pour se bien porter, «il faut aspirer, chaque jour, ses 18,860 décimètres cubes d'air atmosphérique, indispensables aux 1,440 minutes de la journée : repos, travail, bien-être, sommeil. » Quoi donc !

Ces artères, ces veines,
Foyers toujours brûlants des passions humaines,

c'est tout cela qu'il faut se donner la peine de calmer !...

Oui ! sous peine de mort. « Veille sur ton corps, » disait Descartes, «il faut se défier de la trahison de ses plaisirs. » Et non-seulement de ses plaisirs de corps, mais de ses plaisirs d'esprit, poussés à l'excès. Car ces plaisirs-là sont un travail, et tout travail excessif épuise et tue le cerveau.

Voilà ce que la plupart des travailleurs de la pensée ignorent ou oublient ; aussi, combien meurent par le cerveau ! C'est bien alors que le génie devient une névrose.

— Et c'est bien alors qu'il fait qu'on meurt par *le haut*.

La mort par le haut.

Je mourrai *par le haut*, disait Swift, le Rabelais de l'Angleterre. Heureusement que ce fut tard (d'apoplexie à l'âge de 78 ans), après avoir donné *Gulliver*.

Sont morts aussi *par le-haut*, et malheureusement beaucoup plus tôt :

Walter Scott, qu'un travail d'esprit excessif, commandé par le désir de payer ses dettes, après l'écroulement de sa fortune dans une faillite, conduisit au tombeau, âgé seulemet de 62 ans.

Avant lui Steele, mort à 58 ans, forcé de travailler de sa plume pour vivre, entravé de dettes et d'expédients, et chassé de la Chambre des communes comme libelliste.

Spinosa, mort à 45 ans, miné d'une phthisie pulmonaire, contractée à la suite de la proscription de la synagogue, que ses travaux philosophiques avaient provoquée contre lui, de la part des Juifs hollandais, ses anciens coreligionnaires.

Chez nous : Racine, que sa *Phèdre* sifflée et la *Phèdre* de Pradon applaudie firent renoncer au théâtre à 38 ans, et que, après l'avoir repris avec *Esther* et *Athalie*, l'insuccès de ces deux chefs-d'œuvre tua, d'un abcès au foie, avant soixante ans.

Pascal, dont les prodigieuses facultés intellectuelles ébranlèrent le cerveau, au point de lui faire voir un précipice sans cesse ouvert à ses côtés, précipice qui devint pour lui celui de la mort, à 39 ans.

Vauvenargue, que les fatigues de son esprit, bien plus

que celles de la guerre, conduisirent au tombeau à 32 ans.

Combien d'autres sont morts de même *par le haut :* Newton, Louvois, la duchesse de Longueville, le cardinal de Retz, Locke, Regnard, Jean-Jacques Rousseau, Thomas, Law, Goldsmith, Girodet, Fourcroy, madame de Staël, Casimir Delavigne, Byron, Donisetti, Frédéric Soulié, Balzac, etc., etc., — succcombant au trouble fatal apporté dans leur esprit par une cause quelconque, dont l'effet devait être de les enlever de cette terre avant d'avoir atteint la limite d'âge centenaire à laquelle ils eussent pu parvenir sans cela.

J'en citerai trois cas récents notables.

Cas Flourens.

C'est bien à tort, et très-inconsidérément, que, à propos de la mort prématurée de M. Flourens, en 1867, M. Flammarion a écrit que : « l'illustre académicien a démenti lui-même et son système longévital et nos espérances, s'étant éteint, à peine âgé de 76 ans, très-excellemment constitué, sous l'engourdissement progressif de ses organes ! »

Car, loin d'être un démenti à son système, c'en est plutôt une confirmation, que cette mort si regrettable, hâtivement arrivée avant l'heure.

M. Flourens, en effet, ne pose le terme de cent ans, comme jalon extrême à atteindre dans le champ de la vie, qu'autant qu'aucune cause troublante, qu'aucun accident fortuit, qu'aucun événement hors saison, n'en vient interrompre et perturber le cours.

Or, précisément, la mort du célèbre physiologiste n'est arrivée prématurément qu'en raison des causes troublantes, qui sont venues ensabler la source de sa vie, — causes trop connues, hélas ! qui lui sont venues de son bien-aimé fils si tristement, si fatalement dévoyé, — causes sans lesquelles sa laborieuse et glorieuse vie eût paisiblement suivi son cours jusqu'au terme plus lointain par lui normalement fixé. (74)

Cas Viennet.

C'est pareillement par des causes troublantes, — pas les mêmes, Dieu merci ! mais troublantes également, — que le poëte académicien Viennet, mort à 92 ans, n'a pu atteindre son siècle de vie. C'est ce qu'a constaté M. Patin par ces paroles prononcées, au nom de l'Académie française, le jour de ses funérailles (juillet 1868) : « Des pertes cruelles, celle de la compagne dévouée de sa vie, celle d'un frère aimé, ont, coup sur coup, attristé et abrégé ses derniers jours. »

Otez cette double cause troublante de la vie de l'illustre vieillard, et, à coup sûr, nous compterions un centenaire de plus.

Cas Théophile Gautier.

Voici un de nos jeunes macrobites, et des plus littérairement populaires, mort, en octobre 1872, âgé seulement de 62 ans. « On ne se doute guère que de pareils hommes,

qui marchent d'un pas si leste au premier rang d'une nation, puissent soudain disparaître au milieu de leur labeur
commencé. Ils sont si complétement à leur tâche, occupés de l'œuvre de chaque jour, que, le moment étant venu
où nous les cherchons à leur place accoutumée : Oh mon
Dieu ! est-ce possible ? Le voilà mort, cet enchan-
teur... (97) »

Mort, oui, si tôt !... C'est que des causes troublantes
sont venues aussi, chez lui, arrêter l'aiguille de l'horloge
vitale avant la fin de son parcours.

La première, viscérale, était une affection de cœur, pour
laquelle il fallait de grands ménagements, ménagements
qu'il ne pouvait prendre, forcé de travailler de la plume
pour vivre, travail plus épuisant que celui du soc.

La seconde, accidentelle, fut la chute de l'Empire qui
lui fit perdre l'aisance glorieusement conquise, en même
temps que la vie en commun avec ses deux filles tendrement
aimées. Ce fut surtout l'affreuse Commune qui acheva de
lui briser le cœur, « semblable au talisman de Balzac qui se
dilate ou se rétrécit ». Savez-vous quand il publia son charmant livre : *Histoire de mes bêtes ?*... « Au plus terrible moment des pétroleuses, dont le seul aspect le rendait fou. »

Il ne pouvait plus que mourir... Que de morts ignorées,
sont dues prématurément à la même cause troublante !

Cas généraux.

On peut hardiment poser comme règle générale que :
très-peu d'hommes meurent de mort naturelle, c'est-à-dire
de mort qui ne soit artificiellement provoquée, avant

l'heure fixée par la nature, — soit par une cause de destruction native qui remonte à l'époque même de la conception ; soit par une cause de destruction survenue accidentellement depuis la naissance, dans le cours des quatre âges de la vie : Gilbert, qu'une chute de cheval rendit fou, mort à l'Hôtel-Dieu, à 29 ans ; sir Robert Peel dont pareillement une chute de cheval amena la mort à 72 ans ; Carrel, tué en duel à 36 ans ; Kotzebue, assassiné par Sand à 58 ans ; Rossi, assassiné à Rome à 61 ans ; Delaunay, de l'Institut, noyé à 56 ans, etc., etc.

Lisez la biographie de tous les travailleurs de la pensée morts, dont j'ai cité les noms dans le § 3, et vous verrez que tous, ou presque tous, ont quitté la vie accidentellement avant terme, ou par suite d'abus : cardinal de Retz, Mathurin Regnier, Sterne, Fichte, Fouché, Rotrou, général Foy, Paganini, Chopin, Malibran, Donizetti, etc., etc.

Recueillez à ce sujet vos souvenirs et dites si, parmi les vieillards que vous avez vus s'éteindre autour de vous, vous avez mémoire qu'il s'en soit trouvé beaucoup qui aient quitté la vie sans que leur mort ait été précédée, provoquée ou précipitée, par une cause autre que la vieillesse elle-même, c'est-à-dire par une cause morbide, ou autre cause troublante quelconque.

Je suis sûr que vous avez assisté très-rarement à un départ qui ne fût qu'une simple et naturelle extinction, sans aucune des causes accidentelles susdites.

Je suis sûr que vous aurez rencontré, dans le monde des trépassés, très-peu de gens qui eussent pu dire qu'ils étaient arrivés à l'âge où « l'on ne meurt plus que de la mort, » selon l'heureuse expression de Montaigne.

Et si, par cas, vous avez rencontré quelques-uns de ceux-là, je suis sûr qu'ils étaient nonagénaires pour le moins, ou touchant presque à la centaine.

Car, sans cause troublante, c'est à cet âge que l'on meurt de sa « belle mort », comme on dit.

Époque troublée.

En résumé, si bien rares, aujourd'hui, chez nous, sont les macrobites de la pensée qui dépassent, qui atteignent même l'âge de 90 ans; —

Cela tient principalement, outre les causes troublantes générales énumérées ci-dessus, aux causes troublantes spéciales des passions politiques, et autres, de notre époque en ébullition, — passions qui, depuis bientôt un siècle, distendent outre mesure les nerfs du cerveau de la France et tranchent prématurément le fil des jours de ses enfants; —

Soit par le crime, en abattant les têtes des plus illustres, comme fit la Convention en 1793 (Lavoisier, André Chénier, Vergniaud, etc., etc., etc.), — et la Commune, son émule, en 1871 (Darboy, Bonjean, Deguerry, Lecomte, Thomas, Chaudey, etc., etc.). —

Soit par la guerre, en dépeuplant nos campagnes et en tuant notre jeunesse, comme firent les deux Napoléon ; —

Soit par le vice, en dépravant les plus poétiques intelligences, comme ce fut le cas, notamment, d'Alfred de Musset, et, avant lui, de Mozart, de Gérard de Nerval, et, depuis lui, du jeune Duval, sacrifiant sa fortune, son honneur et sa vie à une prostituée; —

Soit par la désespérance, en inspirant le dégoût de la vie aux jeunes hommes de l'avenir, comme il advint du tant regrettable Prévost-Paradol, et du non moins regretté Léon Laya; —

Soit, enfin, par la fièvre cérébrale qui semble s'être emparée de toutes les têtes, et qui fait que l'effervescence chronique de l'esprit brûle et consume les forces vitales du corps avant d'avoir atteint le terme normal de l'extrême vieillesse.

Heureusement, comme nous l'avons vu, que quelques-uns, des plus éminents dans les sphères diverses de la pensée, ont échappé jusqu'ici, par la vigueur de leur âme et de leur organisation, à cette destruction anticipée de l'être humain, et que la tombe paraît devoir rester longtemps encore béante pour eux, sans qu'ils y descendent avant la centaine...

Utinam!... Utinam!...

Cerveau et phosphore.

J'ai dit, et nous avons vu, qu'un travail d'esprit excessif peut atrophier, tuer le cerveau. Je dois ajouter ici que c'est moins à l'excès du travail lui-même qu'aux vicieuses méthodes employées qu'il faut, le plus souvent, attribuer ce résultat funeste.

C'est sans doute à ces méthodes, plus vicieuses aujourd'hui que jamais, et aux mauvaises pâtures intellectuelles dont est saturé aujourd'hui le cerveau humain, qu'est dû, chez nous, l'affaiblissement de cet organe, et, par suite, la décroissante longévité des travailleurs de la pensée.

Est-il vrai, ainsi que l'a écrit Balzac, que « le génie est une saturation de phosphore? (101) »

Si, en effet, il était vrai, ainsi que le professe un rapport déposé à l'Académie des sciences, par un médecin qui n'est nullement le premier venu, que le génie, que le talent, sous quelque forme qu'il se présente, n'est autre chose que le phosphore contenu dans le cerveau (102), il s'ensuivrait que l'affaiblissement présent du cerveau tient à une diminution de phosphore, et que, pour lui rendre sa virtualité primitive, altérée ou perdue, il suffirait de lui infuser une plus grande quantité de cet agent lumineux.

Mais, le moyen?...

Je n'ose indiquer celui proposé par l'Allemand Feuerbach. C'est par trop tudesque (103).

En tout cas, je le recommande à ceux des macrobites encore vivants, qui sentiraient la vie leur échapper, et leur cervelle vide avec. S'ils ne gagnent rien, ils ne perdront rien à en essayer.

Toutefois, c'est par d'autres moyens que peut s'opérer efficacement la rallonge de la vie, si écourtée de nos jours.

Ces moyens quels sont-ils? Je vais essayer de les exposer dans le chapitre suivant.

CHAPITRE II

Maintenant que nous savons qu'on peut rallonger la table de la vie, il s'agit de savoir comment.

Ce *comment*, je l'ai indiqué, dans la seconde partie de cette étude, en exposant successivement les principes généraux de l'hygiène gérocomique, les aphorismes sanitaires de l'École de Salerne, les règles longévitales d'Hoffmann, et les méthodes suivies par les macrobites les plus célèbres.

Mais, pour produire les effets pratiquement efficaces qui en sont le but, ces modes multiples de prolonger la vie ont besoin d'être ramenés à un mode unique de composition et d'emploi.

C'est pourquoi j'en ai concentré les éléments divers dans une formule suprême, que j'offre au public, sous le nom d'*Élixir de longue vie*.

§ 1er.

L'Élixir de longue vie.

Composition de l'Élixir.

Ce serait une grande erreur de croire que l'Elixir de

longue vie est un remède simple ; c'est, au contraire, un remède très-composé.

Tous les éléments prophylactiques ou modificateurs des formules de Salerne, Hoffmann et autres, précédemment décrites, entrent, en effet, dans sa composition.

Il en est le résumé, la concentration, la quintessence. C'est dire qu'il s'applique à tous les éléments qui entretiennent ou constituent la vie : air, lumière, calorique, digestion, transpiration, etc., etc. ; — et cela, suivant les lieux, les saisons, les professions, les âges, etc.

Ingrédients de l'Élixir.

L'Élixir de longue vie se compose donc nécessairement d'*ingrédients* essentiels, appelés *matériaux* en hygiène, lesquels comprennent les agents modificateurs qui influent sur la santé, en vue de la prolongation des jours au terme le plus éloigné possible

Pour l'application méthodique et raisonnée de ces modificateurs ou ingrédients, la science les a divisés en six classes, ayant chacune son étiquette :

Étiquettes de l'Élixir.

Les étiquettes des six classes d'ingrédients ou matériaux de l'hygiène en géneral, portent les noms suivants, avec indication de ce à quoi ils se rapportent :

1° *Circumfusa*, comprenant les choses qui environnent le corps de l'homme : l'air, la lumière, les saisons, les lieux, les eaux, les climats, etc. ;

2° *Applicata*, comprenant celles qui sont appliquées à

son extérieur : vêtements, lits, bains, lotions, frictions, onctions, soins de propreté, etc. ;

3° *Ingesta*, comprenant celles qui sont portées dans son intérieur par les voies alimentaires : aliments, boissons, condiments, etc. ;

4° *Excreta*, comprenant celles que les excrétions portent au dehors, telles que les transpirations pulmonaires ou cutanées, les larmes, les déjections alvines, l'urine, le flux hémorrhoïdal, le saignement de nez, etc. ;

5° *Gesta*, comprenant les actions volontaires des muscles et autres organes, les mouvements généraux et partiels du corps ; puis la veille, le repos et le sommeil ;

6° *Percepta*, enfin, comprenant les fonctions dépendant de la vie animale, ainsi que les perceptions et l'exercice des facultés intellectuelles embrassant les sensations, les passions, les sentiments, etc.

Tel est l'ensemble des six classes d'ingrédients qui, mixtionnés et appliqués, avec l'art qu'apprend la science pratique de la santé, constituent la base de l'Élixir de longue vie.

Emploi de l'Élixir.

La formule à laquelle se rattache finalement ma théorie longévitale correspond, pour la prophylactique de son emploi, à chacune des trois questions suivantes :

Quelle est votre idiosyncrasie, c'est-à-dire la spécialité de votre constitution ?

Quelles sont les modificateurs qui agissent sur cette constitution ?

Quelle est l'influence de ces modificateurs sur l'économie ?

Trépied sur lequel est assise toute la science de l'hygiène.

Doses graduées de l'Élixir.

Assurément, ce n'est pas chose simple que tout cela. Et cependant, tout cela se simplifie quand l'élixir qui en provient se formule en un procédé de dosage gradué, comme celui que je vais vous faire connaître.

Pour administrer l'élixir à doses graduées convenables, selon l'idiosyncrasie de chacun et la nature particulière de chaque modificateur sanitaire à employer, il faudrait pouvoir fractionner les doses en autant de petits paquets correspondants, comme en pharmacopée.

Or, c'est ce que j'ai fait en dosant chaque ingrédient hygiénique à s'administrer, sous forme de petits traités, embrassant chacun un sujet d'hygiène approprié.

Traités hygiéniques de longévité.

Ces traités sont spécialisés par des titres clairs pour tout le monde, plus clairs que les noms scientifiques des étiquettes ci-dessus. Ils expriment ce qu'ils signifient :

Hygiène *alimentaire.*	Hygiène *sexuelle et des âges.*
Hygiène *vestimentaire.*	Hygiène *constitutionnelle et des sens.*
Hygiène *domiciliaire.*	Hygiène *gymnastique.*
Hygiène *atmosphérique*	Hyg'ène *épidermique et de propreté.*
des climats, des saisons.	Ilygiène *passionnelle.*

En tout neuf traités, lesquels paraîtront successivement, et prochainement, par cahiers séparés, du même format que le présent volume. Ils renferment, comme on voit, toute la matière de l'hygiène privée, et constituent, dès lors, la seule formule complète de l'Élixir de longue vie.

A ce moyen, ami lecteur, amie lectrice, vous pourrez choisir, comme vous feriez d'un petit paquet pharmaceutique ou d'un flacon, celui des traités ou cahiers de la collection qui, d'après son étiquette ou son titre, rentrera spécialement dans l'ordre de soins que vous aurez à prendre, selon les besoins de votre organisation, de votre idiosyncrasie, de votre état de santé, etc.

Et alors, — si, nonobstant mon élixir longévital, vous mourez avant d'avoir vécu, — c'est que vous le voudrez bien.

<hr>

§ 2.

Résultats de l'emploi de l'Élixir de longue vie.

A quoi cela mène-t-il ?

Si, malgré les promesses de longévité dont je viens d'ouvrir à tous la centenaire perspective, des esprits sceptiques et chagrins demandaient eucore avec doute : « A quoi cela mène-t-il ? » — ma réponse à cette question serait simple :

Cela ne mène point, je l'avoue, à réaliser les rêveries théurgiques des prêtres grecs et égyptiens, non plus que les extravagantes utopies de Van Helmont, de Cardan, de Paracelse, et autres, que j'ai fait connaître, et qui toutes

avaient pour but de découvrir la merveilleuse pierre philosophale qui devait arrêter les ravages du temps dans
les organismes, et procurer aux hommes une vie sans
fin...

De nos jours, il n'est ni dans la raison ni dans la science
de se bercer de ces décevantes chimères ; tout ce qui est
organisé tend à la mort.

Dans le grand tout de la nature, il y a, comme dit
Gœthe, une force de consomption cachée qui ne forme
rien qui ne se détruise, et cette destruction n'interrompt
jamais son œuvre ; chaque seconde lui sert à épuiser la
séve qui circule dans les tissus du monde organique, à
leur enlever de leurs forces vivantes...

Oui ; mais, si l'humanité ne peut éviter la destruction,
si elle demeure attristée par la perspective plus ou moins
rapprochée du cercueil, elle peut aussi ajourner, à l'aide
d'un régime physiologique et moral raisonné, sa consommation finale ; elle peut, par la vertu de l'Élixir longévital dont j'ai présenté la formule et analysé les éléments, donner à ses organes le développement, le jeu, la
puissance normale qui leur manquent dans le régime
de vie actuel, jusqu'à l'heure où la nécessité physiologique de mourir s'impose à toute créature existante, —
heure que notre élixir a pour but et pour effet de ne faire
sonner qu'à la plus extrême limite de la vie.

Donc, pour répondre à la question posée : Cela mène
à vivre toute sa vie, « toute sa vie vie, toute sa vie viable »,
comme disait Rabelais, c'est-à-dire tout ce que permet
d'espérer la constitution particulière de chaque individu,

combinée avec les lois générales de la constitution de l'espèce.

Ces lois, quelles sont-elles? Nous les connaissons : Ce sont celles d'après lesquelles la vie de l'homme, réglée et aménagée hygiéniquement comme nous l'avons vu, doit normalement atteindre son terme moyen, qui est cent ans (voy. p. 118 et suiv.).

Accroissement de la vie moyenne et individuelle.

A cet égard, j'entends dire souvent que, quel que soit le nombre des individus qui atteignent le terme d'une longue vie, surtout le terme de 100 ans, ce nombre ne peut jamais compter que comme exception.

Or, dit-on, des exceptions individuelles de longévité ne prouvent pas que la généralité des habitants d'un pays est en progrès dans les voies de la prolongation de l'existence pour tous.

En ceci on oublie précisément que cette preuve est faite par le taux ascendant démontré de la vie moyenne collective; — Démonstration qui résulte des chiffres incontestables que j'ai fournis; — Chiffres qui établissent que la durée moyenne de la vie, qui oscillait, en France, vers le milieu du xviiie siècle, entre 23 et 26 ans, est aujourd'hui de près de 40 au moment de la naissance (voy. p. 91) et de près de 50 à l'âge de quatre ans (78).

Donc si, en l'absence de moyens hygiéniques universellement connus et suivis, nous n'en reculons pas moins progressivement les bornes de notre vie, au point d'avoir fait déjà un pas de douze ans en naissant, vers le but centenaire, assigné à tous, comme terme final, par la nature et par la science, — combien notre avancement ne sera-t-il pas plus rapide et plus certain, quand, sous l'empire de la paix, et des progrès de toutes sortes qui s'accom plissent dans notre siècle, l'*Élixir de longue vie*, tel qu'il est formulé dans cette étude, sera le cordial et le viatique de tous les pérégrinants sur cette terre !...

Alors, la mesure des jours qui nous sont si parcimonieusement comptés aujourd'hui, s'allongera d'année en année, de telle sorte que la vie centenaire, qui est actuellement le privilége de quelques-uns, finira par devenir le terme normal du plus grand nombre (127).

L'échelle de Jacob.

On sait que Jacob, pour se soustraire à la colère de son frère Ésaü, se rendit chez son oncle Laban, et que, s'étant couché dans un lieu désert, nommé depuis Bethel, il s'endormit, et vit en songe une échelle mystérieuse dont le pied s'appuyait sur la terre et dont le haut touchait au ciel, pendant que des anges y montaient et en descendaient, avec cette prédiction de Dieu : que sa postérité serait nombreuse comme la poussière de la terre.

L'échelle de Jacob est celle de la longévité humaine qui, de un jour à cent ans, nous fait monter, d'échelon en échelon, jusqu'à son extrémité, qui touche au ciel par la mort.

Fausse est donc la comparaison que l'on a coutume de faire de la vie avec une montagne dont, à peine monté au sommet, on doit descendre le versant ; comparaison désespérante, qui ne laisserait pas un seul moment de tranquillité à ceux qui la répètent, s'ils y croyaient.

Non ! La vie ressemble à l'échelle de Jacob, qui sort de terre et ne redescend pas ; chaque échelon domine le précédent ; chaque pas élève ; on monte, on monte encore ; on monte toujours.

Il est vrai que, pour beaucoup, ce n'est qu'une échelle de souffrance, dont chaque degré parcouru est une ascension de misères et de douleurs, ce qui fait qu'au lieu de monter dans la vie, on en descend, bien avant d'avoir touché au dernier échelon ; de là, tant de vieillesses dont l'aspect exprime la désespérance, et dont les plaintes ne témoignent que trop des tristes réalités qui les affligent.

Mais de ces réalités, de ces plaintes, qui donc doit-on accuser ? La vieillesse ? Non. C'est à la jeunesse, c'est à l'âge mûr qu'il faut s'en prendre. Quand l'automne est stérile, c'est la faute du printemps et de l'été (2).

Comment ceux qui ont étouffé ou laissé s'éteindre ce qui seul était fécond et durable en eux, ce qui devait être impérissable, ne se trouveraient-ils pas dépourvus, désolés, quand ils viennent à perdre ce qui ne leur était donné que pour un temps, ce qui était sujet à s'user et à se détruire ? « Impatients d'exploiter l'heure présente, n'accordant de réalité qu'aux choses visibles et palpables, ils n'ont cultivé en eux que les facultés subalternes et passagères, instruments de l'âme comme les muscles sont les instruments du corps, et ils ont laissé l'âme elle-même, le foyer de notre vie, le souffle même de Dieu, périr de langueur et d'inanition. »

Mais, supposez qu'ils aient agi autrement ; supposez que le lien de leur vie ait été, ce que dit Lamartine en son magnifique langage, « un lien qui se renoue, se recompose et se développe indéfiniment plus haut, de vertu en vertu, de grandeur en grandeur, dans une société toujours croissante, et toujours multipliante, pour multiplier les forces par les facultés, les vertus par les œuvres... — » et, dans cette échelle ascendante, par laquelle monta le Jacob symbolique, ils se seront rapprochés du ciel par la longévité qui y conduit, sans avoir rien subi des misères et des hontes qui la déshonorent et l'abrègent.

Ma Chartreuse.

Ainsi fais-je, à part moi, dans l'humble Chartreuse que je me suis choisie, et où je puis dire, comme Gresset, dans la sienne :

> Où je vois naître la journée,
> Là content, j'en attends la fin,
> Prêt à partir le lendemain,
> Si l'ordre de la destinée
> Vient m'ouvrir un nouveau chemin.

Oh ! quelles sont douces les heures de la solitude où se passe ainsi la dernière étape de ma vie, loin de la tourmente de la politique et des affaires !...

Mon être s'épanouit dans cette atmosphère de calme harmonieux ; je sens mon cerveau se détendre, mon cœur s'élargir. Jamais, au temps de la force et de l'activité, je n'avais éprouvé cette pleine quiétude, cet abandon de moi-même au doux roulis des habitudes casanières de ma retraite, entrecoupées de douces visites, faites ou reçues, sans autre mobile que celui d'un restant de besoin d'aimer, avec l'avenir espéré de mes deux fils, ma joie et mon orgueil.

Naguère encore mes loisirs mêmes étaient inquiets ; c'est seulement depuis que la vieillesse m'a fait les heures désoccupées de mon corps, et d'autant plus actives de mon esprit, que je jouis pleinement de la paix d'une vie exempte de soucis et d'orages et que j'en savoure les douceurs, dans le travail, dans la satisfaction de moi-même, et dans l'heureux privilége d'en pouvoir, à mon âge, composer un Élixir de Jouvence, à l'usage des vieux pèlerins qui cheminent, comme moi, vers l'extrémité de la route vitale.

Et toujours ainsi je marche jusqu'au bout, jusqu'au but, du premier échelon au dernier de l'échelle de Jacob, sans rétrograder jamais, et sans jamais regarder qu'en avant, toujours en avant.....

CONCLUSION

En résumé, sous notre climat tempéré, l'homme actuel, c'est-à-dire l'homme soumis aux influences délétères du régime vital actuel, après avoir mis vingt à vingt-cinq ans à se développer complétement (voy. p. 79) reste 25 années stationnaire, et met 25 autres années à décroître et à s'éteindre.

Doubler le *medium* de la vie ; en autres termes, doubler la cinquantaine de notre âge, tel est le but que nous devons tous nous efforcer d'atteindre, malgré les mécomptes que notre infirmité humaine doit s'attendre à rencontrer sur sa route (73).

Et vous y parviendrez sûrement, ami lecteur, si vous savez vous administrer ceux des ingrédients de mon Élixir qui rentrent plus spécialement dans le cadre de la partie vicieuse à améliorer dans votre constitution particulière.

Mais, quelle qu'en soit la dose, vous dirai-je en terminant, ayez soin, avant tout, de verser, chaque jour, s'il se peut, dans la coupe de votre vie, ces deux seules gouttes de l'eau de *Salerne* (ne pas confondre avec *Salette*) : *Bene·vivere et lætari.*

Faites cela, — et vous vivrez aussi longtemps que Mathusalem.

Hæc bene si serves, tu longo tempore vives.

Amen !

APPENDICE

APPENDICE

SUR LA TAILLE HUMAINE

La longueur normale de la taille de l'homme étant adéquate à la longueur normale de sa vie, l'étude de celle-ci implique, comme complément, l'étude de celle-là. De là le présent *Appendice*.

---

§ 1er.

Des géants (24).

Il n'y a pas d'histoires dont on ait plus nourri notre enfance, et même aussi notre jeunesse, comme des histoires de géants.

Gargantua, les Ogres, etc.

En premier lieu : ce sont les Ogres et Ogresses qui dévorent tout vivants les petits enfants, qui ont des royaumes sans fin et passent les rivières et les montagnes d'une seule enjambée (2); c'est Gargantüa, qui suspend au cou de sa mule, comme deux clochettes, les deux cloches de la ville, et qui s'assied sur l'une des tours de Notre-Dame de Paris pour prendre plus commodément un bain de pieds dans la Seine ; — Ce sont les géants de Gulliver, qui, pour apercevoir les hommes, sont obligés de mettre leurs lunettes, etc., etc.

Puis, après le temps des contes amusants, viennent les études sérieuses du collége, et là encore nous retrouvons les géants.

Antée ; les Titans ; Polyphème, etc.

D'abord, dans les livres saints, ce sont les géants dont parle la Genèse (vi, 4) : *Gigantes autem erant super terram in diebus illis,* géants qui auraient été la principale cause du déluge (*Sap.*, xiv, 6 ; *Job*, xxvi, 5).

En second lieu, dans les livres profanes, c'est Antée, géant de 60 coudées de haut, qu'Hercule soulève en l'air et étouffe dans ses bras.

Puis, c'est le combat des Titans contre les dieux ; ces Titans sont des géants qui, pour escalader le ciel, entassent montagnes sur montagnes, Ossa sur Pélion, et l'Olympe sur l'Ossa :

> Affectasse ferunt regnum cœleste gigantes,
> Altaque congestos struxisse ad sidera montes.

C'est l'un d'eux qui, enseveli tout vivant par Jupiter, sous l'Etna, cause un tremblement de terre chaque fois qu'il remue, et fait jaillir le feu des volcans chaque fois qu'il souffle.

Après les Titans, viennent les Cyclopes, dont le plus fameux d'entre eux, haut de 300 pieds, Polyphème, fit quatre bouchées de quatre des compagnons d'Ulysse, ce dont celui-ci se vengea en lui jouant le tour que l'on sait ; puis viennent les Lestrigons, chez lesquels il semble qu'Ulysse ait véritablement voyagé, tant Homère en parle avec assurance.

Géants de l'Inde.

Pomponius Mela, le savant le plus gobe-mouche qui ait voué sa vie à l'étude de l'antiquité, rapporte que certains habitants de l'Inde étaient doués d'une taille si avantageuse qu'ils montaient les éléphants comme nous montons les chevaux ; et le père Rhetel a vu à Thessalonique les os d'un géant de 96 pieds de haut, dont le crâne contenait deux setiers de blé (3).

L'Adam des rabbins.

On connaît les rêveries des rabbins sur la taille d'Adam, qui, suivant quelques-uns d'entre eux, s'élevait à plusieurs centaines de pieds, et dont, au dire de quelques autres, la tête dépassait de beaucoup l'atmosphère, en même temps qu'une de ses mains touchait au pôle arctique et l'autre au pôle antarctique.

Le roi Og.

On connaît aussi leurs symboles et tout ce qu'il leur a plu de débiter sur les patriarches, notamment sur Og, roi de Bazan, lequel était d'une si belle taille que les eaux du déluge ne lui vinrent qu'aux genoux, tellement que Polyphème et tous les autres géants réunis auraient pu danser dans sa main, et que, de l'os de la cuisse du Cyclope, Og n'aurait pas même pu se faire un cure-dents.

Les livres rabbiniques assurent que l'os de la cuisse du roi Og avait environ dix lieues. Dans la guerre contre les Israélites, il prit une montagne large de six mille pas pour la lancer sur l'armée ennemie; mais, pendant qu'il la tenait sur sa tête, Dieu permit que des fourmis la creusassent et fissent un trou au milieu, qui la fit retomber sur le cou du géant en forme de collier; ce que voyant, Moïse, qui était haut seulement de six aunes, voulut profiter de l'occasion : il prit donc une hache de même grandeur, et fit un saut pareillement de six aunes. Malgré cela, il ne parvint à frapper le géant qu'à la cheville du pied; mais le coup que frappa Moïse fut si bien asséné que le colosse ébranlé tomba, et fut tué sans avoir pu se débarrasser de sa montagne.

Les mahométans ont adopté toutes ces fables, et elles ont couru parmi eux comme des vérités.

Géants fossiles.

Pour prouver l'existence des géants, on a argumenté de celle d'ossements gigantesques exhumés du sein de la terre. Mais la science a fait justice de cet argument, en montrant, par des caractères certains et irréfragables, à quelles espèces d'animaux doivent positivement se rapporter ces divers ossements, trop légèrement attribués par la crédulité ignorante à des hommes d'une taille extraordinaire.

On connaît le bruit que fit, au xviie siècle, la découverte du tombeau de Teutoboch, roi des Cimbres, défait par Marius, qui, disait-on, d'après la mesure de ses ossements, devait avoir eu 30 pieds de haut; ainsi que la célèbre discussion de laquelle il résulta que le prétendu Teutoboch était tout simplement un éléphant dont le squelette fossile s'était rencontré en Dauphiné (14).

C'est là, au fond, l'histoire de tous les ossements de géants.

Telle échine attribuée à Polyphème ou à Antée s'est trouvée être une épine dorsale de baleine ; tel autre géant s'est changé en un mastodonte, en un rhinocéros ou en un hippopotame ; il y en a même dont la poitrine est devenue, en dernière analyse, une carapace fossile de tortue.

Cuvier dit, d'ailleurs, « qu'il est certain qu'on n'a pas encore trouvé d'os humain parmi les fossiles. » (*Disc. sur les rév. du globe.*) « Il est probable, observe l'illustre naturaliste, qu'on a pris souvent des os d'éléphant pour des os humains, et que ce sont eux qui ont occasionné toutes ces prétendues découvertes de tombeaux de géants dont parle si souvent l'antiquité. » (*Recherches sur les ossements fossiles.*)

« De tout temps, observe un autre savant géologiste, on a trouvé des ossements d'éléphants fossiles ; mais ces ossements, jusqu'ici, avaient presque toujours été méconnus, et c'est à leurs découvertes qu'on doit les histoires fabuleuses de la mise à nu des cadavres d'anciens géants ; car, dans un temps où l'anatomie avait fait si peu de progrès, l'amour du merveilleux pouvait d'autant mieux s'emparer de pareils événements pour accréditer des idées qui frappent l'imagination, que l'éléphant est, aux dimensions près, un des animaux dont le squelette présente le plus de ressemblance avec celui de l'homme. On ferait un volume entier des histoires d'ossements fossiles de grands quadrupèdes que l'ignorance ou la fraude ont fait passer pour des débris de géants humains. » (Alex. Bertrand, *Lettres sur les révol. du globe*, p. 169.)

Toutefois, le docteur Kœning, dans le journal *la Liberté* du 19 juillet 1865, annonce la découverte, dans le département de l'Ain, entre Veiziat et Oyonnaz, d'un homme fossile, d'un géant de 4 mètres de hauteur !... Attendons ce qu'en dira l'*Académie des sciences*.

Et, en attendant, soyons certains que toutes ces histoires de géants, fossiles ou autres, s'en iront en fables, avec leur prestige, devant l'œil sévère de l'anatomie comparée.

Familles de géants.

Pour ce qui est des familles de géants, à proprement parler, il n'y a pas de familles de géants. Il arrive quelquefois que tous les enfants d'une même mère sont d'une grande taille, et on n'a peut-être jamais vu un géant frère d'un nain. Mais la singularité de la taille ne s'étend pas au delà d'une génération. Ce sont, à ce qu'il paraît, des conditions propres à la mère qui en est la cause, et ces conditions ne se transmettent point aux enfants. Les fils de géants entrent dans les lois communes de la taille humaine. Il arrive même la plupart du temps que les géants meurent sans enfants.

Force des géants.

On se fait généralement, d'ailleurs, une idée très-fausse de la force des géants. Comme sur tant d'autres sujets, on se laisse séduire par l'apparence, et l'on se trompe. Loin d'être des guerriers redoutables, les géants sont, d'ordinaire, faibles et pusillanimes. L'étude des géants explique parfaitement comment l'énorme Goliath fut mis à terre d'un seul coup de fronde.

Il faut donc voir, dans les géants, non point des êtres favorisés d'une supériorité réelle sur le reste des hommes, mais des êtres maladifs, et dont le développement, s'effectuant d'une manière lâche et languissante, n'a pu recevoir son temps d'arrêt au moment où il l'eût fallu pour déterminer une organisation solide.

Malgré cela, il y a une multitude de gens crédules, pour qui le mensonge de l'existence antique d'une race de géants est encore une vérité aujourd'hui.

Billevesées des savants.

Comment s'en étonner, quand on voit, en 1718, un grave académicien de l'Académie des inscriptions, Nicolas Henrion, publier un travail très-consciencieusement fait, dans lequel, d'après une certaine loi de décroissance continuelle assignée à la taille de notre espèce, se trouvent déterminées, avec une exactitude supposée rigoureuse, les variations de la taille de l'homme depuis l'époque de la création.

Il résulte de ces calculs qu'Adam a dû avoir 123 pieds 9 pouces, Noé 103 pieds, Abraham 28 pieds, Moïse 13, Hercule 10, etc. (5).

A quel excès d'aberration peut s'abandonner l'esprit systématique de certains savants !

Buffon, un vrai savant pourtant, celui-là, a bien cherché à expliquer la raison physiologique de la taille gigantesque des hommes antédiluviens !! (Voy. p. 4.)

Géants vrais.

Au reste, bien qu'il n'ait jamais existé de races de géants, on ne saurait disconvenir que la taille de l'homme ne puisse, dans certains cas exceptionnels, s'élever bien au delà de sa mesure ordinaire.

On peut considérer la taille de 9 pieds ou de $2^m,923$ comme la plus élevée que l'on connaisse dans l'espèce humaine. Sans doute, Pigafitta, l'historien du voyage de Magellan, a prêté aux Patagons une taille de 13 pieds, c'est-à-dire $4^m,20$, mais les mesures prises par A. d'Orbigny réduisent la moyenne de la taille des Patagons à $1^m,730$ et les maxima de ce peuple à $1^m,920$ (12).

Donc, sans ajouter foi à ce que raconte Hérodote du soulier de Persée, lequel, d'après le crédule historien, avait deux coudées, c'est-à-dire 3 pieds de longueur, nous sommes porté à croire que Pline dit vrai lorsqu'il rapporte que, de son temps, on amena à Rome un Arabe nommé Gabbara, dont la taille était de 9 pieds 9 pouces romains, ce qui revient à 8 pieds 10 pouces français. De nos jours, le géant du café de Mulhouse à Paris, et le géant chinois qu'on faisait voir à l'Exposition universelle de 1867 n'avait guère moins que cette taille.

Il existe d'ailleurs divers autres témoignages relatifs à des hommes dont la hauteur s'élevait à 9 pieds. Tel aurait été le fameux Goliath, dont la taille, d'après le *Livre des Rois*, aurait été de 6 coudées et une palme, c'est-à-dire d'environ 9 de nos pieds.

Au XVIᵉ siècle, on vit à Rome un géant qui avait aussi cette taille. L'on sait que l'empereur Maximin avait plus de 8 pieds, et que l'un des gardes du corps du roi de Prusse, Guillaume Iᵉʳ, avait 8 pieds et demi de hauteur. Le squelette d'une jeune fille, observé par Offenbach, avait la même taille (4).

Mais, tout en ajoutant foi à l'existence de ces géants, si tant est qu'on doive donner ce nom à des hommes de 8 à 9 pieds de hauteur, il faut reconnaître que ces géants ne constituent, dans l'espèce humaine, que des exceptions singulières, apparaissant isolément à des intervalles éloignés, et qu'en même temps leur taille, même dans les cas extrêmes, ne va seulement pas jusqu'au double de la taille moyenne.

Il faut également remarquer que ces exceptions ne sont point particulières à un peuple déterminé, et qu'elles se manifestent chez tous à peu près de la même manière, aucune race ne paraissant avoir une propension sensiblement plus marquée que les autres à donner naissance à des géants.

Puisqu'on mange toujours, on devrait grandir toujours.

Du reste, beaucoup de personnes, peu versées dans la science de l'homme, se demandent pourquoi, une fois le terme de la taille normale de l'homme atteint, le corps, continuant à se nourrir toujours de même, ne continuerait pas à croître aussi toujours de même.

C'est que, leur répondrai-je, ainsi que je l'ai fait déjà, il existe, parallèlement à la loi d'assimilation ou de composition du corps, une autre loi adéquate : celle de la désassimilation ou décomposition, laquelle veut que le budget de la vie organique balance en dépense sa recette journalière, de manière que le corps perde constamment d'un côté, ce qu'il gagne constamment de l'autre.

De là, le double mouvement, l'un afférent, l'autre efférent, que la nutrition nécessite. Par l'un les principes nutritifs sont apportés à tous les organes ; par l'autre, ils leur sont enlevés. C'est une sorte de déblai et de remblai, comme dit le docteur Brachet, que la circulation exécute. Ou bien, comme dit Jean Macé, une petite toile de Pénélope, avec ceci de particulier qu'ici c'est la toile elle-même qui se défile par un bout, à mesure que le travail avance à l'autre bout.

S'il en était autrement, si de nouveaux matériaux étaient sans cesse ajoutés aux matériaux mis en œuvre, dans le travail de la nutrition, sans que jamais ceux-ci fussent emportés, le corps et les organes grandiraient indéfiniment, sans terme ni limites ; et alors les mensonges rabbiniques touchant la taille d'Adam, haut de plusieurs centaines de pieds, ou celle du roi Og dont l'os de la cuisse avait dix lieues de long, etc., etc., seraient autant de vérités physiologiques.

Essai de l'évêque Berkeley.

Malgré cela, Isid. Geoffroy Saint-Hilaire (13) rapporte que le célèbre évêque Berkeley voulut essayer s'il ne serait pas possible, en élevant un jeune enfant suivant certains principes hygiéniques, de le faire parvenir à une taille gigantesque, et il tenta

cette expérience aux dépens d'un pauvre orphelin nommé Macyrath.

L'expérience réussit complétement, au moins pour le philosophe ; car le pauvre Macyrath, déjà accablé au sortir de l'enfance
de toutes les infirmités de la vieillesse, mourut à vingt ans, victime d'un essai que l'intention louable qui l'a dicté ne saurait faire
pardonner entièrement à son auteur.

Macyrath avait sept pieds anglais à seize ans, et sa croissance
était loin d'être achevée ; il parvint, assure-t-on, à sept pieds huit
pouces, mesure d'Angleterre.

On ne sait rien de positif sur la méthode et les procédés hygiéniques à l'aide desquels Berkeley avait produit chez le jeune Macyrath ce développement excessif qui lui a été si funeste, et l'on
pourrait tout au plus conjecturer, avec Virey, que l'usage habituel d'une nourriture et de boissons mucilagineuses, et en général de ce qu'on appelle l'alimentation relâchante, était au nombre
des moyens employés par l'évêque de Cloyne.

En tout cas, sa méthode fût-elle connue, qui oserait en renouveler l'essai ?

Taille gigantesque en grosseur.

Jusqu'ici j'ai parlé des géants en hauteur, mais il en est aussi
en grosseur qui méritent d'être mentionnés.

L'antiquité grecque et romaine nous a conservé à ce sujet le
souvenir d'un grand nombre de personnages, devenus célèbres par
leur corpulence et leur embonpoint excessifs. Voici les principaux.

Denys, fils de Cléarque, premier tyran d'Héraclée et son successeur, devint si corpulent qu'il était suffoqué par la masse énorme
de sa graisse. S'il avait une affaire à traiter avec quelqu'un, il se
cachait le corps avec un panier, ne laissant voir que son visage
qui s'élevait au-dessus.

Ptolémée VII, roi d'Égypte, était devenu d'une telle corpulence
qu'il fut obligé de la dissimuler sous une longue robe flottante.
Il ne pouvait marcher que soutenu par deux personnes. Il mourut
étouffé par sa propre graisse.

Python, de Byzance, était un orateur fort gros. Ses compatriotes
s'étant un jour soulevés, il leur dit, pour les engager à la concorde : « Mes chers concitoyens, vous voyez combien je suis gros.

Eh bien ! ma femme est encore plus grosse que moi, et pourtant un seul lit nous suffit quand nous sommes d'accord. Mais quand nous sommes en querelle, toute la maison ne nous suffit plus. »

Marius, le rival de Sylla, était une monstrueuse masse de chair ; et c'est son embonpoint qui lui sauva la vie. Lorsque le Cimbre, chargé de le tuer, l'aperçut accroupi dans les marais de Minturnes, il recula, non pas saisi de respect pour ce grand débris, mais épouvanté à la vue de ce monstre d'un nouveau genre (21).

Dans les temps modernes, l'embonpoint de Guillaume le Conquérant est doublement historique. On sait qu'en parlant de lui le roi de France, Philippe Ier, s'avisa de dire à ses courtisans : «Quand donc ce gros homme accouchera-t-il?» et que ce mot ayant été rapporté au monarque anglais, celui-ci répondit : «Dites à mon frère de France que j'irai faire mes relevailles à Notre-Dame avec dix mille lances en guise de cierges. » Malheureusement ce bon mot causa une longue guerre, dans laquelle les provinces françaises furent cruellement ravagées.

Charles le Gros, Louis le Gros, Henri VIII, de Vivonne, le poëte italien Bruni, se firent également remarquer par leur corpulence exceptionnelle.

Parmi ceux qui ont été célèbres, dans notre siècle, sous ce rapport, il faut citer Frédéric Ier, roi de Wurtemberg, surnommé l'Éléphant. On vit, pendant longtemps, à l'Hôtel de ville de Paris, la vaste échancrure pratiquée à une des tables, pour y loger son gros ventre royal, lors du banquet donné à l'occasion du mariage de Marie-Louise.

Le ventre de notre gros roi Louis XVIII n'était rien en comparaison.

On sait l'obésité de l'historien anglais Gibbon. Ce qu'on sait moins, c'est que cette obésité excessive lui joua une fois un bien mauvais tour. Devenu amoureux d'une dame de Lausanne, où il composait son ouvrage de la *Décadence de l'empire romain*, il se jeta un jour à ses pieds, en lui déclarant sa flamme. Mais le difficile était de se relever. « Aidez monsieur à se relever, » dit la dame à ses gens qu'elle sonna, voyant que son amoureux éconduit n'y pouvait parvenir tout seul.

Byron, son compatriote, n'était pas moins affligé que lui de voir la graisse l'envahir, d'autant qu'il claudiquait d'une jambe. Pour mettre obstacle à cette invasion, il buvait du vinaigre, comme font les coquettes, et mâchait du tabac, en vue de tromper l'impatience de son estomac, pendant les longs jeûnes, avec marches forcées, auxquels il se condamnait vainement ! Le flot de la graisse montait toujours.

Les médecins du tyran d'Héraclée dont j'ai parlé en commençant, avaient recours à un autre moyen : c'était, pendant son sommeil lourd et profond, de lui percer le ventre et les côtés avec des aiguilles minces et fort longues, et de les enfoncer jusqu'à ce qu'on arrivât aux chairs ; alors il se réveillait et se sentait soulagé (21).

Ponction recommandée aux obèses par trop gras.

---

§ 2.

Des pygmées et des nains.

Pygmées.

Gulliver et les Lilliputiens sont un charmant conte auquel personne n'a jamais cru, pas même les enfants.

En est-il de même des pygmées ?

Aristote, le grand Aristote, dont les doctrines furent si longtemps l'Évangile des savants, assure que l'existence des pygmées n'est point une fable. Il les plaçait vers les sources du Nil, dans une contrée, créée apparemment exprès pour eux, car tout leur était proportionné, arbres, chevaux, bœufs et moutons. Leur taille était d'une coudée (environ un pied) ; c'est de là que leur est venu leur nom, πυγμή. Ils vivaient huit ans, et leurs femmes engendraient à trois. Montés sur des perdrix, ils guerroyaient contre les grues qui venaient les attaquer tous les ans du fond de la Scythie.

C'est pour cela que, par précaution, les femmes pygmées cachaient leurs enfants dans des trous, pour les soustraire au long bec de ces échassiers voraces.

Une armée de pygmées ayant osé attaquer Hercule endormi, Hercule, en s'éveillant, les enveloppa dans la peau du lion de

Némée qui lui servait de manteau, et les emporta comme des poissons dans un filet (3).

Le célèbre péripatéticien croyait cela !... Plusieurs savants Pères de l'Église ont bien cru, depuis, que les géants étaient le produit de l'union des anges avec les filles de la terre !... Que ne croit-on pas ?

Nains (24).

Pour ce qui est des nains, proprement dits, ce nom, dans l'acception vulgaire, est donné spécialement aux individus de l'espèce humaine, dont la taille est de beaucoup inférieure à la taille moyenne de leur race ; lorsqu'ils ont, par exemple, moins d'un mètre trente-trois centimètres.

Nains célèbres.

Parmi les nains, on cite, entre autres : — celui à la mémoire duquel Auguste fit élever une petite statue dont les yeux, dit-on, étaient figurés par deux diamants ; — le nain et la naine de sa fille Julie, l'un nommé Canapas, l'autre Andromède ; — le nain que Tibère admettait à sa table, et qui ne craignait pas de dire à ce terrible amphitryon des vérités qu'un autre citoyen n'eût osé répéter ; — enfin, les nains dont Domitien avait formé une troupe de gladiateurs grotesques.

Au temps de Jamblique, vivait Atypius, d'Alexandrie, philosophe renommé, qui n'avait pas deux pieds de haut ; il louait Dieu de n'avoir chargé son âme que d'une si petite portion de matière corruptible.

Carachus, conseiller intime du grand Saladin, était un nain.

Tel était aussi Wladislas Cubitalis, qui régnait en Pologne, vers 1306, et qui fut vaillant et heureux à la guerre.

Cardan dit avoir vu en Italie un nain que l'on portait de ville en ville dans une cage à perroquet.

Aux noces d'un duc de Bavière, un petit gentilhomme, armé de pied en cap, brisa tout à coup avec sa tête le dôme d'un pâté ; il sortit vivement son épée du fourreau, fit le salut d'armes, tira au mur contre la croûte de sa prison, s'escrima contre les plats, tailla en pièces un verre de Bohême, et coupa la tête à un faisan ; après tout ce tapage, il traversa fièrement la table en entonnant un chant de victoire, et sauta légèrement à terre, son trophée à la main, aux grands applaudissements de la compagnie (16).

La première femme de Joachim-Frédéric, électeur de Brandebourg, s'était entourée d'un grand nombre de nains et de naines, et se donnait le triste plaisir de les marier ensemble.

Catherine de Médicis eut, dit-on, la même fantaisie.

Enfin, la princesse Nathalie, sœur du czar Pierre, du côté maternel, célébra aussi le mariage d'un nain et d'une naine (3).

Tom Pouce, la princesse Félicie, etc.

Qui ne se rappelle le général Tom Pouce, et sa digne épouse, la princesse Colibri, d'il y a vingt ans !..

Si l'on en croit les journaux anglais, il est difficile de trouver un nain qui le soit plus que celui qu'on appelle le colonel Josephus Chaffin, du comté de Bedford, moins célèbre, mais non moins curieux.

En 1867, ce personnage (Chaffin) a 42 ans ; il est usé, déjeté, ridé ; ses extrémités inférieures sont parsemées de poils roux emmêlés ; sa voix, perçante comme celle d'un enfant, est particulièrement triste. Avouez qu'on ne saurait imaginer un nain plus réussi et plus charmant.

Le colonel Josephus Chaffin a fait autrefois les délices de toutes les villes de l'Union américaine. Depuis longtemps, il vit obscur et retiré dans sa maison, et ne va dans la ville voisine que pour ses affaires.

Il en est de même du général Tom Pouce, contre le quel d'ailleurs sa femme, la princesse Colibri, a obtenu judiciairement sa séparation de corps, en 1869, pour cause d'ivrognerie et de fredaines extra-conjugales (22).

Dans la même année, une naine, d'une invraisemblable exiguïté de taille, a débuté au cirque de Paris, sous le nom de princesse Félicie.

Un journal mentionne, à ce propos, que la princesse ayant été admise devant l'impératrice Eugénie, le docteur Conneau s'amusa à la mesurer sur sa propre personne, et constata ainsi qu'elle lui arrivait à peine au genou. Or, dit le journal cité, le docteur n'a jamais eu la satisfaction d'atteindre aux deux tiers de la taille réglementaire pour être soldat.

Époux assortis.

Sous ce titre, on lit dans un autre journal, 7 septembre 1872 :

Un mariage assez curieux, celui du colonel Joseph Leffel et de Mlle Éveline Beasley, vient d'avoir lieu à Ohio dans les États-Unis :

Le colonel a quarante-cinq pouces de hauteur, pèse cinquante-cinq livres et a trente-huit ans. Sa femme a cinq ou six pouces de plus que lui, pèse soixante-quatorze livres et a vingt-trois ans.

Le colonel, quoique de taille lilliputienne, est très-actif et intelligent dans la conduite de ses affaires, et a su amasser une fortune considérable. Il est un des « rois d'abeilles » du pays, et son succès dans la direction de ces insectes industrieux lui attire l'envie de tous les amateurs d'abeilles. On dit que ses traits sont mâles (!) et accentués.

L'heureux couple est parti pour la lune de miel ; on affirme qu'à leur retour ils s'établiront dans une grande ruche admirablement meublée.

Lapons.

Dans l'antiquité, comme de nos jours, on a vu, on voit encore aujourdui des individus, des hommes, d'une taille de beaucoup au-dessous de la taille ordinaire. Mais, comme les géants, les nains sont des monstres dans la même espèce, et non des espèces différentes.

A l'exception des Lapons, des Samoïèdes et des Groënlandais, il n'existe point de différence sensible entre la taille des diverses populations qui habitent le globe. La variation appliquée aux masses n'est sûrement pas de plus d'un dixième.

Pour ce qui concerne les habitants des régions arctiques, il faut observer que, malgré le peu d'élévation de leur taille, ils appartiennent à une nature rabougrie, incomplète, provenant du climat, mais ils ne constituent pas un peuple de nains.

La preuve en est dans la similitude qu'on peut remarquer entre le climat de la Laponie et celui de certaines vallées enclavées dans les glaciers de la Suisse. Or, cette similitude s'applique aux habitants des deux localités ; les goîtreux crétins du Valais ont, à coup sûr, beaucoup plus d'analogie avec les Lapons qu'avec la belle population de la plupart des cantons suisses.

Ainsi donc, point de races phénoménales, mais beaucoup de phénomènes individuels. C'est comme dans le règne végétal, où se voient chaque jour des géants et des nains botaniques ou potagers.

On raconte qu'une princesse d'Allemagne ayant conçu la singulière idée de constituer une race naine, en mariant un grand nombre de nains des deux sexes, son projet échoua faute d'enfants nés de ces petits ménages (3).

> Des faveurs de Lucine aucun ne fut le fruit.

Même résultat dans les familles de géants.

Boschimans.

Les Boschimans (en Hollandais, hommes des buissons), peuple du sud de l'Afrique, se rattachent par leur origine à la nation Hottentote. Ils habitent une contrée sauvage située sur les deux rives du haut Orange, au nord du territoire de la colonie du Cap. Ils choisissent pour demeure des cavernes, de petits fossés, ou encore des buissons au milieu desquels on peut dire qu'ils viennent nicher. Ils vivent de sauterelles, de couleuvres, de fourmis, de toute espèce d'insectes, et du produit de leur chasse.

Ils sont petits, et d'une laideur repoussante.

Les Boschimans disputent aux indigènes de l'Australie le dernier degré de l'espèce humaine.

Le fils de Georges Sand nous en a donné un curieux échantillon dans le récit suivant.

« Nous visitons une ménagerie intéressante, où une baleine blanche et un cachalot, en compagnie d'un petit requin, mangent des anguilles dans un grand aquarium sans se quereller. Mais l'être le plus extraordinaire de la collection, c'est un Boschiman vêtu de peau de bête. Pour celui-ci, il m'a presque effrayé. Il ressemble tellement à un singe qu'on ne peut se persuader qu'il soit un homme.

« Il a trois pieds six pouces de haut, vingt-cinq ans ; les yeux sont à peine fendus ; le nez est si aplati qu'il n'existe pas : c'est une paire d'étroites narines appliquées sur une face de couleur fauve ; la bouche avance sans que les lèvres soient épaisses ; le front recule démesurément ; l'oreille n'est pas détachée de la tête ; la mâchoire est coudée comme chez les carnassiers ; la laine qui recouvre le crâne est fine et rare ; les membres sont grêles ; pas d'épaules, pour ainsi dire ; les mains et les pieds trop longs ; bref, c'est horrible.

« Cela parle très-peu, nous a-t-on dit, et c'est très-irascible.

Pourtant, il n'est pas là en cage; il est censé employé dans l'établissement, et la curiosité qu'il excite ne lui cause aucune contrariété. Il n'a pas non plus la vanité du nègre.

« C'est une brute refrognée, presque muette, et qui a l'air de penser bien moins qu'un chien.

« La nature se trompe-t-elle quelquefois? A-t-elle eu une distraction le jour où elle a créé cet intermédiaire entre deux types que leur ressemblance effraie mutuellement, l'homme et le singe (23)? »

§ 3.

Taille humaine ordinaire.

Taille normale de l'homme, aujourd'hui.

La taille de l'homme debout (6) varie de quatre pieds huit pouces (1 mètre, 516 millimètres) qui en sont le minimum, à six pieds trois pouces (2 mètres, 032 millimètres), qui en sont le maximum (19).

Quid autrefois?

Est-il vrai que la taille humaine soit moins élevée aujourd'hui qu'elle n'était autrefois?

Il en est de la taille comme de la vie humaine. La mesure de l'une comme la durée de l'autre est fixée par une loi naturelle qui ne varie point, témoin les momies de l'antique Égypte, en tout semblables aux corps conservés de nos jours (17).

Il en est de même du poids humain (20).

« Tel l'homme est, tel il fut, tel il sera, jeté comme une argile pesée par la même main, dans le même moule, » a dit Lamartine.

M. *Isidore Geoffroy Saint-Hilaire*, dans son savant *Traité de tératologie*, a démontré, par des raisons sans réplique, que la taille de l'espèce humaine n'a pas décru depuis les anciens temps.

La principale de ces raisons repose sur les comparaisons que l'auteur a faites entre la taille des animaux qui vivent à l'état sauvage et la taille des mêmes espèces qui sont réduites en domesticité, et desquelles il résulte que cette différence de vie, soutenue pendant des siècles, n'a eu sur la taille qu'une influence presque nulle.

« Si l'on se rappelle, dit l'illustre savant, que les changements produits, chez l'homme, par la civilisation, sont en tout point analogues à ceux que la domesticité produit chez les animaux ; — si l'on ajoute que l'homme a nécessairement eu la volonté constante, et qu'il a presque toujours eu le pouvoir, dans l'état de civilisation, de se procurer une nourriture meilleure, de se défendre mieux contre les intempéries des saisons, enfin de se placer dans des conditions plus favorables que dans la vie sauvage ; — si l'on remarque que le fait général que je viens de rappeler au sujet des animaux domestiques (la parité de leur taille et de celle des espèces sauvages) a été vérifié dans un grand nombre d'espèces, les unes rapprochées de l'homme par leur organisation, d'autres beaucoup plus éloignées, et d'autres enfin appartenant à une classe très-différente, celle des oiseaux ; — si de là on conclut, comme on le doit, que ce fait tient à des causes très-générales et d'un ordre très-élevé ; — et si l'on ne veut pas établir en faveur de l'homme une exception qui serait peu vraisemblable, puisqu'elle serait unique ;

« On sera conduit à admettre la conséquence suivante, confirmée d'ailleurs par tout ce que nous savons sur les peuples encore sauvages : la taille moyenne des hommes civilisés de nos jours ne diffère pas ou ne diffère que très-peu, non-seulement de celle des hommes civilisés des temps anciens, mais même de la taille des hommes vivant encore à l'état sauvage, avant toute civilisation. .

« Plusieurs voyageurs, et principalement Péron, ont constaté que les peuples sauvages, loin d'être plus forts que les peuples civilisés, sont ordinairemeut plus faibles. L'homme, en se civilisant, n'a donc rien perdu de sa force (13). »

Tailles comparées des Romains, des Gaulois.

Du reste, ce n'est pas à la taille que se mesure la force : *Utilius est milites fortes esse quam grandes*, disait avec raison Végèce, en parlant des Romains qui étaient, comme on sait, de petite taille. Il est vrai, pourtant, qu'à cet égard Suétone rapporte que Néron avait levé une légion magnifique dont les soldats avaient six pieds, et qu'une loi de Valentinien de l'an 367 fixe la taille des légionnaires à cinq pieds sept pouces. Mais il ne faut pas oublier, d'une part, que le pied romain était plus petit que le nôtre, et, d'autre part, que les soldats étaient pris alors dans la Germanie et dans la Gaule, où les hommes étaient plus grands que les Romains (18).

Diminution de la taille en France.

Mais ne peut-il pas arriver que certaines circonstances, que certaines nécessités, inhérentes à l'état social, influent sur la taille humaine, de façon à la faire descendre au-dessous du niveau moyen plus élevé qu'elle eût acquis, ou qu'elle eût conservé dans des circonstances meilleures?

Il faut l'avouer : notre population tend à déchoir, d'année en année, sous ce rapport.

Preuve tirée des archives de la guerre.

· Les archives de la guerre ne fournissent que trop la preuve de cette décadence.

Chaque année, on dresse un état statistique de la taille des hommes faisant partie des contingents. Il y a peu d'années, la taille exigée pour le service était 1 mètre 57 centimètres; on a été obligé de descendre à 1 mètre 56 centimètres, parce qu'un trop grand nombre des appelés échappait au service comme trop petits. Dans la loi de 1868, sur la réorganisation de l'armée, la taille militaire a été baissée à 1ᵐ,55.

C'est un fait très-grave que cette décadence, sous le rapport de la taille, surtout quand il s'agit du service militaire.

En 1820, on comptait 54 0/0 des jeunes gens appelés au-dessous de la taille de 1 mètre 57 centimètres. Aujourd'hui on en compte 63 0/0.

Peut-être pourrait-on dire que c'est là un effet du hasard. Mais si l'on applique la même recherche à la taille supérieure, voici ce qu'on trouve : en 1820, sur 100 jeunes gens appelés, on en comptait 15 ayant plus d'un mètre 57. En 1864, il n'y en a plus que 11.

Cette décadence, il faut songer à l'arrêter.

Cause de décadence tirée de l'excès des contingents.

M. le vicomte Lanjuinais, dans un discours fort écouté au Corps législatif, l'attribue aux excès du recrutement du commencement de ce siècle (7).

« Chaque année, dit-il, 33 0/0 de la classe sur laquelle se prend le contingent, c'est-à-dire 100,000 hommes sur 300,000, sont réformés, pour défaut de taille ou pour infirmités ; sur les 200,000 valides vous en enlevez 100,000 au mariage, et précisément les plus solides, les plus sains, ceux qu'il serait le plus désirable de voir contribuer à accroître la population. (Mouvements divers.)

« Je sais bien, continue M. Lanjuinais, que vous les relâchez à 27 ou 28 ans ; mais ce sont toujours de belles années perdues. Dans ce système, quels sont ceux qui contribuent le plus à la propagation des jeunes générations? Ce sont évidemment les 200,000 infirmes que vous exemptez du service. J'ai donc raison de dire que la plus grande cause de la décadence de la population, c'est l'excès des contingents militaires. »

Un autre député, M. Glais-Bizoin, émet la même pensée sur la même question.

« Le système actuel enlève effectivement 2 millions d'hommes condamnés au célibat, et ce million comprend les mieux constitués, l'élite de la nation ; et le soin de croître et de multiplier est laissé aux invalides, aux infirmes, aux avariés, dont le conseil de révision n'a pas voulu.

« Si ce système est maintenu, la race française descendra pour la taille au niveau des races polaires (Bruyante hilarité), sans en avoir la vigueur (7). »

Cette même question a été traitée à l'Académie de médecine, qui renferme bon nombre de chirurgiens militaires très-compétents sur ce sujet. L'un de ses membres, M. le docteur Broca, fait remarquer que vouer les hommes grands au célibat, par le recrutement militaire, c'est faciliter le mariage des petits, et par conséquent augmenter dans les générations suivantes le nombre des petits hommes.

M. Jules Guérin va plus loin ; il constate la tendance décroissante de la taille en France. Elle était, en moyenne, en 1836, de 1ᵐ,670,00 ; en 1864 de 1ᵐ,658,65, et en 1865, de 1ᵐ,654,22. Le danger vient surtout de ce que les hommes petits sont concentrés dans un nombre restreint de localités. Ainsi, comme le faisait remarquer le docteur Lefort, dans certains cantons, on est obligé d'épuiser la classe pour compléter et quelquefois sans compléter le contingent ; et il ajoute qu'une semblable organisation doit amener fatalement une dégénérescence de la race.

Et en effet, comme l'indique encore M. Broca, il ne reste pour propager l'espèce que les infirmes et les hommes de petite taille; et ces derniers entrent, dans certains départements, pour le quart, le tiers et même pour près de la moitié des réformés. Ailleurs, la proportion n'est que du quinzième ou du vingtième. C'est ce qui a conduit M. le docteur Gustave Lagneau, une des lumières de la société d'anthropologie, à dire : Ce sont les hommes grands qui font les hommes grands. M. Broca ajoute que l'exemption du service militaire accordée aux hommes de petite taille tend à amener, dans certaines localités, une race de Lilliputiens.

Quant aux hommes de grande taille, qui rentrent dans leurs foyers, ils se marient tardivement, et il n'est pas douteux qu'un homme, qui se marie à vingt-huit ou trente ans, aura une lignée moins nombreuse que celui qui se marie à vingt ans, surtout parce qu'il se préoccupe davantage de l'avenir. Ainsi l'élément reproducteur le moins bon est celui qui produit le plus.

Voilà l'opinion des hommes spéciaux les plus compétents (11).

Cause de décadence, tirée de la tactique militaire actuelle.

Cette cause de décadence, un autre médecin expérimenté la trouve, lui, dans la nouvelle tactique de nos armées. « Autrefois, dit-il, sous le premier Empire, les régiments de grenadiers étaient la force principale, ceux de la vieille garde avaient mérité le surnom glorieux de mur d'airain ; quand ces masses si bien disciplinées marchaient à l'ennemi, rien ne leur résistait ; attaquées, elles restaient inébranlables : ces hommes étaient grands, forts et robustes, ils avaient une énergie calme et ne se laissaient point entamer ; c'est à eux principalement que nous avons dû nos conquêtes. Aujourd'hui, une partie essentielle de notre force militaire se trouve dans celles de nos troupes dont le caractère principal est d'être mobiles et énergiques : ce sont les zouaves et les chasseurs d'Afrique ; c'est leur impétuosité qui terrifie et déroute l'ennemi. Ils trouvent ces qualités dans la surexcitation du système nerveux, comme la force des grenadiers était dans le système musculaire nourri par un sang riche... (8). »

C'est à la prédominance actuelle du système nerveux sur le système sanguin, que le docteur Descieux attribue les changements qui se sont opérés sur la constitution humaine. Et cette prédominance elle-même il l'attribue aux causes de surexcitation morale qui sont le produit de l'état de nos mœurs politiques actuelles.

Cause de décadence tirée de l'industrie.

Une cause de décadence plus directe est celle de l'abâtardisse-
ment des races par le déploiement excessif de l'industrie, dans
l'état actuel de notre civilisation.

Les jeunes pauvres diables employés aux travaux malsains
des ateliers industriels des villes et de nos manufactures à vapeur
ne peuvent, en effet, qu'y vicier leur sang, y détériorer leur tempérament, et rapporter de là, au tirage pour le recrutement
annuel de l'armée française, ces constitutions malingres et ces
tailles rabougries qui font le désespoir de plus en plus croissant
des conseils de révision.

Les opérations de recrutement, en France, prouvent que, dans
les cantons industriels, la population peut fournir à peine le contingent qui lui est assigné. Le nombre des réformés y est de 2/5,
tandis qu'il ne s'élève pas à plus de 2/7 dans les cantons agricoles.

Quid à Paris ?

A Paris, on voit le nombre des réformés s'élever périodiquement, suivant une forte proportion.

En l'an IX, sur 3,004 jeunes gens faisant partie de la circonscrip-
tion, 117 seulement ont été réformés.

En 1810, sur 3,774 conscrits, on en réforme 350.

De 1824 à 1826 inclusivement, sur 13,041 conscrits, 3,959 sont
exemptés du service ; sur ce nombre, on en comptait : 889 pour
défaut de taille ; 985 pour faiblesse de constitution ; 580 pour maladies diverses (1).

Que si l'on répartit ces divers motifs d'exemption dans les
divers arrondissements de Paris, on trouve que, comme la mortalité, ils suivent le degré d'aisance qui y domine. C'est ainsi que les
réformes pour cause de faiblesse de constitution, qui ne sont que
de 48 dans le riche premier arrondissement, sont de 120 dans le
pauvre douzième. La proportion des réformes est de 165 pour faiblesse de constitution et de 200 pour défaut de taille, sur 1,000 réformés (9).

Le Parisien et l'Auvergnat.

Maintenant, que le Parisien continue à se gausser de l'Auvergnat
et à nous égayer « aux anecdotes traditionnelles ayant pour héros

ces braves gens, qui apportent dans notre capitale leur honnêteté, leur solidité, leur ardeur au travail. »

Nous n'en serons que plus fondés à dire, avec Théophile Gauthier fils, à ces spirituels, mais très-chétifs Athéniens : « Ces races fortes et agricoles, dont vous vous moquez, sont la sauvegarde d'un pays ; elles maintiennent la pureté dans le sang, que les travaux de l'industrie appauvrissent en développant à outrance la prédominance du système nerveux ; elles maintiennent aussi le sentiment de l'honnêteté et de la droiture, qui naissent du contact de la nature et que la vie fiévreuse des villes fait parfois oublier (10). »

Et de fait, il n'est que trop certain que l'espèce humaine subit, à Paris, dans certains quartiers, où l'air et la lumière, portés partout par l'édilité, n'ont pas encore pénétré, comme cela se remarque dans les contrées les plus policées, les plus industrieuses, non-seulement une déchéance morale, mais une déchéance physique, une véritable dégradation organique. Rien d'étonnant, dès lors, que, frappée dans sa constitution dont les forces sont diminuées, elle le soit, en même temps, dans l'attribut qui marque le plus ostensiblement sa virilité physiologique : — la taille.

Influence du bien-être.

Ce fait, d'ailleurs, du rapetissement de la taille humaine, tient à la vicieuse application des lois générales de l'hygiène. Mon savant ami, M. Villermé, a démontré, comme l'avaient déjà fait Haller et la plupart des physiologistes, que la taille des hommes devient d'autant plus haute que, toutes les choses égales d'ailleurs, le pays est plus riche et l'aisance plus générale ; que les logements, les vêtements, la nourriture sont meilleurs ; en même temps que les peines, les fatigues, les privations éprouvées dans l'enfance et la jeunesse sont moins grandes.

Influence de l'éducation.

J'ai parlé, page 147, de l'éducation homicide. Quand elle ne tue pas, l'éducation actuelle de nos colléges tend évidemment à étioler, à rabougrir notre race.

A l'École polytechnique et à l'École normale, par exemple, outre que la plupart des élèves sont obligés de porter des lunettes, plus d'un quart est d'une taille au-dessous de la moyenne ; ce qu'un rapport officiel de 1868 attribue à l'excès de travail, à l'étude prolongée, et aux défauts d'exercices corporels.

Un critique d'art, M. Edmond About, qui imprègne de son génie d'observation tout ce qu'il touche, a écrit ceci, à propos des portraits exposés au Salon de 1867 : « Tout l'homme est dans la tête, depuis un certain temps. Nous sommes des cerveaux très-actifs, pour ne pas dire incessamment surexcités; le muscle nous manque. Une absurde et funeste éducation nous prend tout petits, nous assied sur des bancs, et nous dit : « Travaillez de la tête ! le premier qui remue pied ou patte sera puni. » C'est le travail de tête qui fait les hommes riches, puissants, illustres ; l'exercice des bras ne crée que des malheureux. L'homme arrivé par la force de son cerveau se hâte de courir aux jouissances cérébrales : le peu qui lui restait de muscle se brûle ou s'empâte. Si quelque fée en bonne humeur déshabillait tous les Français d'un seul coup de baguette, chaque moitié du peuple éclaterait de rire en voyant l'autre. »

C'est pour empêcher cet éclat de rire insultant, trop justifié aujourd'hui, et pour remédier aux maux physiques de l'éducation intellectuelle qui se donne actuellement dans nos écoles *humanitaires*, que le Ministre de l'instruction publique, Jules Simon, a introduit, sous les n°ˢ 2, 3, 4 et 5, dans sa célèbre Circulaire d'octobre 1872, les prescriptions si prévoyantes et si salutaires, qui concernent la gymnastique, les promenades, l'hygiène, l'équitation, la natation, l'escrime, les exercices militaires, — prescriptions rendues obligatoires, et dont notre jeunesse ne tardera pas à recueillir les heureux fruits.

Influence morale de la taille.

Dans son beau livre *De l'Influence des climats sur l'homme*, M. le docteur Foissac, parlant de la taille dans l'espèce humaine, fait justice de ce dicton que les grands hommes sont généralement de petite taille. « Il est faux, dit-il, qu'on rencontre de préférence les hommes extraordinaires parmi ceux qui ont la taille exiguë; les plus brillantes facultés de l'esprit, les dons du génie sont le plus ordinairement l'apanage des constitutions privilégiées et se rencontrent plutôt chez les hommes d'une bonne santé, d'une organisation harmonieuse et d'une taille élevée. »

Agitant la même question, à propos des *Mémoires du comte Beugnot*, M. Sainte-Beuve, dans un remarquable article du *Moni-*

teur du 15 septembre 1867, émet l'opinion suivante : « Il semble qu'avoir de l'esprit quand on est déjà grand de taille, ce soit une usurpation. De même qu'au-dessous d'une certaine taille, qui est strictement celle du service militaire, il est rare de trouver une constitution physique qui ne soit pas débile, de même il semble qu'au-dessus et au delà du niveau supérieur, il soit rare que la qualité de l'esprit soit dans toute sa vivacité. Je sais toutes les exceptions qu'on peut faire ; elles me viennent et me reviennent et se lèvent devant moi en ce moment ; je salue tous ces grands beaux hommes spirituels ; mais, en fait, il n'en est pas moins vrai que cela semble une singularité de trouver l'esprit d'un abbé Galiani dans le corps d'un grenadier. »

En 1867, M. Tillancourt disait à ce propos au Corps législatif : « Pour ne chercher d'exemples que dans les souvenirs parlementaires, je rappellerai un orateur qui siégeait dans une des assemblées qui ont précédé celle-ci, et dont la taille était tellement exiguë qu'il ne pouvait parler à la tribune qu'en montant sur un tabouret. Et tout le monde connaît, outre son talent littéraire, l'ardeur, la vivacité, la force même physique, qu'il déployait en toutes circonstances. »

C'est sans doute à M. Thiers que l'honorable député faisait allusion, ou bien à M. Louis Blanc, d'une égale exiguïté de corps, et d'une quasi égale étendue d'esprit.

Quant aux aptitudes physiques dépendant de la taille, le même député s'exprimait ainsi : « Y a-t-il une corrélation entre la taille et l'aptitude d'un individu? S'il y en avait une, ce seraient les militaires les plus grands qui seraient les meilleurs. Or, que fait-on des hommes de haute taille? On en fait quelquefois des tambours-majors, aux mains desquels on place, au lieu d'une lourde armure proportionnée à leur taille, une canne sur laquelle ils peuvent s'appuyer (on rit) ; ou bien ils entrent dans les corps d'élite, dans la grosse cavalerie, dans ces corps enfin qui paradent admirablement dans une revue, ou sont d'un bel effet sur les marches d'une galerie, mais qui vont au feu moins que les autres.

« Je n'attaque pas les hommes de grande taille : mais je conteste qu'ils rendent devant l'ennemi plus de services que ceux de petite taille. Ces derniers ont plus d'agilité. Ils résistent mieux aux privations, aux fatigues.

« A toutes les époques où la France a fait de grandes guerres, la taille n'a-t-elle pas été au-dessous du niveau actuel? Pendant toute la durée du [premier Empire, elle était de 1^m,54 cent., et elle a même été abaissée accidentellement à 1^m,52; sous la Restauration, elle fut accidentellement élevée à 1^m,57; en 1830, elle descendit à 1,^{m}54, et enfin, c'est seulement la loi de 1832 qui la porte à 1^m,56.

« Sous la première République, il n'y avait pas de limite de taille, et ces armées de géants étaient, en partie, composées de ce qu'on appelle aujourd'hui des nains (on rit). Et cependant, à cette époque, les fatigues que subissaient les soldats étaient autrement grandes qu'aujourd'hui. Il n'y avait ni voies ferrées, ni bateaux à vapeur pour les transporter, et les chemins étaient dans tous les pays en mauvais état (11). »

Dans le même sens, un ancien a dit : — « Les âmes héroïques n'ont pas de corps; » et, à l'appui de cette opinion, les adeptes citent les noms de personnages dont la santé a été plus ou moins délicate, l'apparence des plus chétives : Virgile, Pascal, Malebranche, Descartes, Fontenelle, Pope, Voltaire, etc., etc.

Mais, malgré les considérations développées ci-dessus, ceux-là ne sont pas déraisonnables qui prétendent que ce ne sont là que des sophismes, auxquels un petit nombre d'exemples a pu donner une apparence de vérité, mais que démentent, à la fois, l'observation et le raisonnement.

Du reste, à l'encontre de cette opinion, ne pourrait-on pas opposer, aux noms de ces illustres valétudinaires, ceux de Cyrus, d'Alexandre, de Pélopidas, d'Épaminondas, d'Alcibiade, de Coriolan, de Mithridate, de Scipion Émilien, de Manlius, de Pompée, de César, de Platon, de Clovis, de Pépin le Bref, de Buffon, de Linnée, de Montesquieu, d'Arago, de Humboldt, de Biot, de Thénard, etc., tous guerriers ou savants qui unissaient une constitution robuste au courage physique et à tous les dons de l'esprit!...

Caveant Consules!

Quoi qu'il en soit des exceptions qui confirment ou infirment cette thèse, — pour en revenir à la décroissance signalée dans la taille des jeunes hommes recrutés pour le service militaire, — prenons garde! L'empire de France pourrait devenir le royaume de Lilliput, et alors les rieurs ne seraient plus de taille à se gaudir des prédictions du député breton, Glais-Bizoin.

Améliorations réalisées.

Ces prédictions, heureusement, commencent à se démentir d'elles-mêmes, par les améliorations obtenues, résultant de la diminution progressive du chiffre des exemptions militaires pour défaut de taille.

Le tableau suivant suffit à le démontrer:

CLASSES.	Exemptions pour défaut de taille sur 10,000 examinés.
De 1831 à 1835	875
1836 à 1840	775
1841 à 1845	705
1846 à 1850	705
1851 à 1855	629
1856 à 1860	613

Cet accroissement de la taille en France provient de ce que les six classes, placées en tête du tableau (1831 à 1836), correspondent aux naissances des dernières années du premier Empire, époque à laquelle la presque totalité des hommes grands et forts, enlevée par la conscription, ne contribuait plus au maintien de la population en France, tandis que, avec le retour de la paix, le contraire dut se produire, et même d'une manière progressivement croissante, d'autant que les hommes grands et forts ont, tout égal d'ailleurs, plus de facilité que d'autres à se procurer la somme nécessaire pour se faire exonérer.

Cette question de taille, reportée à l'Assemblée nationale de 1872, à l'occasion de la loi sur le service obligatoire, le député Keller a constaté la progression de la même amélioration, en disant (séance du 4 juin):

«Pour la taille, il s'est produit un fait curieux et en même temps un fait satisfaisant. Entre 1830 et 1840, les exemptions pour défaut de taille s'élevaient à 7 pour 100. Par suite des progrès de la santé publique, du bien-être, les exemptions pour défaut de taille sont descendues naturellement, et sans qu'on ait modifié la taille des soldats, à 5 p. 100; on a gagné 2 p. 100 sur la taille jusqu'en 1860.

«C'est là un fait satisfaisant, et nous avons assez souvent à relever des faits tristes, pour être heureux d'en trouver un dont on puisse se féliciter.» (C'est vrai! — Très-bien!)

NOTES

NOTES

DU SECRET DE LONGUE VIE.

(1) Hufeland, *Macrobiotique*, ou l'*Art de prolonger la vie humaine*. Iena, 1796, trad. Paris, 1824 et 1837, in-8° — Voy. note 92.

(2) Descartes, *Discours sur la Méthode*, VI⁰ partie. — V. Bertrand de Saint-Germain, *Descartes considéré comme physiologiste et comme médecin*, 1869.

(3) Isid. Bourdon, *Lettres sur la Physiologie*, 1 vol. in-18. Paris, 1843, p. 441. — Relativement à l'influence du sexe, voy. note 129.

(4) Haller, *Elementa physiologiæ corporis humani*, vol. VIII, lib. 30, sect. 3. — V. l'extrait qu'on en a fait sous le titre de : *L'art de prolonger la vie*. Trad. en français. Paris, 1832, in-12.

(5) *Moniteur* du 26 mars, 1866.

(6) F. Devay, *Hygiène des familles*, 1 vol. gros in-8°, 1858.

(7) D. L. Cruveilhier, article *Physique sociale* dans le *Siècle*, du 13 juillet, 1859.

(8) E. About, *A. B. C. du Travailleur*, 1866.

(9) *Le Monde marche*. Lettre à M. de Lamartine, 1 vol. in-18.

(10) *The Secret of long life*, in-8° de 145 pages. London, 1872. L'auteur présumé est M. Mortimer Collins.

(11) V. sur l'ouvrage cité dans la note précédente l'analyse d'un article du *Times* reproduite dans le *Journal officiel* du 7 oct. 1872.

(12) A la même étymologie appartient le mot *Macrobiens*, — nom donné à un peuple fabuleux, brillant d'une jeunesse éternelle, lequel, après mille ans de vie passés dans un séjour riant, s'endormait d'un sommeil paisible. (*Diction. étymol.* de Noël, 1806.) On lit dans le Dictionnaire de Littré : *Macrobiens*, race d'Ethiopiens dont parle Pomponius Mela (III, 9), ainsi dits parce que leur vie était de moitié plus longue que celle des autres hommes, de *macros*, long, grand, et *bios*,

26

vie. — Rabelais se sert du mot *macreons* : « Sus l'instant nous descendîmes au port d'une isle, laquelle se nommoit l'isle des *Macreons* (μακραίων, *longævus*). » Ailleurs il dit : « Un vieil *macrobe*; ainsi nommoient-ils leur maistre Eschevin. » (*Pant.* IV, 25). — Le nom du philosophe grammairien du v⁰ siècle *Macrobe* lui vient sans doute de là. — Littré qui admet *macrobien* rejette par omission *macrobite*. Pourquoi ? — De même *macrobie*. Mais il admet *macrobiotique*. Étrange ! (V. la note placée au verso du titre du présent volume.)

(13) Octave Lacroix, dans le *Moniteur du soir*, 1866.

(14) Le comte *de La Garde* est l'auteur des paroles du chant *Partant pour la Syrie*, dont la musique, composée par la reine Hortense, mère de l'empereur Napoléon III, est devenue l'air national du second Empire. Le comte de La Garde, lui-même, est mort, en 1864, âgé de plus de 80 ans, toujours pimpant, toujours galant, toujours jeune. Sans son maudit catarrhe il eût vécu son siècle.

(15) Buffon, *Histoire naturelle*, t. II, p. 76, 237.

(16) Flourens, *Longévité humaine*, p. 51, 79, 143.

(17) V. *Petit traité de la Machine humaine*, du Dʳ *Ignotus*, 1 vol. in-18. Paris, 1864, chez Lacroix et Verbœckhoven. Cette maison étant en liquidation, une seconde édition de l'ouvrage est en préparation sous ce titre : *Mon Corps, ses matériaux, son mécanisme, ses fonctions*.

(18) Il vient de paraître à Londres un livre fort curieux intitulé *Histoires étranges du monde animal*. — L'auteur, M. John Timbs, s'y est occupé de la durée de la vie des bêtes. Ce qui suit en est extrait :

Mammifères.

Le chat vit de 9 à 10 ans.

L'écureuil de 7 à 8.

Le chien grandit jusqu'à 1 an et demi ; — à cinq ans, il est presque vieux ; il vit communément de 10 à 12 ans. — Les lévriers sont ceux qui vivent le plus vieux ; — mais rarement la vie du chien dépasse 20 ans.

Le cheval dépasse rarement 30 ans.

On cite pourtant l'exemple d'un cheval frappé au cou par une balle à la bataille de Preston, en 1715, et qui ne fut extraite qu'à sa mort, en 1758, dans sa 62ᵐᵉ année.

L'âne a la vie du cheval ; mais le mulet vit plus vieux qu'eux.

Le renard, qui a atteint toute sa croissance à 1 an et demi, a quelquefois vécu 13 ans à l'état captif ; le renard libre, dit M. Bell, doit vivre plus vieux...

Le lièvre, selon Goldsmith, vit 8 ans.

Le lapin 7 ans.

Le cochon, s'il est nourri et soigné, peut vivre de 25 à 30 ans.

Une vache peut vivre 15 ans, même 25.

Un bœuf peut vivre jusqu'à 30 ans.

Parmi les quadrupèdes qui ont la vie la plus longue, il convient de placer l'éléphant en première ligne. Lui seul vit plus que l'homme.

Les anciens lui attribuent la possibilité d'exister durant des siècles consécutifs.

Pline soutient que l'éléphant vit 250 ans, et les Romains, à une époque, prirent l'éléphant comme symbole de l'éternité.

Les éléphants de nos jours n'atteignent pas un âge aussi avancé ; ils sont sujets à des maladies graves. Blumenbach dit : « Il est présumable que l'éléphant en liberté peut vivre 200 ans, » ce qui est déjà une jolie carrière à parcourir.

Parmi les animaux sauvages, le lion a la vie très-dure. On cite un lion mort à la ménagerie de Londres âgé de 70 ans.

On peut difficilement prouver l'âge des bêtes fauves en liberté dans les forêts. Il serait trop dangereux de leur demander leur acte de naissance.

Le rhinocéros arrive à un âge difficile à fixer. Celui qui mourut à Versailles, en 1793, avait 26 ans.

Le chameau devient quelquefois centenaire. Un chameau, que possédait le Jardin des Plantes de Paris, avait 50 ans quand il mourut.

Le loup vit de 18 à 20 ans.

L'ours brun grandit jusqu'à sa vingtième année, comme l'homme, et peut atteindre ses 50 ans. D'ordinaire l'ours vit rarement plus de 20 ans.

Dans les fossés de Berne, où il a été de mode, durant plusieurs siècles, d'acheter des animaux pour le plaisir du public, il a été constaté qu'un couple d'ours bruns s'y trouvait, en 1771, après une détention de 31 ans.

Un autre ours, né dans ces fossés et envoyé à Paris, se trouvait, au commencement de ce siècle, dans la ménagerie du Jardin des Plantes, à Paris. — Il avait alors 47 ans passés.

Était-ce ce fameux ours Martin, dont la légende effraie encore, de nos jours, les bonnes gens qui regardent les ours de notre Jardin des Plantes monter à l'arbre ?

Poissons et reptiles.

Le crocodile vit 100 ans et plus.

Les serpents, qui peuvent jeûner, atteignent des âges fabuleux.

Le docteur Shauw raconte que deux serpents d'Égypte furent conservés sans nourriture, durant 5 ans, dans une bouteille bouchée qui ne contenait qu'un peu de sable dans son fond. Après 5 ans, ils étaient vifs et menaçants, comme s'ils étaient libres...

Le lézard est un des patriarches de la création, et vit aussi vieux que

Mathusalem. Le capitaine Brown trouva dans une pièce de bois un lézard qui y était hermétiquement enfermé. Il avait dû y être captif pendant 20 ans.

A côté de ces grands viveurs, il est bon de placer la tortue.

On montre, dans le palais de Lambeth, comme une curiosité, l'écaille de la tortue qui y vécut dans son jardin, de 1633 à 1753, et qui ne périt que par la négligence du jardinier.

Une tortue, à Saint-Pétersbourg, vécut 250 ans

Le capitaine Good avait une tortue qui, lorsqu'elle périt en 1821, n'avait pas moins de 200 ans.

Cuvier suppose que les baleines vivent 1000 ans.

Les dauphins et les espadons atteignent l'âge de 30 ans.

Les carpes ne quittent pas facilement la vie. — On a soutenu que certaines carpes de Fontainebleau étaient contemporaines de Louis XIV.

Gesner assure qu'une carpe vécut dans le Palatinat jusqu'à 100 ans.

En juillet 1872, est morte, chez un riche propriétaire de Chantilly, une carpe âgée, dit-on, de 475 ans, et mesurant 72 centimètres de tour de taille et 97 de long. Elle était née chez le comte de Cossé sous François 1er. Cette carpe historique avait un nom, — Gabrielle.

Oiseaux.

Un des doyens du règne animal, c'est l'aigle. Son grand âge est devenu proverbial.

Manilius calcule la durée de sa vie à 660 ans; Tacite à 500 ans.

Ces témoignages n'offrent rien de sérieux.

Néanmoins, Bacon prétend que les faucons vivent 100 ans, et les aigles 120 ans.

Un faucon, apporté en 1792 par un navire du cap de Bonne-Espérance, avait un collier d'or qui attestait qu'il avait appartenu à James Ier en 1610, ce qui lui donnait 182 ans.

Ce dernier âge peut être celui des cygnes. Un M. Mallerten possède le squelette d'un cygne qui a vécu 307 ans.

Le corbeau vit 100 ans, le pélican 60 ans.

Nous avons la foi, en France, que le perroquet atteint une vieillesse excessive.

On croit pouvoir demander à un perroquet : As-tu déjeuné, Jacquot ? pendant des siècles, et nous avons eu, à Paris, chez un oiseleur, un perroquet qui disait des chansons contre la Pompadour.

Le *Magasin d'histoire naturelle* a affirmé, d'après son correspondant de Nuremberg, qu'une personne possédait un perroquet ayant 73 ans, en 1837. — Le vieil oiseau avait perdu la vue et la mémoire. — Il était très-loquace dans sa jeunesse. — A 60 ans, sa mémoire se troubla, et il balbutiait les phrases qu'il savait. — Jusqu'à 60 ans il avait la mue chaque année ; plus tard, les plumes rouges de la queue tombèrent, et furent remplacées par des plumes jaunes.

Le professeur Schulze, de Gottingue, raconte qu'un perroquet qui fut amené d'Italie en France, en 1633, y était encore en vie en 1743, c'est-à-dire qu'il avait plus de 110 ans.

L'autruche vit de 20 à 30 ans.

Les perdrix et les faisans peuvent vivre jusqu'à seize ans.

On dit : Bête comme une oie. — La bêtise fait vivre ; la lame, chez les innocents, n'use pas le fourreau... — Il en résulte que les naturalistes prétendent avoir vu des oies sexagénaires. John Aubrey, entre autres, dit : J'ai vu une oie, en 1757, à Worcestershire, qui avait 60 ans passés.

Le poulet commun peut allonger son existence jusqu'à 10 ans ; la poule jusqu'à 25.

(19) V. *Considérations sur la durée de la vie humaine et les moyens de la conserver*, par M. de Lapasse. Broch. in-8°. Paris, 1845.

(20) *De la Vieillesse, étudiée comme maladie*, par le docteur Léopold Turck, 1 vol. in-8°. Paris, 1852.

(21) Reveillé-Parise, *Hygiène de l'homme livré aux travaux de l'esprit*, 2 vol. in-8°.

(22) Émile Souvestre, *Souvenirs d'un Vieillard*, 1 vol. in-18. Paris, 1859.

(23) Notez qu'*Haller* n'entendait pas avoir compulsé tous les registres mortuaires. Ce qui le prouve, c'est que, dans l'*Almanach des Centenaires*, publié de 1752 à 1773, on voit figurer, bon an, mal an, de 150 à 200 noms de personnes ayant poussé l'existence jusqu'à la centième année et souvent au delà (E. Muller).

(24) V. le *Banquet des Centenaires*, par E. Muller, dans le *Musée des familles*, année 1871.

(25) V. cette liste *ub. sup.*, p. 5. — *Id.*, p. 126 et suiv.

(26) *Petit bonhomme vit encore*, ou *Cent cinquante ans de l'histoire d'Angleterre*. Dickens, *Revue britannique*, de 1858.

(27) Rambosson, *Les lois de la vie*, 1 vol. in-8°. Paris, 1871.

(28) *Journal historique de Jacques Chaumeret*, chanoine en l'église de Sens. Bibl. Arsen. M. M. H. 909.

(29) Extrait du travail publié par le professeur R. de Vivenot dans la *Santé publique*, 1869.

(30) V. *La vie intermittente*, par Arthur Mangin, *Musée des Familles*, t. XXXII, p. 99.

(31) V. dans le *Temps* des 26 avril et 10 mai 1867, une très-intéressante étude de mœurs, sous ce titre : *Les Amies de Saint-Évremond*, par P. Challemel Lacour.

(32) V. Théodore Fix, *Observations sur les classes ouvrières*, 1846, p. 129.

(33) Villermé, *Mém. de l'Acad. roy. de méd.*, t. I, p. 51 et s.

(34) Tourtelle, *Traité d'hygiène*, t. I, p. 121.

(35) Paul Sic, dans le *Moniteur du soir*, du 29 juin, 1867.

(36) V. article de M. Paschal Grousset sur le *Zouave Jacob*, dans l'*Epoque* du 2 sept., 1867.

(37) Cabanis, *Rapp. du physique et du moral.*, chap. *De la Sympathie*, t. II, p. 489.

(38) Virey, *Dictionn. d'hist. nat.*, article *Homme*.

(39) Les quatre discours de Cornaro, mentionnés p. 17 et 234, ont été réunis en un seul ouvrage, sous le titre de *Discorsi della vita sobria*. Padoue, 1558.

(40) Babinet, *La Science pour tous*, 1869.

(41) Martial, IV, xx, I. — *Ib.*, p. 427.

(42) Afranius, *in Vopisco*. — *Ib.*, p. 26.

(43) Cicéron, *de Senectute*, trad. Paret et Legouez.

(44) V. *La Génération de l'homme*, de Nicolas Venette, docteur en médecine, 2 vol. in-12. Amsterdam, 1732, t. I, p. 178.

(45) V. le *Dictionn. hist.* de Bayle, au mot *Arbrissel*.

(46) V. *Les Mondes scientifiques*, 13 janvier, 1870.

(47) V. dans le *Diction.* de Bouillet, l'article consacré à ce chimiste célèbre du xiiiᵉ siècle. — *Id.*, dans le *Grand Dictionnaire universel* de Larousse.

(48) Pour donner une idée de la longévité des arbres, en France, il suffit de mentionner ici celle de l'acacia deux fois centenaire, qui vient de disparaître du Jardin des Plantes, par suite des modifications récentes qu'il a subies, et qui se trouvait sur la lisière méridionale du jardin, entre la rue de Buffon et la grande allée des tilleuls.

Cet acacia, le premier qui ait été apporté en France, avait été planté en 1635 par Vespasien Robin, arboriste du roi, qui l'avait fait venir à grands frais de l'Amérique septentrionale. Il avait donc cent ans de plus que le magnifique cèdre du Liban que l'on admire au même jardin, lequel fut planté en 1735 par Bernard de Jussieu.

La longévité de cet arbre ne doit étonner personne. Les acacias, lorsqu'ils sont en bonne terre, vivent communément de quatre à cinq cents ans. Dans le canton de Zurich, en Suisse, pour ne citer que cet exemple, on en montre un qui, d'après les traditions locales, doit être âgé de plus de cinq siècles (V. ci-après la note 77).

(49) Aristote, *Hist. des animaux*, l. VI, trad. Camus, 1783. — Le prodigieux génie d'Aristote attendait une prodigieuse érudition pour être traduit *au complet* dans notre langue. Il l'a trouvée dans M. *Barthélemy-Saint-Hilaire*, de l'Institut.

(50) V. l'article Flamel (Nicolas) dans le *Grand Diction. universel* de P. Larousse.

(51) Noirot, *L'art de vivre longtemps*, 1 vol. in-18. Paris, 1868.

(52) V. *Un Secret pour vivre cent ans*, par le docteur Maire, du Havre, broch. in-8. Paris, 1868.

(53) V. Les raisons et l'explication de ce phénomène dans le *Petit traité de la machine humaine*, du docteur *Ignotus*, cité note 17.

(54) V. *Eléments de statistique humaine*, ou *Démographie comparée*, par A. Guillard, 1 vol. in-8, Guillaumin. Paris, 1855.

(55) Roussel, *Mémoire sur les sympathies*, 1809.

(56) Joubert, *Pensées, essais et maximes*, t. II, p. 299.

(57) Willich, *Art de prolonger la vie humaine*, trad. d'Hard. 2 vol., 1805.

(58) Maine de Biran, *Rapports du physique et du moral*, 1834.

(59) Plutarque, *Œuvres morales.* — *Le banquet des Sept Sages.*

(60) Caton, cité par Aulu Gelle, *Nuits attiques*, liv. XI, ch. III.

(61) Tout ceci sera démontré par des chiffres complets et plus probants, dans l'ouvrage que doit publier prochainement M. Moreau Christophe : *Du Mariage au point de vue anthropologique ou du perfectionnement de l'espéce*, 1 vol. in-18.

(62) Milton, *Paradis perdu*, ch. XI.

(63) V. de la Framboisière, *Le gouvernement nécessaire à chacun pour vivre longuement en santé.* Paris, 1600 ou 1608, in-8°.

(64) Lucain, *La Pharsale*, liv. II.

(65) V. Ch. de Lorme, *Quæstiones medicæ.* Parisiis, 1608, in-8°.

(66) Goevrot (Jehan), *L'Entretènement de la vie.* Paris, 1530, in-8°.

(67) *Anatomie de l'Amour* ou *Analyse élémentologique du sixième sens*, par un physiologiste, chap. III, intitulé de l'*Amour dans la vieillesse*, 1 vol. in-18. Ce volume, dont l'auteur m'a permis de feuilleter le manuscrit, est sous presse et paraîtra prochainement.

(68) Gratarole, *Discours pour conserver la santé.* Paris, 1577, in-16.

(69) V. Les *Traités d'hygiéne* mentionnés, p. 362.

(70) Moreau-Christophe, *Du droit à l'Oisiveté et de l'organisation du travail servile*, dans les républiques grecques et romaine. 1 vol. in-8°. Paris, Guillaumin, 1849, p. 115 et suiv.

(71) *Ecclesiastic.*, XXXVII, 32. — A ce sujet il est bon de noter que le choléra qu'on croit à tort d'origine moderne, nous vient, comme les autres maux, de l'origine du monde. Car c'est bien de notre choléra, que l'auteur de l'*Ecclésiastique* entend ici parler. *Cornelius a Lapide*, qui vivait au XVIIe siècle, s'exprime ainsi en commentant ce passage : — « Le choléra est un mal qui met la bile en mouvement, l'excite, l'enflamme, et la fait déborder dans l'estomac et dans les intestins : elle les empoisonne par son âcreté, les altère, les mord et les torture au point que les jambes et les mains se contractent, que les forces s'en vont, et que le malade ne tarde pas à succomber. » Le même auteur cite Celse et Fernel. Notons encore, en passant, que la menthe est, suivant Pline,

un remède très-efficace pour apaiser les douleurs d'entrailles dont souffrent les cholériques. (Plin., lib. XX, c. xiv.)

(72) Alexandre Dumas fils, *Le père prodigue*, t. III de son théâtre complet.

(73) Un poëte a divisé la vie en une série de non valeurs, qu'il a nombrées dans les plaisants vers que voici, intitulés les *Ephémères*.

L'homme dont la vie entière	
Est de quatre-vingt-seize ans,	
Dort le tiers de sa carrière	
C'est juste trente-deux ans.	32
Ajoutons pour maladie,	
Procès, voyage, accidents,	
Au moins un quart de la vie,	
C'est encor deux fois douze ans.	24
Par jour deux heures d'étude	
Ou de travaux font huit ans.	8
Noirs chagrins, inquiétude	
Pour le double font seize ans.	16
Pour affaires qu'on projette,	
Demi-heure, encor deux ans.	2
Cinq quarts d'heure de toilette,	
Barbe, et cætera, cinq ans.	5
Par jour, pour manger et boire,	
Deux heures font bien huit ans,	8
Cela porte le mémoire	———
Juste à quatre-vingt-quinze ans.	95
Reste à peine un an pour faire	
Des sonnets au doux printemps.	
Tout vieillard a donc sur terre	
Bien peu d'heures de bon temps.	

(74) Lorsque, à peine âgé de 26 ans, Gustave Flourens fut agréé par le ministre pour suppléer transitoirement son père, fatigué de travail, dans la chaire d'histoire naturelle des corps organisés, au Collége de France, le jeune professeur y traita de l'*Histoire des races humaines*, avec une audace d'opinions telle que, malgré son talent, en raison de la perturbation que ses doctrines jetaient dans les idées reçues, sa chaire lui fut interdite... Grand chagrin pour le père, qui n'approuvait nullement, d'ailleurs, l'enseignement du fils. — Irrité, Gustave Flourens prend personnellement part à l'insurrection Crétoise qui éclate en 1866. Nouveau et plus grand chagrin du père, dont le cerveau malade succombe aux émotions poignantes nées, pour lui, des dangers qu'il voit, et de ceux qu'il prévoit, pour le présent et pour l'avenir de son fils... Voilà les *Causes troublantes*, les vraies, de sa belle et laborieuse vie.

(75) Le vin jouant un grand rôle dans la santé des vieillards, je crois devoir indiquer ici l'ouvrage d'un vieux médecin où il en est spécialement traité (Robert, *De la Vieillesse*, 1 vol. in-12. Paris, 1777, p. 174 et suiv.)

(76) Il n'est pas sans intérêt de faire connaître, en quelques mots, en quoi consiste cette opération, dont le roman moderne a abusé, afin qu'on sache bien quels succès l'ont sanctionnée, et ce qu'il est légitime d'en attendre.

Prendre du sang dans les vaisseaux d'un sujet sain et l'introduire dans les veines d'un mourant; injecter, pour ainsi dire, les éléments d'une vie nouvelle et chasser, par une simple opération chirurgicale, la mort qui se montrait déjà; ressusciter, au contact vivifiant d'un sang bien portant, les organes essentiels; voilà le but, je me trompe, voilà l'idéal de la transfusion du sang.

Pour être vraiment efficace, dit M. Vivien, cette opération doit introduire dans le courant circulatoire une quantité de sang suffisante pour constituer un renouvellement, comme on dit. Il faut en outre que, durant le passage de l'organisme sain à l'organisme malade, le sang ne se soit pas altéré; il faut enfin que ce sang possède les qualités salutaires de celui qui, chassé par le cœur, porte la vie dans toutes les parties du corps.

Il faut bien le dire : Aucune de ces trois conditions essentielles au succès de l'opération n'est réalisée. Le sang que le chirurgien transfuse dans les veines du moribond n'est ni abondant, — ni intact, — ni vivifiant.

Il n'est pas abondant. Jamais il n'a été possible d'en introduire plus de 90 grammes, et cette quantité est exceptionnelle; Bougard, de Bruxelles, Diffenbach et Oré, de Bordeaux, n'en purent introduire que la moitié avec les plus grandes peines. Or, qu'est-ce que cette quantité dans le torrent circulatoire : une goutte d'eau dans la mer.

Ce sang n'est pas intact. La coagulation s'en opère avec une extrême rapidité. On sait qu'il suffit de traverser une veine avec une aiguille fine pour qu'il se forme instantanément un long caillot qui bouche le vaisseau intéressé. A plus forte raison, les manœuvres opératoires seront-elles capables de coaguler le sang dans la veine du sujet qui consent à se prêter à la transfusion. Il y a plus : la mort subite serait la conséquence fatale de la projection d'un de ces caillots dans le système veineux.

Enfin le sang, fût-on assez favorisé par les circonstances pour en introduire 80 grammes, ce sang est dépourvu de toutes les qualités propres à retenir la vie qui s'échappe; c'est d'une veine qu'on le tire, et le sang veineux est chargé d'acide carbonique et ne revient vers le cœur et les poumons que pour se purger de ce gaz impropre à la vie.

En résumé, que reste-t-il de cette dramatique mise en scène? un chirurgien ouvrant sa veine ou celle d'un autre pour ressusciter un agonisant; une entreprise inutile et parfois dangereuse pour le patient; un fol espoir brutalement déçu pour la famille; enfin, pour l'opérateur, la conscience d'une opération absurde.

Le jour où l'on pourra transfuser du sang artériel non défibriné et en assez grande abondance pour agir sur les organes, on aura créé la transfusion du sang. Jusqu'à ce jour, nous ne devons voir dans ces tentatives qu'une utopie.

(77) UN CHÊNE DE DEUX MILLE ANS. — On lit dans l'*Écho rochelais*, de juin, 1871.

Dans la cour de la propriété de Montravail, dont nous annonçons la mise en vente, se trouve le fameux chêne de Montravail, que le savant naturaliste M. d'Orbigny pense être âgé de plus de deux mille ans. Voici la façon dont s'y est pris le naturaliste pour arriver à un calcul très-exact, du moins à une probabilité bien certaine :

Après avoir détaché de l'arbre, dans lequel sont taillées une porte d'entrée et deux fenêtres, un morceau dans toute son épaisseur, il a fait bouillir ce morceau dans l'huile, ce qui est le moyen infaillible de faire revivre toutes les couches que chaque année trace dans l'arbre, et, en calculant la distance du centre à la circonférence, il a pu se convaincre que ces couches étaient de deux mille et quelques cents.

Ce remarquable spécimen de nos espèces forestières est encore imposant du côté nord, mais le temps et les intempéries des saisons ont fini par en avoir raison du côté sud; quoi qu'il en soit, chaque année, au mois de mai, le chêne se couvre de verdure et produit une assez grande quantité de glands.

L'arbre est creux, et, dans l'intérieur, garni de bancs en pierre, on peut loger douze personnes autour d'une table,

Cet arbre est une des curiosités naturelles de la Saintonge, et chaque année de nombreux visiteurs viennent admirer ce respectable et imposant représentant de tant de siècles écoulés. (V. la note 48.)

(78) La vie moyenne est, en France, de 39 ans et 8 mois au moment de la naissance; mais elle augmente d'abord rapidement jusqu'à l'âge de 4 ans, où elle atteint son maximum, qui est de 49 ans et 4 mois, puis ensuite elle va en diminuant sans cesse. — D'après Deparcieux, elle est, à 20 ans, de 40 ans et 3 mois; à 30 ans, de 34 ans et 1 mois, à 40 ans, de 27 ans et 6 mois; à 50, de 20 ans et 5 mois; à 60, de 14 ans et 3 mois. Enfin une personne de 70 ans a droit d'espérer de vivre encore 8 ans et 8 mois; une de 80 ans, 4 ans et 8 mois; et enfin, une de 90, 1 an et 9 mois seulement. — Ces chiffres montrent qu'à mesure qu'une personne avance en âge, la chance de vivre s'accroît pour elle de 3 ou 4 ans, par chaque période de dix années jusqu'à 70 ans, et

de 6 ou 7 ans dans les deux dernières périodes. (Rambosson.)

(79) V. sur ce sujet l'*Union médicale*, et *Cosmos*, du 16 avril 1870. — Et Rambosson, *ub. sup.*, p. 136.

(80) V. sur le calorique de la neige, l'oüvrage cité note 67.

(81) V. Le *Grand Diction. universel* de Larousse, au mot *Deffant* (marquise *du*).

(82) V. *Les amoureux de Sainte-Périne*, par Champfleury, 1 vol. in-18. Paris, 1862.

(83) V. ces exemples de longévité prolifique extraordinaire, rapportés dans l'ouvrage cité note 61.

(84) V. l'article *Sciences*, publié par M. Victor Meunier, dans le *Rappel*, du 3 juillet 1872.

(85) Waller (Edmond), né en 1603 dans le comté de Warwick, mort en 1687. L'édition la plus complète de ses poésies parut chez Fenton. Londres, 1771 et 1774. Je n'en connais pas de traduction française. — Saint-Évremont, qui se lia avec Waller, pendant son exil à Londres, parle de lui, dans sa correspondance, en termes les plus élogieux. Par suite, La Fontaine a dit :

> Eh ! qui ne recevrait Anacréon chez soi,
> Qui n'admettrait Waller.....

Sterne, en parlant de son amour pour Elisa, dit : Swift n'aima pas autant sa Stella, ni Waller sa Saccharissa. Il y a du sucre dans ce nom-là, comme dans les vers qui lui sont adressés.

(86) V. sur les amours de Sterne, la note 71 de l'ouvrage cité ci-dessus note 67.

(87) V. le tome III des *Souvenirs et portraits* de Lamartine, 1872.

(88) *Constitutionnel*, du 3 juillet 1872.

(89) Il existe un grand nombre d'éditions, plus ou moins correctes, plus ou moins complètes, de l'*École de Salerne*, contenant les unes plus de 1000 vers, les autres moins de 400. La plus récente et la meilleure est celle publiée en 1825, en un petit volume in-18, de 127 pages, divisée en 175 chapitres ou axiomes, sous ce titre : *l'Art de conserver sa santé* ou *Conseils donnés par l'École de Salerne*, avec traduction en vers français, par M. L. M. — Il y a des recettes ou des conseils sur et pour toutes choses : les œufs, les noix, le fromage, le beurre, les cerises, les pois, etc., etc. Je n'en ai extrait que les préceptes généraux.

(90) V. sur le sang veineux et le sang vital et leurs différences, l'ouvrage cité note 17.

(91) V. l'intéressant article de M. de Parville, dans les *Débats*, du 11 septembre, 1872.

(92) V. Erasmus Wilson, *Hufeland's Art of prolonging life*. London, 1859, 1 vol. in-18. 2ᵉ édition.

(93) C'est ce que développe aussi *in extenso*, Hufeland dans l'ouvrage cité note 1, et dans celui cité note 92, chap. VII et VIII.

(94) V. le même ouvrage, p. 109. — *Ibid.*, p. 37 à 46. — *Ibid.*, p. 47 à 58.

(95) Pour la note de la p. 4, V. p. 120. Pour la note de la p. 66, V. p. 88. — Pour la note de la p. 76, V. p. 122. — Pour la note de la p. 103, V. p. 303.

(96) Il faudrait un second volume à l'*Almanach des Centenaires,* sur lequel M. Xavier Aubryet a publié un intéressant article, dans *Paris-Journal,* du 13 novembre 1872, pour former la liste des Macrobites qui ont vécu de 100 à 150 ans, en outre de ceux dont j'ai fait l'énumération, tant à l'étranger qu'en France. Voyez, pour ceux que j'ai été obligé d'omettre faute de place, Erasmus Wilson, cité note 92, p. 65 à 75, et surtout G. Peignot, *Amusements philologiques,* article *longévité,* p. 190 et suiv. 1 vol. in-8°. Dijon 1824. Livre très-curieux. — A Lille, en janvier 1873, est morte Mme Réville, âgée de 104 ans, ayant toute son intelligence. — *Id.*, à Paris, dans le même mois, la maréchale de Lauriston.

(97) J. Janin, *Journal des Débats,* du 26 octobre 1872. — Note citée par erreur pour les médecins, p. 60, c'est note 99.

(98) A la p. 61 est mentionnée la note 98. Erreur. V. note 100. — On lit dans le journal *La Patrie,* du 6 octobre, 1872 : — Un mariage dont on trouve peu d'exemples a été célébré, cette semaine, dans la petite commune de Lascombes, près Bezons. Le marié a 75 ans et la mariée 72. Mais, par une particularité plus remarquable encore, les futurs conjoints étaient assistés, pour donner leur consentement, l'un du père, âgé de 107 ans, et l'autre de la mère, qui a 104 ans accomplis. Les convives étaient au nombre de quatre-vingts, tous fils, petits-fils, cousins et neveux des mariés. Après le repas des noces, le bal a été ouvert par le père et la mère des époux, qui ont exécuté un menuet, à la grande satisfaction des assistants. Le bal s'est continué jusqu'à six heures du matin et a été clôturé par un second repas de famille. — A l'an prochain le baptême.

(99) V. p. 60. — Voici, d'après Erasmus Wilson, l'âge auquel sont morts d'autres médecins célèbres :

Boerhaave	70 ans	Spallanzini	79 ans
Haller	70	Harvey	81
Tissot	70	Mead	81
Gall	71	Duhamel	82
Darwin	72	Astruc	83
Van Swieten	72	Hoffmann	83
Fallope	72	Pinel	84
Jenner	75	Swedenborg	85
Heister	75	Morgani	89

Cullen..................78 ans   Heberden..............92 ans
Galen..................73   Ruysh................93

Cette liste est incomplète. Je vais la compléter. Sont morts :

Centenaires et plus que centenaires : Les médecins de Lorme, 100 ans. Sainte-Catherine, 100. Le Beaupin, 117. Du Fournel, 120. Von den Fisch-Veiler, 109 (V. p. 187, 33, 171, 199). Morange, chirurgien à Fregiment (Lot-et-Garonne), 117. (*Presse* du 6 novembre 1842.) Le chirurgien Politiman, 140 ans (V. p. 36).

Nonagénaires : Portal, 90 ans. Lordat, 98.

Octogénaires : Césalpin, 84 ans. Ramazzini, 81. Fagon, 80. Chirac, 82. Chaussier, 82. Scarpa, 85. Hahnemann, 89. Bretonneau, 84. William Lawrence, 84. Louis, 86. Baron Dubois, 81.

Septuagénaires : Galien, 70 ans. Arnaud de Villeneuve, 76. Cardan, 75. Ambroise Paré, 72. Baillou, 78. Perrault, 75. Stahl, 74. Hecquet, 77. Lieutaud, 77. Tronchin, 72. Pringle, 75. Bouvard, 70. Fouquet, 79. Barthez, 72. Platner, 74. Percy, 71. Boyer, 73. Fodéré, 71. Hufeland, 78. Alibert, 71. Larrey, 76. Pariset, 77. Marjolin, 70. Fouquier, 74. Récamier, 78. Roux, 74. Magendie, 73. Chomel, 70. Rayer, 74. Velpeau, 72. Blache, 72. Horteloup, 71. Pelletan, 77. Civiale, 76. Rostan, 73. Guéneau de Mussy, 77. Desgenettes, 75.

Sexagénaires : Fernel, 61 ans. Sanctorius, 65. Van Helmont, 67. Sydenham, 65. Malpigy, 66. Arbuthnot, 57. Lapeyronie, 69. Sylva, 66. Antoine Petit, 67. Pecquet, 64. William Hunter, 65. Camper, 67. Zimmermann, 67. Lepecq de la Cloture, 68. Sabatier, 69. Corvisart, 66. Hallé, 68. Delpech, 60. Spurzheim, 67. Broussais, 66. Esquirol, 68. Richerand, 61. Lallemand, 64. Amussat, 60. Bérard aîné, 61. Leroy d'Étioles, 62. Jobert de Lamballe, 69. Trousseau, 66. Cerise, 62. Longet, 60. Denonvilliers, 64. Malgaigne, 63. Orfila, 66. Richerand, 61.

Quinquagénaires : Avicenne, 57 ans. Valsalva, 57. Bordeu, 54. Brown, 53. Desault, 51. Dupuytren, 58. Ferrus, 59. Lisfranc, 57. Blandin, 51. Sandras, 54. Darembert, 55. Cabanis, 51.

Au-dessous de la cinquantaine : Paracelse, 48 ans. Wammerdam, 43, Maximilien Ston, 46. Bichat, 31, Broussonnet, 48. Laennec, 45. Valleix, 49. Béclard, 40.

D'autres médecins sont nommés dans les tableaux dressés p. 306 et suiv., 314 et suiv.

Donc, contrairement à l'opinion de Casper (V. p. 58), opinion reproduite servilement par les statisticiens et les gens du monde, il est certain que les médecins, malgré les fatigues de corps et d'esprit, parviennent à un âge non moins ou plus avancé que les poëtes, les peintres, les musiciens, même que les philosophes modernes (V. notes 116 et s.) et que, par conséquent, ils sont au nombre des personnes qui vivent le plus longtemps (Foissac) ; mais seulement après dix ans d'exercice passés sans encombre (Hufeland). V. p. 59.

(100) V. p. 61. *Artistes dramatiques.* Voici le tableau, par âges, des artistes dramatiques les plus célèbres — morts et vivants, — dont quelques-uns furent musiciens remarquables.

Morts.

98 ans, Dupont. — 90, Madame Dumesnil; La Montansier. — 88, Monsigny. — 85, Brunet. — 84, Marty. — 82, Gardel. — 81, Larive. — 80, Mademoiselle Clairon; Ferville; Mademoiselle Georges.

79 ans, Riccoboni; Madame Riccoboni; Ch. Kemble. — 78, Preville; Dorvigny; Arnal. — 77, Samson; Baron; Mistress Siddons, née Kemble. — 75, Ligier. — 74, Baptiste aîné; Baptiste cadet; Dormeuil; Provost. — 73, La Guimard; Elleviou; Lafon; Laïs. — 72, Fleury, Firmin. — 71, Madame Branchu. — 70, Madame Catalani; Martin.

69 ans, Mademoiselle Mars. — 68, Molé; Dugazon. — 67, Madame Pasta; Roscius; Grassot. — 66, Monval; Madame Dugazon; Kemble (J. Ph.). — 65, Riccoboni fils. — 64, Lablache. — 63, Garrick; Talma; Potier. — 62, Bocage. — 61, Madame Damoreau. — 60, Desforges; Lekain; La Camargo; Madame Boulanger.

59 ans, Mademoiselle Raucourt; Garat; Rubini. — — 58, Mademoiselle Duchenois; De Belloy. — 57. Sophie Arnould. — 5⁵, Félix. — 54, La Champmeslé. — 53, Mademoiselle Contat. — 52, Nourrit. — 51, Madame Dorval. — 50, Mademoiselle Phillis; Madame Saint-Huberty (comtesse d'Entragues).

Au-dessous de 50 ans : 46, Madame Persiani; Madame Sontag (comtesse de Rossi). — 48, Joseph Dominique. — 47, Madame Favart. — 46, Mademoiselle Gaussin; Kean; Lola Montès. — 40, Adrienne Lecouvreur. — 38, Mademoiselle Rachel. — 37, Rose Chéri. — 34, Émilie Dubois. — 33, Delphine Fix. — 27, Madame Malibran. — 23, Jenny Colon.

Vivants
AU 1ᵉʳ JANVIER 1873.

76 ans, Mademoiselle Déjazet. — 75, Frédéric Lemaître. — 74, Laferrière. — 73, Bouffé; Tamburini. — 72, Lafont. — 71, Geffroy. — 70, Anaïs Auber ?

67 ans, Duprez. — 66, Suzanne Brohan; Regnier. — 65, Giulia Grisi? Mario. — 64, Lhéritier. — 60, Madame Stolz. — 62, Léontine Fay. — 63, Couderc.

59 ans, Brindeau; Hyacinthe. — 58, Roger; Bressant; Ravel. — 57, Nathalie. — 56, Fraschini; Delanoy; Sainte-Foy. — 55, Melingue. — 54. Leroux; Madame Arnoud Plessis; Mademoiselle Fargueil. — 52, Tamberlic; Madame Frezzolini; Berton; Geoffroy. — 52, Maubant; Madame Viardot; Madame Guyon. — 51, Madame Ristori; Madame Doche.

49 ans, Alboni; Mademoiselle Augustine Brohan. — 48, Mademoiselle Bonval. — 47, Delaunay; Lafontaine; Montaubry; Madame Marie Laurent. — 46, Mademoiselle Judith; Madame Cabel; Madame Miolan-Carvalho. — 45, Madame Faure Lefèvre. — 44, Madame Ugalde. — 43, Faure; Villaret. — 42, Dumaine. — 41, Caroline Duprez. — 40, Mademoiselle Favart; Madeleine Brohan; Suzanne Lagier; Penco.

Au-dessous de 40 ans : 37, Mademoiselle Schneider. — 35, Madame Sasse; Mademoiselle Devoyod; Mademoiselle Delaporte; Madame Victoria Lafontaine. — 30, Mademoiselle C. Montaland; la Patti.

Danseurs et Acrobates.

La ténacité vitale appartient surtout aux danseurs et aux acrobates. — Chez les anciens, la même Luccia joua pendant un siècle entier, et parut encore sur la scène à 112 ans. Galeria Capiala, actrice et danseuse à la fois, remonta sur le théâtre, quatre-vingt-dix ans après son début, pour complimenter Pompée. On l'y vit reparaître encore une fois au couronnement d'Auguste. — De nos jours, les jambes sont moins tenaces à la vie. Cependant elles comptent encore parmi les attributs scéniques qui font vivre le plus longtemps. Vestris est mort à 86 ans. Madame Saqui, la célèbre acrobate, mourut à 80 ans. Fanny Flor, la fameuse équilibriste, vient de s'éteindre à 87 ans. Nous comptons une centenaire dans Greluchette (V. p. 30). Auriol, l'étonnant clown qui vit encore, saute toujours, quoique né en 1807, et sa légèreté semble devoir porter longtemps encore le poids des années sans trop s'en apercevoir. Marie Taglioni a aujourd'hui 69 ans. Thérèse et Fanny Essler ont l'une 67 ans et l'autre 63. La Ceritto a 52 ans.

(101) V. p. 358. « L'homme est un matras. L'idiot est celui dont le cerveau contiendrait le moins de phosphore ; le fou, celui dont le cerveau en contiendrait trop ; l'homme ordinaire, celui qui en aurait peu ; l'homme de génie, celui dont la cervelle en serait saturée à un degré convenable. » (Balzac, *Recherche de l'absolu*.) Cette théorie du profond romancier a probablement son origine dans un savant mémoire d'un chimiste distingué, M. Couerbe, suivant lequel le cerveau des hommes ordinaires contient, 2, 50 pour 100 de phosphore ; celui des idiots 1 à 1, 50 ; celui des aliénés de 4 à 4, 50 ; d'où il concluait que trop peu de phosphore rapprochait l'homme de la brute, et que trop pouvait le jeter dans cette espèce de délire que l'on appelle, suivant les degrés, *Génie* ou *Folie*. (Grand Dictionnaire de Larousse, V° *Génie*.)

(102) V. p. 358. La théorie de la note précédente se trouve développée dans un Rapport de 48 pages, in-8°, déposé à l'Académie des sciences, en septembre 1872, par un médecin d'une certaine notoriété. Le rapport en question se termine par un exemple assez curieux. L'auteur cite ce fait que, sur les champs de bataille, on voit, la nuit venue, errer des lueurs bleuâtres en quantité considérable ; jusqu'ici, dit-il, on avait pris ces lueurs pour des feux follets. Les bonnes femmes disaient que c'étaient les âmes des trépassés. Eh bien ! pas du tout.. ; c'est le phosphore qui sort des crânes par les ouvertures béantes et brille, avec son éclat particulier, dans l'atmosphère chargée de sang.

(103) En Allemagne, Feuerbach avait pris tellement au sérieux la théorie du phosphore (V. les deux notes précédentes), qu'il n'hésitait pas à signaler, comme une cause de l'affaiblissement des caractères en Europe, l'usage exagéré de la pomme de terre, qui contient peu de phosphore. Pour régénérer les peuples, et relever le tempérament moral de l'humanité, il proposait sérieusement de remplacer la pomme de terre, par la purée de pois, aliment très-phosphoré. (*Ibid.*, t. VIII, p. 1156, col. 2.)

(104) V. *Portraits contemporains* de Jacques Reynaud (Madame Dash), dans le *Figaro*.

(105) J. J. Weiss, dans *Paris-Journal*, 15 nov. 1872.

(106) Bachaumont, dans le *Constitutionnel*, 23 août 1872.

(107) Sur le registre d'admission de Sainte-Périne se trouvent inscrits les noms suivants des principaux pensionnaires :

A Chaillot : MM. le comte de La Garde de Chambonnas, ancien ministre de Louis XVI. De Rocheplatte, beau-frère du prince de Chimay. Zowerski, noble Polonais, placé par l'Empereur. Le duc Saint-Elme. D'Erlanger. Guy, ancien professeur à l'école de Saint-Cyr, chevalier de la légion d'honneur. Lemercier, professeur du maréchal Magnan. Le capitaine Melchior, chevalier de Saint-Louis. Leclerc de Reyneval. Meissonnier. Le capitaine de Montison, chevalier de la légion d'honneur. Dufrenoy. Doria. Les capitaines Curel et de Saint-Maurice, chevaliers de la légion d'honneur. De la Pallière. Dutoyat. D'Esgrigny d'Herville. De Fressanges. Grandjean de Montigny, etc. — Mesdames de Crécy. Behagues. D'Origny. De Verville. Comtesse de Vivalda. Chapedelaine. De Rochebrune. Rodriguez. Schneider. Davanne. D'Yverville. De Pressole. Naquet. Gosse de Gorre. De Sterneback. Debergue. Duchesse d'Abrantès, cette dernière inscrite seulement, mais non entrée, faute, dit-on, d'avoir pu garantir sa pension, etc., etc.

A Auteuil : MM. le lieutenant colonel de Lasonne, officier de la légion d'honneur. Le capitaine Brunet, chevalier de Saint-Louis, officier de la légion d'honneur. Pagès, ancien préfet, officier de la légion d'honneur. Le comte de Villiers, ancien Sous-Préfet. Béliard, ancien directeur du *Journal des Villes et des Campagnes*. Charles Malo, fondateur de la *France littéraire*. Ditandy, père du savant docteur ès lettres, concurrent de Guillaume Guizot pour le prix académique de 1853, sur la *Comédie de Ménandre*. Flottard, secrétaire général de la mairie de Paris en 48. Le nonagénaire Girardin, père du savant chimiste, proviseur actuel de la Faculté de Clermont. Fortoul, oncle de l'ancien ministre de l'instruction publique. Méquillon, ancien libraire-éditeur. Ozanne et Lenud, notaires. Peters et Durand, maîtres de chapelle. Fontaine, violoncelliste de l'Opéra. Péronnet, artiste dramatique, etc. — Mesdames Moutard, mère du savant examinateur à l'école polytechnique. Harrand, mère du peintre Cabasson, l'habile burineur des admirables figurines de nos billets de banque. Puget, mère de Loïsa. Lespès, mère de Léo. Talon, institutrice des filles de M. Villemain. De la Rigaudie, institutrice dans des familles anglaises, Patrix, *idem*, en Russie. Le Coupey, sœur du professeur de piano du Conservatoire. Mesdames Lissajoux, Billeheue. Goujon. Wyat de Vivefay. Sallard, née Poitevin de Verrières, etc., etc.

Desquels pensionnaires j'ai cru pouvoir donner les noms, parce qu'ils sont morts, dans une vieillesse avancée, aussi honorée que longue, liberté que je ne suis pas autorisé à me permettre à l'égard des vivants, que je désignerai seulement par la position qu'ils avaient autrefois.

Parmi les hommes : Un lieutenant colonel, commandeur de la Légion d'honneur. Plusieurs officiers de gendarmerie, de cavalerie ou d'infanterie, tous membres de la Légion d'honneur. Un référendaire à la Cour des comptes. Deux notaires. Un avoué. Un médecin. Un homme de lettres. Plusieurs lettrés. Un libraire. Un peintre. Plusieurs fonctionnaires des forêts, des postes, de la marine, de l'Hôtel de ville de Paris. Deux professeurs ou inspecteurs de l'Université. Un commissaire de police. Un inspecteur général du ministère de l'Intérieur. Un directeur de prison. Un administrateur de théâtre. Un « secrétaire des Écuries de l'empereur ». Un sous-gouverneur de Meudon. Un directeur des contributions indirectes (90 ans). Un pharmacien. Un agent d'assurances. Des commerçants et gens de finances. Le père d'un romancier renommé. Un savant naturaliste, fils et frère de savants. Plusieurs civils décorés de la Légion d'honneur et d'ordres étrangers, etc., etc., et, pour couronnement, un ancien magistrat, membre zélé de la société de Saint-Vincent de Paul, poëte et écrivain religieux, musicien et jurisconsulte, portant ses 83 ans, avec une juvénilité de corps, de cœur et d'esprit qui le fait allègrement cheminer vers ma terre promise..... de la centaine.

Parmi les femmes : La fille d'un général du premier empire. La veuve et la sœur d'un colonel. La femme d'un autre. Deux dames de la maison de la Légion d'honneur, dont l'une lauréat de l'Académie de Toulons, et l'autre, sœur d'un général de division tué dans la dernière guerre, sous les murs de Metz. La mère d'un jeune capitaine, pareillement tué, dans la même guerre fatale, à Reichshoffen. La veuve du professeur de mathématiques du duc d'Aumale. La mère de l'institutrice de la princesse Blanche de Nemours. Plusieurs institutrices ou maîtresses de pension. Plusieurs autres dames instruites, dont une poëte. Une directrice de poste. Plusieurs dames titrées : une marquise, une comtesse, une baronne, une chanoinesse. La belle-mère d'un ancien ministre. La sœur de Xavier de Saintine. La mère de Jules Barbier. La belle-mère d'un conseiller à la Cour de cassation. La sœur d'un président de chambre à la Cour d'appel de Paris. La veuve d'un saint-simonien célèbre. La mère d'une *prima donna* de l'Opéra. Deux maîtresses de musique. Trois artistes peintres. La veuve d'un chef célèbre de concert populaire. Une descendante de Corneille. La veuve d'un médecin. Enfin une foule d'autres dames distinguées, en tête desquelles on me saura gré de placer la plus distinguée, la plus aimable, la plus gracieuse de toutes, — Mme Mutzler, veuve d'un sous-intendant militaire, mère d'un officier d'état-major du plus bel avenir, morte, hélas! récemment, regrettée de tout Sainte-Périne dont on peut dire qu'elle était la perle.

Et voilà le personnel féminin qu'un journaliste n'a pas craint d'essayer de contaminer de ses outrages (v. la note suivante).

(108) Dans le journal *l'Époque* du 12 mars 1868, on lit :... « Il serait curieux de voir, en façon d'apothéose, sur un truc tournant, éclairé de feux de Bengale, un tableau vivant, composé de tous les pensionnaires à moitié morts, de cet hôpital de la vieillesse. Pendant qu'une musique d'aveugles jouerait en sourdine la romance des *Feuilles mortes*, de vieilles ouvreuses de loges, déshabillées en Vénus d'hôpital, feraient circuler des plateaux chargés de tisane de chiendent, dans des gobelets d'étain... » Est-ce assez ignoblement outrageant ! Or, l'article est signé L. de La C... (je n'ose reproduire son nom en toutes lettres, car c'est celui d'un écrivain d'infiniment d'esprit, ordinairement) dont la mère a été pensionnaire à Sainte-Périne, d'où, il est vrai, elle a été obligée de sortir; *indè iræ*, sans doute ; et le journal *l'Époque* avait alors, ou avait eu, pour directeur gérant, Ernest Feydeau, dont le père est, depuis longues années, pensionnaire à Sainte-Périne où il reçoit journellement encore la visite de son fils, de sa bru et de ses autres enfants. C'est un grief de plus à la charge de l'auteur de l'inqualifiable article en question. Il n'est pas aujourd'hui sans le regretter, je pense.

(109) M. Ch. Pougens (*Lettres philosophiques*, Paris 1826) se sert de *longévite*, adjectif : « Vous supposerez un instant que vous êtes appelé au triste honneur d'être *longévite* » (page 309). Le même auteur emploie le même mot comme substantif : « Les prétendus *longévites* dont la vie a débordé toutes les limites possibles que le Créateur a imposées à la faible nature » (page 310). Dans ce dernier cas, nous disons de préférence *macrobites* (v. note 12).

(110) D'après le *Dictionnaire étymologique* de Noël, le substantif *longévité* est cité comme un mot nouveau en 1787.

Littré l'admet, tout en rejetant *longévite*. Pourquoi, puisqu'il admet, au mot *macrobien*, l'adjectif étymologique latin *longævus* ?

Le mot *longévital* n'existe dans aucun des dictionnaires que j'ai consultés. J'ai dû le créer pour les besoins de ma démonstration ; d'autant qu'il est tout aussi français que *vital*, et *longé*, ses deux composés.

(111) V. Ditandy, *Études sur la comédie de Ménandre*, 1 vol. in-8°. Paris 1854, p. 153.

(112) Pour exprimer « l'hygiène spéciale des vieillards », je me suis servi, p. 183 et suivantes du mot gérocomie, employé par l'usage et par tous les dictionnaires ; sauf par celui de Littré, qui donne géronto-comie. Cette dernière formation est peut-être meilleure. De là, géron-

tisme, système politique des vieillards, et gérontocratie, gouvernement des vieillards. Cependant j'ai laissé subsister gérocomie et hygiène gérocomique, comme se rapprochant davantage de l'étymologie grecque γερων, vieillard et κομεῖν, soigner.

(113) P. 215. On cite d'autres exemples de cette faculté dormitive extraordinaire. Napoléon pouvait s'endormir à volonté, même sur le champ de bataille ; à la veille des grands événements, des officiers entraient dans sa tente, à toute heure, pour lui demander des ordres ; il avait son esprit toujours présent ; l'ordre donné, il pouvait se rendormir aussitôt. Son illustre historien, M. Thiers, dort à peu près de même. Se couchant à minuit, il a le don de s'endormir immédiatement d'un sommeil profond ; à cinq heures il est à son bureau de travail. Il peut, à sa volonté, dormir encore une heure dans l'après-midi ou le soir, même au milieu d'un salon animé (v. p. 327).

(114) P. 301. *La longévité humaine, ou l'art de conserver la santé et de prolonger la vie* (1 vol. in-8°. Paris, 1873). Dans cet ouvrage, M. le docteur Foissac admet, comme Flourens, le cycle centenaire pour terme normal de la vie de l'homme. Aux preuves physiologiques tirées de la durée de l'accroissement, etc. (v. p. 119) le savant docteur ajoute celle de la durée de la gestation. « Si l'on compare, dit-il, la durée de vie d'un grand nombre de mammifères avec celle de la gestation, on reconnaît que la durée de la gestation est la centième partie de la vie. Ainsi l'écureuil et le lapin portent un mois et vivent de 7 à 8 ans ; l'éléphant est l'animal dont la portée et la vie sont à la fois les plus longues. Cette loi cependant n'est pas exacte pour le cheval. Mais pour l'homme le rapport est parfait : la gestation étant de 9 mois la vie est de 90 à 100 ans » (p. 352 de l'ouvrage cité).

(115) P. 301. V. p. 124 ; et l'ouvrage cité, p. 362.

(116) P. 313. — Les poëtes et les mathématiciens, cités par Sylvester pour sa comparaison longévitale, sont les suivants :

POÉTES.		MATHÉMATICIENS.	
Le Titien, mort à	99 ans.	Pithagore, mort à	90 ans.
Michel-Ange.....	90	Newton...........	85
Sophocle........	90	Platon..........	82
Simonide........	89	Gauss	78
Lindor..........	89	Laplace	78
Pindare.........	80	Lagrange........	77
Wordsworth	80	Euler............	76
Euripide........	75	Archimède.......	75
Chaucer........	71	Leibnitz.........	70

L'âge des neuf premiers forme un total de 763 ans, ce qui fait une moyenne de près de 85 ans pour chacun. L'âge des neuf seconds forme un total de 711 ans, ce qui fait une moyenne de 79 ans pour chacun.

D'où cette conséquence que les poëtes l'emportent en longévité sur les mathématiciens.

Mais pourquoi choisir neuf seulement, avec addition d'erreur de durée pour l'âge de quelques-uns ?...

C'est sur une série d'âges, plus compréhensive et plus complète, de poëtes, savants et autres travailleurs de la pensée, que doivent être établis les calculs comparatifs dont on prétend tirer induction.

Delà les notes suivantes :

(117) V. p. 313, *Poëtes*. Outre les neuf poëtes mentionnés dans les notes précédentes, sont morts :

Nonagénaires : Samuel Rogers, 94. — Viennet, 92.

Octogénaires : Anacréon, 85. — Juvénal, 86. — Calderon, 87. — Voltaire, 84. — Métastase, 84. — Wieland, 80. — Gœthe, 83. — Baour-Lormian, 84. — Guttinguer (Ulrich), 88.

Septuagénaires : Aristophane, 70. — Pétrarque, 70. — Malherbe, 72. — Lope de Vega, 73. — P. Corneille, 78. — Lafontaine, 74. — Boileau, 75. — J.-B. Rousseau, 75. — Lefranc de Pompignan, 75. — Klopstock, 79. — Lebrun, 78. — Delille, 75. — Parseval-Grandmaison, 75. — Béranger, 77. — Lamartine, 78. — De Pongerville, 77. — La princesse de Salm, 78.

Sexagénaires : Le Camoëns, 62. — Milton, 66. — Racine, 60. — Gentil Bernard, 65. — Parny, 61. — Lemercier 68. — Alfred de Vigny, 64.

Quinquagénaires : Ménandre, 52. — Horace, 67. — Ovide, 57. — Virgile, 51. — Dante 56. — Arioste, 59. — Le Tasse, 51. — Shakespeare, 52. — Pope, 56. — Lessing, 52. — Alfieri, 54. — Casimir Delavigne, 50. — Soumet. 59. — Ponsard, 54.

Quadragénaires : Plaute, 44. — Lucrèce, 44. — Addison, 47. — Schiller, 46. — Marie-Joseph Chénier, 47. — Alfred de Musset, 47.

Au-dessous de quarante ans : Térence, 35. — Catulle, 29. — Tibulle, 26. — Properce, 38. — Lucain, 26. — Stace, 36. — Malfilatre, 34. — Gilbert, 29. — André-Chénier, 31. — Millevoye, 34. — Byron, 36. — Pouschine, 37.

Il résulte de ce tableau que, si plusieurs des poëtes qui y sont nommés, sont parvenus à une grande vieillesse, la moitié environ n'ont pas atteint l'âge de 65 ans, la moitié l'ont dépassé, et plusieurs sont morts très-jeunes. Mais, à l'égard de ceux-ci, des *causes troublantes* ont arrêté le cours de la vie avant le temps (v. p. 351 et 356).

En additionnant l'âge que 73 des poëtes susnommés ont vécu collectivement, on trouve le chiffre de 4,558 années, soit un âge moyen de 62 ans 4 mois (Foissac). Cette moyenne est moins favorable que celle des théologiens, des philosophes et des magistrats (v. notes 120 et 122).

(118) V. p. 313. — Voici le tableau des artistes peintres et musiciens décédés, et les âges auxquels ils sont morts.

Artistes peintres.

99 ans, Le Titien. — 96, Martin Schœn. — 90, Michel-Ange ; Bellini (Jean). — 91, Isabey (J.-B.).

86 ans, Ingres. — 85, Guillaume Miéris. — 84, l'Albane. — 82, Le Tintoret ; Claude Lorrain. — 80, Jean de Bruges ; Gentile Bellini ; Le Primatice ; Chardin.

79 ans, Greuze. — 78, L. Pérugin ; Carle Vernet. — 77, David. — 76, Alonzo Cano ; Turner. — 75, Regnault ; Joseph Vernet. — 74, Horace Vernet. — 73, Francia. — 71, Poussin ; Lebrun ; Cranach. — 70, Antonello de Messine ; Lespagnolet ; Jouvenet.

69 ans, José Reynolds. — 68, Rembrandt ; Fra Angelico ; Giotto ; Ary Scheffer. — 67, Fragonard ; Léonard de Vinci ; Le Guide ; Vouet ; Gérard ; Hogarth. — 65, Louis Carrache ; Delacroix. — 64, Gros ; Zurbaran ; Murillo. — 63, Rubens, Prudhon. — 61, Velasquez ; Gerard Dow. Gainsborough ; Lawrence. — 60, Hans Holbein ; Le Dominiquin ; Mignard.

59 ans, Berghem ; Guérin ; Paul Delaroche. — 58, Salvator Rosa ; Paul Véronèse. — 57, Albert Durer ; Girodet. — 56, Van der Meulen. — 55, Daniel de Volterre. — 51, Raphaël Mengs. — 50, Gustave Ricard.

49 ans, Annibal Carrache. — 48, Wouvermans. — 46, François Miéris ; Calcar. — 45, Ruysdaël. — 44, Wilkie. — 43, Augustin Carrache ; Albert Cuyp ; Metzu. — 42, Van Dyck ; Masaccio ; André del Sarte. — 41, Lucas de Leyde ; Léopold Robert. — 40, le Corrége ; le Caravage.

Au-dessous de 40 ans, ont atteint seulement : — 39 ans, Hobbema. — 38, Eustache Lesueur. — 37, Raphaël ; le Parmesan ; Watteau. — 34, le Giorgione. — 33, Géricault ; Adrien Van de Velde. — 32, Adrien Bauver ; Valentin. — 28, Paul Potter. — 27, Bonnington.

Ainsi, chez les peintres, comme chez les poëtes (v. note 117) on voit quelquefois des morts prématurées, mais un nombre presque égal de longévités privilégiées. Connaître la biographie de ces hommes célèbres, c'est expliquer les causes des différences qu'on remarque dans la durée de la vie des uns et des autres (Foissac).

Artistes musiciens.

On en peut dire autant des artistes musiciens. Sont morts âgés de : 96 ans, Gossec. — 91, Auber.

88 ans, Monteverde. — 85, Carafa. — 82, Chérubini. — 81, Rameau. — 80, Philippe de Neri.

79 ans, Lalande. — 78, Tartini. — 77, Hayden ; Guiglielmi ; Rossini ; Spontini ; Berton. — 75, Scarlati ; Handel. — 74, Lesueur. — 73, Gluck. — 72, Gretry ; Meyerbeer. — 71, Baillot. — 70, Corelli ; Pugnani.

69 ans, Viotti. — 68, Rode; Onslow. — 66, Kaiser. — 64, Kreutzer. — 63, Halévy. — 62, Durante. — 60, Allegri; Jomelli.

59 ans, Boïeldieu. — 58, Stradivarius. — 56. Paganini. — 55, Bethoven; Gui d'Arezzo; Kastener. — 54, Lulli; Mehul. — 52, Choron. — 51, Sacchini; Donisetti. — 50, Léo.

49 ans, Cambert. — 47, Cimarosa. — 41, Hérold; Nicolo. — 40, Weber. — 39, Chopin. — 38, Mendelsohn. — 35, Mozart. — 33, Pergolese.

Cinquante musiciens ont donc vécu 3,172 années, soit un âge moyen de 63 ans 3 mois. Ce chiffre est supérieur de dix mois à celui des poëtes (Foissac). V. note 117.

(119) V. p. 313. — *Savants.* — La science n'agrandit pas seulement la sphère de l'esprit, elle agrandit encore la sphère de l'existence par les raisons que j'ai dites p. 302. Ainsi, sont morts :

Centenaires : Fontenelle, 100 ans, moins un mois et deux jours, et non *passés*, comme je l'ai dit p. 243.

Nonagénaires : de Humboldt, 90 ans. — Jacques Dominique Cassini, 98.

Octogénaires : le moine Roger Bacon, 80 ans. — Bernard Palissy, 89. — Copernic, 80. — Newton, 85. — Dominique Cassini, 87. — Daniel Bernouilli, 82. — Buffon, 81. — William Herschell, 84. — De Lamark, 85. — Thénard, 80. — Biot, 88. — Duméril, 87. — Serres, 81.

Septuagénaires : Galilée, 78 ans. — Jacques Cassini, 79. — César-François Cassini, 70. — Jean Bernouilli, 71. — La Condamine, 73. — Bernard de Jussieu, 79. — Lalande, 75. — Delambre, 73. — Chaptal, 76. — Laplace, 78. — Brongniard, 77. — Gay-Lussac, 72. — Geoffroy Saint-Hilaire, 72. — De Blainville, 78.

Sexagénaires : le chancelier Bacon, 65. — Gassendi, 63. — Huyghens, 66. — Le P. Marsenne, 60. — D'Alembert, 66. — Robert Boyle, 65. — Lagrange, 67. — Lacépède, 69. — Cuvier, 63. — De Candole, 69. — Fourier, 62. — Ampère, 62. — Arago, 67. — Berzelius, 69.

Quinquagénaires : Képler, 59 ans. — Tycho Brahé, 55. — Clairaut, 52. — Jacques Bernouilli, 51. — Fourcroy, 54. — Isidore Geoffroy Saint-Hilaire, 56. — Bailly, 57. — Lavoisier, 51. (De ces deux derniers ce n'est pas la mort naturelle, c'est la guillotine de 93 qui a tranché si tôt le fil de leurs jours.)

Au-dessous de la cinquantaine : Bergmann, 49 ans. — Scheele, 44. — Dulong, 38.

Pour les médecins, v. note 99 et pour ceux qui y seraient oubliés, p. 306 et s.

(120) V. p. 314. — *Gens de lettres.* A l'un des derniers meetings de la Société anglaise de statistique, le docteur Guy a lu un travail sur la durée de la vie chez les gens de lettres. D'après ses calculs, au xvie siècle la moyenne de la vie des écrivains a été de 64 ans; au xviie siècle de 63 ans; au xviiie siècle de 65 ans. Cette moyenne est

moins élevée que celle fixée par Benoiston de Châteauneuf, sur la vie des membres des anciennes Académies et de l'Institut. Sa statistique comprend 900 membres, dont 742 morts et 158 vivants, au 31 décembre 1838. La durée moyenne de la vie des 742 académiciens décédés avant cette époque a été de 68 ans 10 mois. Quant aux 158 académiciens qui existaient alors : — on comptait, parmi eux, 50 ayant de 60 à 70 ans ; — 17 de 70 à 80 ; — 8 de 80 à 90 (Foissac).

(121) V. p. 314. — *Philosophes.* Les statisticiens n'ont pas compris la *philosophie* dans le nombre des professions dont ils supputaient l'influence sur la durée de la vie. C'est une omission qu'il importe de réparer.

Voici les âges auxquels sont morts les philosophes les plus célèbres dans les temps anciens et dans les temps modernes.

Temps anciens.

Centenaires : Épiménide, 100 ans. — Xénophon, 100 ans. — Théophraste, 107 ans. — Gorgias de Léontium, 109 ans.

Nonagénaires : Épicharme, 99 ans. — Démocrite, 99. — Zénon, 98. — Diogène, 96. — Xénocrate, 92. — Pyrrhon, 92. — Carnéade, 90. — Thalès, 90. — Phérécyde, 90. — Pythagore, 95.

Octogénaires : Solon, 81 ans. — Anaximène, 85. — Diogène de Séleucie, 88. — Parménide, 85. — Philolaüs, 80. — Antisthène, 85. — Platon, 82. Cléanthe, 80. — Posidonius, 84.

Septuagénaires : Confucius, 72 ans. — Anaxagore, 72. — Socrate, 70. — Épicure, 72. — Chrysippe, 70.

Sexagénaires : Anaximandre, 63 ans. — Héraclite, 60. — Aristote, 62. Au-dessous de 60 ans : Empédocle, 49 ans.

Temps modernes.

Nonagénaires : Hobbes, 92 ans.

Octogénaires : Thomas Reid, 86 ans. — Laromiguière, 81. — De Bonald, 87. — De Gérando, 81. — Royer-Collard, 82.

Septuagénaires : Nicole, 70 ans. — Locke, 72. — Malebranche, 77. — Leibnitz, 70. — Le P. Buffier, 76. — Le P. André, 79. — Wolf, 75. — Diderot, 71. — Dugald Stewart, 75. — Schelling, 79. — Cousin, 76.

Sexagénaires : Gassendi, 63 ans. — Berkeley, 69. — Condillac, 65. — D'Alembert, 66. — Ad. Smith, 67. — Joseph de Maistre, 68. — Hegel, 61.

Quinquagénaires : Descartes, 54 ans. — Clarke, 54. — Helvetius, 56. — Hume, 59. — Kant, 54. — Fichte, 52. — Maine de Biran, 54.

Au-dessous de 50 ans : Spinosa, 45 ans. — Pascal, 39. — Jouffroy, 46.

Le tableau longévital ci-dessus contient 34 philosophes anciens et pareil nombre de philosophes modernes, lesquels ont vécu, les premiers 2,871 années, soit chacun 84 ans 5 mois, en moyenne ; les seconds 2,284 années, soit chacun 67 ans 2 mois en moyenne. D'où résulte une différence de 17 ans 2 mois en faveur des anciens.

Mais, comme le fait très-justement observer M. Foissac, on ne peut, sous aucun rapport, comparer les philosophes modernes avec les anciens. Ceux-ci enseignèrent leur système de philosophie moins par les préceptes que par l'exemple. C'étaient des philosophes pratiques ; tandis que ceux-là ne sont guère que des savants qui dissertent sur la philosophie, ou sur leur système propre.

(122) V. p. 335. *Professions.* — En établissant d'une autre façon le tableau que j'ai donné (p. 58), d'après Casper, des probabilités de la durée de la vie suivant les professions, on arrive à constater que, terme moyen :

Les théologiens vivent...................	65,1 ans.
Les agriculteurs —	62,4
Les commerçants —	61,7
Les militaires —	61,6
Les employés —	59,6
Les avocats —	58,9
Les artistes —	57,3
Les professeurs —	56,9
Les médecins —	56,8

Nous avons vu, dans la note 99, ce qu'il faut penser de cette infériorité longévitale des *médecins* ; et, notes 100, 116, 117 et 118, ce qu'il en est de la longévité comparative des *artistes* dramatiques, peintres, poëtes et musiciens.

———

Magistrats. — Casper ne comprend pas les magistrats dans sa table. Cependant, c'est parmi eux que se rencontrent le plus de cas de longévité, en raison du pouvoir judiciaire qu'ils exercent en dehors des luttes des partis, et de la responsabilité des affaires. Aussi, dans ce corps respectable, les exemples de vertes vieillesses ne sont pas moins fréquents que parmi les théologiens et les philosophes. Un statisticien les place même en première ligne et leur attribue une vie moyenne de 69 ans (Foissac, p. 330).

———

Avocats. — Parmi les membres du barreau parvenus à un âge avancé, on cite un avocat d'Agen dont la carrière s'était prolongée jusqu'à 111 ans, et un avocat de Bordeaux qui en avait atteint 112. Ils moururent l'un et l'autre en 1810. A Paris je ne connais d'avocat centenaire que l'avocat Bury (v. p. 112).

———

Professeurs. — Généralement on rencontre de longues vieillesses parmi les philologues, les grammairiens, les rhéteurs, les professeurs de toutes les nations, de tous les siècles. Parmi eux peuvent être comptés quelques-uns des philosophes de la note 121, tels que Gorgias et Théophraste.

Un grammairien célèbre, qu'Horace appelle *le fouetteur*, à cause de sa causticité, vécut presque jusqu'à 100 ans, suivant Suétone.

Il en fut de même de Valérius Caton, grammairien accompli, lequel vécut *ad extremam senectam*, dit encore Suétone.

Isocrate, disciple de Gorgias, mourut à 99 ans.

Quintilien, en raison des grands chagrins dont il fut frappé, ne put aller jusque-là ; il mourut à 78 ans.

Auguste Boekh, le célèbre philologue allemand, est mort à 82 ans.

Rollin, le Quintilien français, prolongea sa vie jusqu'à 82 ans.

L'abbé Sicard, l'instituteur des sourds-muets, atteignit presque le même âge.

Massieu, le célèbre professeur sourd-muet, parvint à 75 ans seulement.

De même Daniel Heinsius, le philologue hollandais.

Théologiens, Prêtres, Papes, Évêques, etc. D'après la table de Casper, ce sont les théologiens qui présentent la moyenne de longévité la plus élevée. Dans cette classe doivent être compris les papes, les cardinaux, les évêques, les prêtres catholiques ainsi que les ministres des cultes réformés. On en compte 90,000 en France, en y comprenant les communautés.

Voici le chiffre de la longévité de ceux dont l'âge nous est connu.

A l'époque du dernier concile, la hiérarchie de l'Église catholique, présidée par le pape Pie IX, âgé aujourd'hui de 81 ans, se composait de 991 patriarches, archevêques et évêques. On connaissait l'âge de 766 titulaires, ainsi qu'il suit :

3 âgés de	96 ans.		150 âgés de	50 à 55 ans.
2	90		82	45 à 50
20	80 à 85		43	40 à 45
46	75 à 80		24	38 à 40
79	70 à 75		13	35 à 38
164	60 à 65		7	30 à 35
133	55 à 60			

Maintenant, voici l'âge des décédés.

Centenaires : Grégoire IX, pape, 100 ans. — Le cardinal de Salis, 110 ans. — Le curé de Lisieux, Desroches, 113 ans. — Le P. Levezier, moine augustin de Clairfontaine, 120. — L'abbé Maignon, curé de Mirande, 100. — M. Aschatz, curé de Eisgam, basse Autriche, 101. — M. le pasteur Nazon, 100. — En 1854, l'archevêque Stepanowitsch, du rite arménien, vivait encore âgé de 104 ans. De même vivait encore, en la même année, le révérend Fletcher, âgé de 106 ans. — La religieuse de La Corderie, du couvent Sainte-Anne de Saint-Servan, 102.

Nonagénaires : Le cardinal Fleury, 90 ans. — Le cardinal du Belloy, 99. — Monseigneur de Roquelaure, membre de l'Académie française, 97. — L'abbé Jacques Pédefer, 99. — Jacques Vernet, théologien génevois, 91. — L'évêque d'Avranches, Huet, 91. — M. Réveillau, curé de Saint-Pierre de Saintes, 97 ans. — La religieuse Françoise-Camille de Soyecourt, 92. — En 1856 Monseigneur de Bruillard, évêque de Grenoble, gravissait la montagne de la Grande-Chartreuse, malgré ses 92 ans.

Octogénaires : Pie VI, 82 ans. — Pie VII, 83. — Grégoire XVI, 81. — Clément XII, 88 ans. — Le sage et savant Abauzit, pasteur à Genève, que J.-J. Rousseau comparait à Socrate, 88 ans. — Un autre pasteur, Adolphe Cuvier, 82 ans. — Le jésuite Hardouin, 82 ans. — Le cardinal de La Luzerne, 83 ans. — Le cardinal Talleyrand-Périgord, 86 ans. — Monseigneur de Belmas, évêque de Cambrai, 84 ans. — Le cardinal Pacca, 88 ans. — Monseigneur de Saunac, évêque de Montauban, 89 ans. — Le frère Jean-Baptiste, de la Trappe, 87 ans. — Le *grand* Arnauld, 82 ans·

Septuagénaires : Le doyen de l'église Saint-Paul, à Londres, le docteur Milman, 78 ans. — Bourdaloue, 72 ans. — Fléchier, 78 ans. — Massillon, 79. — Bossuet, 77. — L'archevêque de Paris, Christophe de Beaumont, 78 ans. — Le cardinal Maury, 71 ans.

Sexagénaires : Léon XII, et Pie VIII, 69 ans. Fénelon, 64 ans.

Agriculteurs. — Après les ecclésiastiques et les religieux, ce sont les agriculteurs qui fournissent la carrière vitale la plus longue. C'est chez eux qu'on compte le plus de centenaires. Outre les exemples que j'en ai cités dans le chap. II de la première partie, en voici d'autres dont plusieurs tout récents :

En 1614, Jacques Sand, âgé de 140 ans et sa femme, âgée de 120, renouvelaient le sixième bail de 21 ans de la ferme qu'ils tenaient à Osborne (Angleterre).

En novembre 1848, mourait âgé de 108 ans, Duncan Munro, tenancier du duc d'Argyle (Écosse). Il laissait une fille de 80 ans et un fils de 70, cultivateurs comme lui.

En octobre 1854, Denis Coorolice, très-habile agriculteur des environs d'Athenry (Irlande), s'éteignait à l'âge de 117 ans.

Un fermier du comté de Carlow, James Molan, s'éteignit également, à 116 ans, sans jamais avoir quitté sa ferme qu'il tenait de son père, mort à 86 ans.

Au mois de février 1857, mourut un paysan, nommé Michel Kiawelkis, âgé de 137 ans, dans une propriété du gouvernement de Vilna, appartenant à M. de Médem.

En France, au mois de juillet 1855, mourait à la Motte-Chalencas

(Drôme), agé de 119 ans, un cultivateur du nom de Provençal, frappé d'apoplexie, au sortir d'une réunion du conseil municipal dont il était membre.

Sur la fin de l'année 1858, vivait, aux environs de Pezenas, le nommé Bernard Vaïsse, né en 1757. Il avait servi douze ans sous Louis XVI. Il vivait du travail des champs. Son père mourut à 110 ans et son grand-père à 121. Peut-être lui-même a-t-il atteint cet âge.

Le 8 novembre 1854, mourut à Roquecor (Lot-et-Garonne) la femme Bonald, âgée de 103 ans ; elle vivait, dans les champs, du travail de ses mains.

Le 15 avril 1855, mourait beaucoup plus âgée, 119 ans, à Pouhinec, une autre paysanne nommée Marie-Sejourel, dont la vie avait été un constant labeur.

L'absence des passions orageuses, la vie continuelle à l'air libre, un exercice journalier : telles sont les trois causes essentielles de la longévité qu'on rencontre parmi les agriculteurs (Foissac).

Militaires. — L'école du soldat est une école de longévité ; témoin les longues vieillesses des militaires retirés du service. Les centenaires ne manquent pas parmi eux. Nous connaissons John Martin, Henri Jenkins, Pierre Huet, Delpeuch, Draakemberg, Mittelstadt, Chiossich (v. p. 23, 24, 36, 37, 44, 45). C'étaient tous de vieux soldats plus que centenaires. Ajoutons-y :

John Macdonald, doyen des vétérans de l'armée anglaise, mort à 108 ans, en 1849.

Chez nous, le gentilhomme périgourdin M. de Ligneras, lequel, mort à 117 ans, en 1840, avait fait partie de cette brillante maison du roi qui chargea avec tant d'audace à Fontenoy.

David Harmand, entré aux Invalides en 1854, âgé de 104 ans, qui a servi de modèle à Charlet pour ses *grognards*.

Jean Kolombieski, admis aux Invalides en 1850, âgé de 120 ans, comptant 75 années de service et 29 campagnes.

Nous avons des généraux qui sont morts touchant ou marchant vers la centaine : Jomini, Oudinot duc de Reggio, Daullé, les maréchaux Soult et Vaillant, etc.

Et nous en avons de vivants qui iront jusque-là, s'il plaît à Dieu : Philippe de Segur, Changarnier, Baraguay-d'Hilliers, Le Flô, etc.

(123) V. P. 52. 335. — *Riches et pauvres. Domestiques.* — C'est dans les hôpitaux qu'on constate le mieux l'influence que la richesse, c'est-à-dire l'aisance, et la pauvreté, c'est-à-dire la misère, exercent sur la durée de la vie. Ces deux extrêmes ressortent de la différence des professions, en ce que la mortalité varie suivant l'aisance ou la gène attachée à tel ou tel état. Ainsi, dans les hôpitaux de Paris, tandis que la mor-

talité est de 1 sur 4,13 parmi les décrotteurs, de 1 sur 7,47 parmi les cordonniers, de 1 sur 8,41 parmi les couturières, elle descend à 1 sur 10,55 parmi les bijoutiers, charpentiers, ébénistes, en un mot chez ceux qui ont éprouvé le moins de privations (Foissac).

Cependant, chose étrange ! il n'est pas rare de trouver des centenaires parmi les mendiants. Par exemple, à la mort de Thomas Parr (v. p. 25) il y avait à Londres un mendiant de profession, Étienne Swits, âgé de 149 ans, ce qui est attesté par le registre mortuaire de la paroisse de Saint-Paul. — Chez nous, au mois de juin 1859, mourut, à Luynes, un vieillard indigent, âgé de 107 ans. — En 1847, dans les environs du Mont-Saint-Michel, vivaient deux centenaires mendiants une femme et un homme, âgés de 106 et de 107 ans. — En novembre 1843, une mendiante de 112 ans, nommée Lavaud, mourut à Guettières, près de Nontron, et en janvier 1856, un autre, à Saint-Martin de Hinx, âgé de 104 ans. — Enfin, en 1854, on voyait, dans la montre d'un portraitiste de Reims, la photographie d'une femme de 104 ans, la veuve Locret, qui mendiait en offrant aux passants des petits balais. — Cette longévité, dans une condition aussi misérable, a son secret dans l'insouciance, dans l'absence de préoccupations, dans la sobriété forcée de ceux qui la subissent, et dans cette appellation de *philosophes* qu'ils donnent aux souliers troués qui les chaussent.

C'est à la même quiétude d'esprit touchant les embarras de la vie et des affaires qu'est due la longévité des domestiques. On évalue leur nombre en France à 1,500,000. Relativement à ce chiffre celui des centenaires de cette classe est très-élevé. On cite notamment la fille Claire Mahine, décédée à l'hospice du Puy, en 1841, âgée de 114 ans. Le berger Feron, mort à Namur en 1833, âgé de 118 ans. Et, avant eux, l'ancien domestique de Washington, mort à New-York en 1843, à l'âge aussi de 114 ans.

(124) P. 62. 335. — La même somme de vie est attribuée à l'homme dans tous les climats (v. ci-dessus, p. 118). Ce principe organique, posé par Buffon, est contesté par Foissac, p. 355. Mais c'est pour aboutir à dire p. 385, « qu'il n'existe qu'une famille d'hommes, tous égaux devant la vie et devant la mort, les différences qu'on voit entre eux n'étant qu'artificielles, et la nature tendant à les ramener tous au type commun de leur origine. » Ces contradictions sont fréquentes chez l'auteur ; d'autant, en ce qui touche la longévité, qu'après avoir *affirmé,* p. 355, que la durée de la vie est plus longue chez l'Européen que chez l'Asiatique et chez l'Africain, il fournit lui-même la preuve du contraire en donnant une longue liste de centenaires des diverses parties du nouveau monde, p. 386 et suiv. Dans tous les climats il y a, en effet, également, des centenaires, et la vie y est également plus ou moins longue, selon qu'on y suit plus ou moins

les règles hygiéniques commandées par la nature de chaque climat.

(125) V. p. 335. — C'est avec grande raison que j'ai préféré, p. 66, l'air pur de la campagne à l'air empesté des villes ; car le premier est l'aliment de la vie, *pabulum vitæ*, comme disaient les anciens, tandis que le second en est le destructeur. Ceci sera amplement démontré dans l'un des traités cités p. 362.

(126). V. p. 335. — Il est hors de doute que la longévité dépend beaucoup d'une disposition innée, transmissible qu'elle est par voie d'hérédité, comme la taille, les maladies, les qualités physiques et morales. Aux exemples que j'en ai donnés p. 50, on peut ajouter ceux cités par le docteur Foissac p. 365 et empruntés au *Traité de l'hérédité naturelle* de Prosper Lucas. — Parmi les familles royales, où la longévité est héréditaire, se distingue la dynastie prussienne. Le grand Frédéric dépassa l'âge de 74 ans. Frédéric-Guillaume atteignit celui de 70 ; et l'empereur-roi actuel, né dans la même année que M. Thiers, est âgé aujourd'hui de 76 ans, et ne paraît pas vouloir s'arrêter là. — Au contraire, la vie est courte dans la famille impériale de Russie. Sans remonter à Pierre le Grand qui mourut âgé de 50 ans à peine, Alexandre mourut à 48 ans, Constantin à 42, Nicolas à 59, le grand-duc Michel à 51. — Il n'en est pas tout à fait de même des Bonaparte, car, si Charles Bonaparte, le père de la famille, est mort à 39 ans, et le second de ses fils, Napoléon Ier à 52 ans, ses quatre autres fils sont morts : Lucien à 65, Louis à 68, et Joseph l'aîné, et Jérôme le plus jeune, à 76 ans. Quant à ses trois filles : Caroline est morte à 57 ans, mais Élisa et Pauline à 46 et 45 seulement. Quant à ses petits-fils : Napoléon II est mort à 21 ans, l'aîné des trois fils de Louis à 5 ans, le cadet à 27 ans, et le dernier, Napoléon III, a 65 ans. — J'ai cité la famille de l'illustre Turgot comme exemple des vies héréditairement courtes. J'ajouterai ici que le marquis de Turgot, ministre de Napoléon III en 1851, et, en dernier lieu, ambassadeur en Suisse, a terminé prématurément sa carrière. — Autre exemple notable : au XVIIIe siècle, le père du célèbre géomètre Clairaut qui, à 18 ans, fut reçu à l'Académie des sciences, avait vu périr 19 enfants dans un âge peu avancé, et il perdit son vingtième, la gloire de l'Académie, à 52 ans.

(127) p. 118. 366. — Sur les 860,000 décès qui ont lieu en moyenne, chaque année en France (860,330 en 1864), combien compte-t-on de centenaires ? Une table officiellement dressée par le gouvernement pourrait seule nous le faire exactement connaître, et cette table n'existe pas. A son défaut, on ne peut que consulter les statistiques privées, et ces statistiques, outre celles mentionnées p. 137, diffèrent entre elles énormément. Ainsi, d'après la table de mortalité de Montferrand, la moyenne des centenaires inhumés annuellement en France, du 1er janvier 1817, au 31 décembre 1832, ne serait que de 48 seulement ;

ce qui ferait un décès centenaire sur 20,000 inhumations ; — tandis que d'après l'*Annuaire du bureau des longitudes*, ce chiffre est porté entre 140 et 150. En adoptant ce dernier chiffre, ce serait donc, sur le total annuel des décès (860,000), un centenaire sur 5,060 décès approximativement. Ce chiffre me paraît d'autant plus devoir être adopté qu'il 'approche de celui constaté dans les autres pays (v. Foissac, p. 400).

Pour ce qui est des longévités de plus de cent ans, le prince des physiologistes, Haller, dit que l'extrême limite de la vie de l'homme peut s'étendre jusqu'à deux siècles : *Non citra alterum seculum ultimus terminus vitæ humanæ subsistit. (Elementa physiologiæ,* t. VIII, lib. XXX, p. 95). Ainsi pensent Hufeland, et Flourens. (V. p. 119 et 124.) Buffon reconnaît aussi que, dans toutes les espèces, on voit des individus dont la vie se prolonge au double de la vie ordinaire. A ce sujet il raconte l'histoire d'un cheval qui vécut jusqu'à 50 ans, double de la durée normale des animaux de son espèce qui est de 25. La durée normale de la vie de l'homme étant de 100 ans (v. p. 116 et s.); cette durée peut donc se prolonger jusqu'au double. On en cite quelques exemples. Dans Martial on lit l'épitaphe d'une dame romaine décédée à l'âge de 200 ans. En 1642, un Écossais nommé Gillour-Mac-Crain mourut âgé de 202 ans. En 1801 un soldat russe, qui avait servi comme volontaire dans la guerre de *Trente ans*, mourut également âgé de deux siècles. Mais ces faits ne sont pas appuyés de preuves assez authentiques pour qu'on y croie absolument. Les exemples des plus longues vies dont on croit avoir la preuve sont ceux que j'ai rapportés dans le chap. II de la première partie. On peut y ajouter celui d'un chanoine de Lucerne qui s'éteignit en 1346, après avoir accompli sa cent quatre-vingt-sixième année ; et enfin trois autres macrobites privilégiés de la nature qui atteignirent 185 ans, dont un cultivateur croate qui fut accompagné, en 1724, à sa dernière demeure, par sept fils dont l'aîné avait 155 ans et le plus jeune 97 (Foissac, p. 362).

(128) P. 345. — On prête ce mot au cardinal de Belloy âgé de 99 ans, adressé à des jeunes filles lui présentant un bouquet, en lui souhaitant d'aller à la centaine : « Ah ! mesdemoiselles, vous n'êtes guère généreuses ! » Cependant c'est à cet âge que, ne touchant presque plus à la terre, nous n'en ressentons presque plus les douleurs. Il est en effet constaté que la mort des centenaires survient tout naturellement par suite de l'usure des organes, en conformité des lois qui régissent tous les corps organisés. C'est, comme on l'a définie, « la dernière fonction de la vie. » Quelquefois cette fonction est lente à s'accomplir, comme, par exemple, chez Fontenelle ; ce qui lui fit dire : « Je ne croyais pas faire tant de façons pour mourir. » Mais, quand c'est à pas lents que la mort vient chez le centenaire, c'est à pas doux qu'elle arrive. C'est la lampe qui s'éteint d'elle-même, peu à peu, n'ayant plus d'huile. Ainsi s'étei-

gnit, le 15 janvier 1873, sans souffrance, sur son fauteuil, en prenant une tasse de lait, madame la maréchale de Lauriston, à l'âge de 100 ans et trois mois. Et aussi, quelques jours avant, madame Reville, mentionnée note 96. Et encore la plupart des centenaires qui font l'objet du chap. II de la première partie (p. 13 et suiv.).

Comme la maréchale de Lauriston, presque tous les centenaires conservent intactes leurs facultés intellectuelles jusqu'au dernier moment, surtout les femmes. Telles la sœur de Chateaubriand et les quelques autres dames centenaires mentionnées p. 30 et 31. Telle surtout cette autre Bretonne du dix-huitième siècle, dont son fils, le célèbre Duclos, a écrit : « Avec un caractère singulièrement vif, une imagination brillante et gaie, elle avait un jugement prompt, vif et ferme. Voilà déjà une femme assez rare; mais ce qui l'est peut-être plus, c'est qu'elle a eu, à 100 ans passés, la tête qu'elle avait à 40. »

Chez les centenaires la vue et l'ouïe sont les deux sens qui s'altèrent quelquefois; mais, chez beaucoup, par un singulier jeu de la nature, ces deux sens altérés ou même perdus dans l'extrême vieillesse, leur reviennent aussi parfaits qu'en leurs jeunes années. De même les dents ou les cheveux tombés leur repoussent, phénomènes dont j'ai cité plusieurs exemples p. 42.

(129) V. note 3 et p. 69. — Je crois devoir consigner ici l'observation suivante de M. Levasseur, empruntée au compte rendu de la séance de l'Académie des sciences morales et politiques du 8 fév. 1873, en raison du prix que j'attache à tout ce qui sort de la plume ou de la bouche de cet économiste éminent. « Un fait qui a été constaté dans tous les pays, c'est la prédominance des naissances d'enfants du sexe masculin. Partout il naît plus de garçons que de filles : la proportion varie, selon les contrées, entre 107 et 102 garçons pour 100 filles; elle est plus faible pour les enfants naturels (environ 105-101 contre 100 filles) et beaucoup plus forte pour les morts-nés (dans certains pays, 140 enfants mâles contre 100 de sexe féminin). Il meurt aussi plus de femmes en accouchant d'un garçon qu'en accouchant d'une fille. En revanche, la vie s'use plus vite pour les hommes, dont les professions sont plus dangereuses, ou par d'autres causes diverses, de sorte qu'à vingt-cinq ou vingt-six ans, l'équilibre est rétabli entre les deux sexes; après trente ans, il se rompt de nouveau, mais en faveur de la femme. Il est certain qu'il y a plus de vieillards de sexe féminin que de sexe masculin. Maintenant, il est évident qu'individuellement l'homme prolonge sa vie par la sobriété, par l'équilibre entre le travail et la nourriture, mais on n'a pas encore trouvé le moyen de prolonger la vie des hommes en général. La vie moyenne des nations civilisées augmente, sans doute, mais ce n'est pas par la prolongation de la vie des vieillards, c'est par la conservation des enfants, par la diminution de leur mortalité... »

(130) L'octogénaire, auteur du livre cité dans ma préface (in-12 de 230 pages. Paris, 1873) est, sans aucun doute, le doyen honoraire de la faculté de Dijon, le docte M. Tissot, que Vapereau fait naître vers 1800, et qui est bien réellement né le 2 oct. 1786 ; ce qui lui donne aujourd'hui 86 ans passés. Ce livre est la paraphrase des *Discorsi della vita sobria* du centenaire Cornaro, dont il recommande la pratique à tous ceux qui, comme lui, prétendent atteindre ou dépasser cet âge. Ce qu'il y a d'étrange dans ce traité d'*hygiène*, c'est que ses prescriptions diététiques reposent sur la poétique du Sonnet, dont les leçons et les exemples qu'il en donne absorbent la majeure partie ; ce qui fait, que son secret de « vivre sans vieillir » semble n'avoir été publié qu'en vue du sonnet. C'est un sonnet, composé par le bibliothécaire de Dijon, qui sert de préface au livre, et c'est audit bibliothécaire que le livre est dédié, comme « ayant inspiré à l'auteur ses meilleurs sonnets et devant à ce titre en partager la gloire. » Ça y est en toutes lettres. Or « cette gloire », quelque nombreux qu'en soit le bagage, ne me paraît pas devoir donner un riche dividende à chacun. Si c'étaient Sainte-Beuve, Arvers, ou Joséphin Soulary qui les eussent inspirés, je ne dis pas. Mais c'est « le génie » de Malleville, de Maynard et de Gombauld (p. 149). Le génie!... « sans sel ni sauge », comme dit Tallemant des Réaux. « Et Gombauld tant loué garde encor la boutique », a dit Boileau. Aussi, des vers de ces rimeurs, et de leurs imitateurs, peut-on dire avec l'Alceste de Molière : « J'en pourrais par malheur faire d'aussi méchants, mais je me garderais de les montrer aux gens », d'autant que, pour les sonnets de l'octogénaire professeur, ce n'est pas celui « *sur le vingt-cinquième anniversaire de Pie IX* » ; ou celui « *sur Victor Emmanuel au Quirinal* », ou « celui adressé *aux illustrissimes et révérendissimes pères du Concile œcuménique du Vatican, sur le dogme de l'infaillibilité du Sainte-Père* »; ou les divers autres *ejusdem farinæ*, qui sont de nature à en relever beaucoup la poésie. En tout cas, cette démangeaison de rimer, qui est généralement la monomanie des vieillards, présente ici des morceaux trop difficiles à digérer pour n'être pas au moins déplacés dans un traité pratique d'*hygiène*. Pauvre vieux M. Tissot ! « Il se tue à rimer, que n'écrit-il en prose ? » — Il y écrit si bien et si savamment, dans les nombreux ouvrages qui ont fait sa juste réputation.

NOTES DE L'APPENDICE

(1) F. Devay, *Hygiène des familles*, vol. gros in.- 8. Paris, 1858.

(2) Rien de plus populaire en France, et même à Paris, que les *ogres*. Ce nom est un épouvantail terrible dont se servent les vieilles femmes et les nourrices, gardiennes de toutes traditions, pour effrayer les petits enfants et leur imposer silence. Qui n'a pas eu peur de *Croquemitaine*, cet *ogre* qui a failli tant de fois nous manger? Ce que l'on ne sait pas, c'est que cette peur nous vient de celle que les *Hongrois* (*ougours*, dont nous avons fait *ogres*) ont fait éprouver à nos pères, lors de leurs terribles invasions du dixième siècle. La *botte de sept lieues*, qui, dans les contes de Perrault, permet à l'*ogre* de traverser montagnes et rivières, est un souvenir de ces innombrables et universelles invasions. Cet amour de la *chair fraîche* des petits enfants est le reste de cette tradition : que les *Hongrois* buvaient le sang de leurs ennemis, et que les mères mordaient leurs enfants à la figure. Les yeux gris et ronds de l'*ogre*, son nez crochu, sa grande bouche armée de longues dents, sont la charge du portrait du Hongrois (V. Dussieux, *Essai hist. sur les invasions des Hongrois*, p. 67).

(3) G. de Semur, *Erreurs et préjugés*, p. 33, 37.

(4) V. les articles publiés, en 1856, dans le recueil *La Science contre le Préjugé.*

(5) V. le *Magasin pittoresque*, 1839, p. 146 et le *Grand Diction. universel* de Larousse, t. IV, p. 716, col. 1.

(6) L'homme est toujours moins grand debout que couché. — Quand un adulte est resté couché toute la nuit, sa taille se trouve, le matin, augmentée de plusieurs centimètres. — Les cartilages qui séparent les vertèbres s'affaissent, pendant la journée, sous le poids de la partie supérieure du corps. Dans la position horizontale ils se dilatent en vertu de leur élasticité et rentrent dans les conditions de leur conformation primitive. La différence est remarquable chez les jeunes sujets. C'est, sans doute, principalement à cette particularité qu'il faut attribuer l'augmentation de taille qu'on observe souvent chez les enfants à la suite d'une longue maladie. — L'homme qui élève les bras en l'air arrive, avec le bout du doigt médius, à une hauteur de 2 mètres; son ombilic est à 1 mètre de la plante des pieds (Silbermann).

Au point de vue plastique, les artistes divisent la taille entière de l'homme en trente parties égales, savoir : Une depuis le sommet de la tête jusqu'à la naissance des cheveux. Une seconde du sommet du front à la racine du nez. Le nez à lui seul compte pour une troisième partie, et la quatrième, qui complète la face, descend jusqu'au-dessous du menton, de telle sorte que la tête entière représente quatre parties, soit quatre trentièmes de la hauteur totale. Du menton aux fossettes de la clavicule, on compte deux trentièmes ; puis, de là jusqu'à la bifurcation du tronc, neuf parties également partagées de trois en trois entre les mamelles, la partie du ventre supérieure au nombril et le bas-ventre. A la bifurcation finit la première moitié de la structure humaine. De la seconde moitié, les cuisses prennent les deux cinquièmes, soit six parties sur trente, et les neuf autres parties, enfin, se mesurent depuis le dessus du genou jusqu'à la plante des pieds.

(7) Corps législatif, séance des 5 mai et 16 juin 1866.

(8) *Influence de l'état moral de la société sur la santé publique*, par le Dr Dessieux. Paris, 1865, 1 vol. de 92 pages.

(9) *Recherches statistiques sur la ville de Paris*, t. II, tableau 87.

(10) Une promenade en Auvergne, 1866, *Monit. du Soir.* du 10 oct.

(11) Disc. de M. de Tillancourt au Corps législ., novembre 67 (Moniteur du 26).

(12) Godron, *De l'espèce et des races*. Paris, 1859, t. II, p. 173 à 189.

(13) *Tératologie*, t. I, p. 183 et 186.

(14) *Teutoboch* n'en était pas moins d'une taille gigantesque. Au dire de *Florus*, il franchissait d'un saut quatre et même six chevaux mis de front. D'après *Michelet*, quand il fut conduit en triomphe à Rome, il était plus haut que les trophées.

(15) *Traité de la machine humaine* par le docteur *Ignotus*, 1 vol. in-18, avec planches. Paris et Bruxelles. Lacroix et Verboeckhoven, (1866). V. p. 402, note 17.

(16) Dr Boudin, *De l'accroissement de la taille et de l'aptitude militaire en France* (articles dans le journal le *Monde* des 3 et 6 oct. 1866).

(17) « Les auteurs grecs nous ont laissé une foule d'indications précises relativement à la mesure elle-même de la taille de l'homme, à la longueur des lits, etc., qui ne permettent pas de penser que, depuis l'époque où vivait Aristote, c'est-à-dire depuis deux mille quatre cents ans, notre espèce se soit rapetissée..... Il nous reste des anneaux, des poteries, des casques, des armes d'une haute antiquité, qui appartenaient évidemment à des peuples dont la stature n'était pas supérieure à la nôtre. La hauteur des portes des plus anciens monuments de la Babylonie et de l'Egypte, les sarcophages, les momies elles-mêmes conservées dans les hypogées, qui datent de l'époque des Pharaons, montrent que, depuis quatre mille ans, notre espèce n'a pas changé, sous le rapport de la taille. » (Godron, voir note 12.)

(18) Chez tous les peuples, anciens et modernes, un minimum de taille a toujours figuré parmi les principales conditions d'admissibilité au service.

Le minimum de la taille du soldat a été fixé, ainsi qu'il suit, à diverses époques et chez divers peuples :

	M.	Mil·
Soldat romain, d'après une loi de Valentinien......................	1	665
Soldat français, d'après une ordonnance de Louis XIV du 26 janvier 1701.	1	624
Soldat français, de 1799 à 1803...............................	1	598

	M.	Mil.
Soldat français de 1804	1	544
— d'après la loi du 10 mars 1818	1	576
— d'après la loi du 11 déc. 1830	1	540
— d'après la loi du 11 mars 1832	1	560
— d'après la loi du 1868	1	550

(19) En France, la taille normale ou moyenne de l'homme peut être estimée à 1^m,642. La taille est réputée ordinaire quand elle varie entre 1^m,600 et 1^m,760. La femme présente un peu moins de hauteur. On dit la taille humaine petite quand elle est beaucoup au-dessous de 1^m,600 ; on l'appelle grande quand est elle au-dessus de 1^m,760. Les hommes qui n'atteignent pas 1 mètre sont des *nains*; ceux qui en dépassent 2 sont des géants. (Boudin, v. note 16.)

(20) Le poids moyen de notre espèce, abstraction faite de l'âge et du sexe, est de 52 kil. 1/2. Pour l'homme il est de 55, et pour la femme de 50. L'homme atteint le maximum de son poids vers quarante ans ; il commence à en perdre d'une manière assez sensible vers soixante. Le poids moyen du vieillard, dans les deux sexes, est à peu près celui de l'individu à dix-neuf ans (v. Table détaillée de l'influence de l'âge sur le poids humain dans le *Diction. d'économie politique*, t. II p. 709).

(21) Faits empruntés au *Grand Dictionnaire universel* de P. Larousse, t. V, p. 178, col. 2 et suiv.

(22) Nous complétons et rectifions ces renseigements par ceux-ci empruntés à un journal de New-York (*Moniteur* du 4 juillet 72).

Tom Pouce vit encore. — Au nombre des passagers arrivés récemment d'Angleterre à bord du vapeur *Egypt*, se trouvaient le général Tom Pouce, sa femme (Lavinia Warren), miss Minnie Warren, sa belle-sœur, et le commodore Nutt, qui, partis il y a trois ans environ, ont visité successivement, sous la direction de MM. S Blecker, L.-B. Kellogg, la Californie, le Japon, la Chine, l'Australie, les Indes, l'Egypte et les principales villes de l'Europe.

Tout ce petit monde-là est revenu en excellente santé et enchanté de sa tournée.

Le général Tom Pouce, qui, comme on sait, est fort riche, est décidé — on le dit du moins, — à renoncer pour toujours aux exhibitions, à aller vivre en grand seigneur dans une magnifique propriété qu'il a fait bâtir à Middlebourg (Massachusetts). On ajoute que le commodore Nutt doit épouser prochainement miss Minnie Warren.

Nous offrons de parier que Barnum trouvera aisément le moyen de faire voir, une dernière fois au moins, ses anciens pensionnaires au public des États-Unis.

(23) Maurice Sand, *Six mille lieues à toute vapeur*. Paris, 1862, in-8, p. 356.

(24) En corrigeant les épreuves du texte et des notes qui précèdent, je lis le compte rendu de la séance publique annuelle de l'Académie des sciences, du 23 novembre 1872, dans lequel se trouvent les passages suivants de l'éloge écrit d'Isidore Geoffroy Saint-Hilaire, par le secrétaire perpétuel, M. Dumas, — passages que je suis heureux de reproduire, comme confirmatifs de ce que j'ai moi-même écrit au sujet des *nains* et des *géants* :

« A ne considérer que les simples variations de la taille, il y a des nains et des géants. Où s'arrêtent les dimensions de l'état normal ? Où commencent celles qui appartiennent à l'état monstrueux ? La nature a-t-elle jamais réalisé les fictions de Gulliver ? Isidore Geoffroy Saint-Hilaire aborde et résout ces questions.

« Les nains célèbres ne manquent pas. Qui ne connaît l'histoire du nain du roi de Pologne, présenté dans une assiette à l'église, le jour de son baptême, à qui un sabot servit de berceau, et qui ,dans son plus bel âge, atteignit environ 30 pouces de haut! Or, les nains très-nombreux dont l'histoire a gardé le souvenir avaient tous, comme lui, la taille comprise entre 2 et 3 pieds. Ayant figuré dans l'entourage des souverains, leur signalement et souvent leurs portraits nous ont été transmis : Auguste, Julie, Tibère, Domitien, Héliogabale avaient leurs nains; Catherine de Médicis en avait plusieurs, et Henriette d'Angleterre comptait parmi ses plus fidèles serviteurs le célèbre Geoffroid Hudson.

« Notre confrère démontre qu'il y a trois espèces de nains : les nains permanents qui le sont dès le sein de leur mère, qui le sont encore à leur naissance et demeurent tels pendant toute leur vie ; les nains accidentels, qui, nés et restés d'abord dans cette condition, reprennent à un certain âge la taille de l'homme ordinaire ; enfin, ceux dont les dimensions n'offraient d'abord rien d'étrange et dont le développement s'est arrêté au milieu de l'enfance et pour toujours.

« Mais si la taille de l'homme ne peut pas s'abaisser au-dessous de la moitié, qui l'empêche de s'élever jusqu'au double et au delà? Que faut-il penser des Patagons? Existe-t-il encore des géants dans quelque partie du monde; en a-t-on conservé dans les temps historiques? Les géants seraient-ils nos ancêtres, comme on l'a dit, et, les hommes actuels ayant dégénéré, nos premiers parents auraient-ils à rougir de l'humble taille de leurs descendants?

« En 1718, un membre de l'ancienne Académie des Inscriptions, Henrion, n'en doutait pas. Il faisait venir l'homme de haut vraiment, et, selon ses calculs, la taille d'Adam était de 123 pieds 9 pouces ; celle d'Eve de 118 pieds 9 pouces et 9 lignes ; Noé, déjà un peu baissé, ne dépassait guère 100 pieds, et le genre humain, diminuant sans cesse, devait se réduire quelque jour à une légion de mirmidons.

« Ceci n'est qu'une fantaisie de savant; pourquoi cependant, chez tous les peuples, même en Amérique, signale-t-on l'existence de races gigantesques, comme ayant précédé sur la terre l'apparition de l'homme actuel ou comme ayant coïncidé avec elle? Les géants foudroyés par Jupiter, les Cyclopes, Polyphème dont les restes étaient signalés à Trapani dans le quatorzième siècle et conduisaient à lui attribuer 300 pieds de haut, le roi Teutobochus découvert sous Louis XIII au bord du Rhône, et beaucoup de traditions chez les peuples les plus divers, attestent combien l'homme est disposé à croire à l'existence de ces premiers êtres d'une taille exagérée. Les ossements de mastodonte, déterrés dans l'antiquité même, par le travail des ouvriers terrassiers ou mineurs, et dans les temps plus modernes, à une époque à laquelle Cuvier n'avait pas restitué ces débris à leur type antédiluvien, avaient sans doute fait naître cette tradition, qu'ils ont longtemps entretenue, en fournissant à la crédulité de nouveaux arguments.

« Isidore Geoffroy Saint-Hilaire démontre cependant que la taille de l'homme n'a jamais varié; qu'elle reste fixée, pour le passé comme pour le temps actuel, à 5 ou 6 pieds dans la plupart des cas; qu'elle s'écarte rarement de cette limite; que les géants de 7 pieds sont peu communs, ceux de 8 pieds rares, et que, au delà, vers 9 pieds au plus, on ne connaît que des cas douteux.

« L'espèce humaine tend donc à rester, non-seulement depuis les temps historiques, mais même depuis son apparition sur la terre, nous sommes autorisés à l'affirmer, dans les limites que nous observons aujourd'hui; d'ailleurs, ni les nains ni les géants ne se reproduisent : ils sont presque toujours stériles, et leurs enfants, quand ils en ont, retournent au type commun, comme s'il était interdit à l'homme d'engendrer des peuples de géants ou des peuples de pygmées. »

ERRATA

Page 36, ligne 21, *Goldsmith*. — V. p. 310, ligne 1.
— 49, — 6, *malaria*, lisez *mal'aria*.
— 60, — 2, *Galien*, ce n'est pas à 140, mais à 70 ans qu'il est mort.
— 119, — 6, *ils*, lisez *il*.
— 120, vers la fin (7), lisez (17).
— 167, ligne 11, *Henri Heine*, lisez *Henri Beyle* (Stendhal).
— 195, — 13, *yeux des malades*, lisez *yeux malades*.
— 199, — 23, *cristal*, lisez *cloristal*.
— 218, — 4, *maïstro*, lisez *maëstro*.
— 302, — 8, *qu'ils soit*, lisez *qu'ils soient*.
— 306, — 12, *savants médecins*, lisez *savants, médecins*.
— 306, — 18, *Ledorme*, lisez *de Lorme*. — *Ibid*. V. p. 18, lisez p. 187.
— 307, — 3, *Lafayette* ; ligne 10, *Hufeland*. Tous deux appartiennent par
leur *vie* au 18e siècle ; mais par leur *mort* au 19e.

— 318, — 3, *Fefflzer*, lisez *Nefflzer*.
— 361, avant-dernière ligne, *quelles sont*, lisez *quels*.
— 367, ligne 17 (2), lisez (22).

TABLE ANALYTIQUE

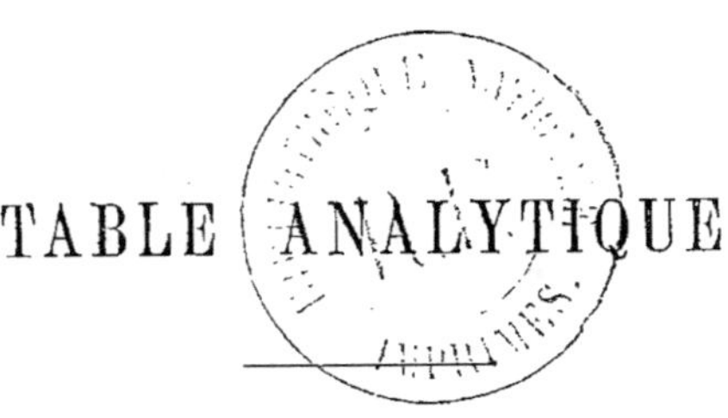

PREMIÈRE PARTIE

Eléments du secret de longue vie.

Chapitre II. — De la longévité dans les temps modernes depuis le XVe siècle.

Longévités individuelles.

CHAPITRE VI. — LES QUATRE AGES DE LA VIE.

CHAPITRE VII. — DERNIÈRE ÉTAPE DE LA VIE OU VIEILLESSE.

CHAPITRE VIII. — DURÉE NORMALE DE LA VIE HUMAINE.

CHAPITRE III. — GÉROCOMIE, OU HYGIÈNE SPÉCIALE DE LA VIEILLESSE.

CHAPITRE IV. — FORMULE LONGÉVITÁLE DE L'ÉCOLE DE SALERNE.

Aphorismes de Jean de Milan.

CHAPITRE V. — FORMULE LONGÉVITALE D'HOFFMANN.

CHAPITRE VI. — MÉTHODES LONGÉVITALES SUIVIES PAR DIVERS MACROBITES CÉLÈBRES.

Texte biblique.

CHAPITRE VII. — DE L'AMOUR DANS LA VIEILLESSE, CONSIDÉRÉ COMME INGRÉDIENT DE LONGUE VIE.

Comment et à quelle condition.

CHAPITRE VIII. — THÉORIE LONGÉVITALE DE LA CHAIR FRAICHE.

En quoi consiste.

TROISIÈME PARTIE

Résumé du secret de longue vie.

CHAPITRE 1er. — RALLONGE POSSIBLE A LA TABLE DE LA VIE.

CHAPITRE II. — COMMENT S'OPÈRE LA RALLONGE DE LA VIE.

APPENDICE

De la taille humaine.

NOTES

CORBEIL. — TYP. DE CRÉTÉ FILS.

www.ingramcontent.com/pod-product-compliance
Lightning Source LLC
LaVergne TN
LVHW021924030726
842523LV00001B/51